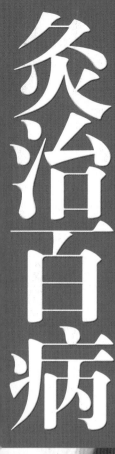

灸治百病

（第二版）

[韩] 金南洙　何天有　著

尹明锡　译

百岁医生讲述无极保养灸

中国中医药出版社

·北京·

U0308453

图书在版编目（CIP）数据

灸治百病：百岁医生讲述无极保养灸 /（韩）金南
洙，何天有著；尹明锡译 .—2 版 .—北京：中国中医
药出版社，2016.3（2021.2重印）

ISBN 978-7-5132-3082-7

Ⅰ . ①灸… Ⅱ . ①金… ②何… ③尹… Ⅲ . ①保健灸
—基本知识 Ⅳ . ① R245.8

中国版本图书馆 CIP 数据核字（2016）第 006718 号

中 国 中 医 药 出 版 社 出 版
北京经济技术开发区科创十三街31号院二区8号楼
邮政编码 100176
传真 010 64405721
河北省武强县画业有限责任公司印刷
各地新华书店经销
*
开本 787×1092 1/16 印张 35.5 字数 589 千字
2016 年 3 月第 2 版 2021 年 2 月第 5 次印刷
书号 ISBN 978-7-5132-3082-7
*
定价 120.00 元
网址 www.cptcm.com

如有印装质量问题请与本社出版部调换
版权专有 侵权必究
社长热线 010 64405720
购书热线 010 64065415 010 64065413
微信服务号 zgzyycbs
书店网址 csln.net/qksd/
官方微博 http://e.weibo.com/cptcm
淘宝天猫网址 http://zgzyycbs.tmall.com

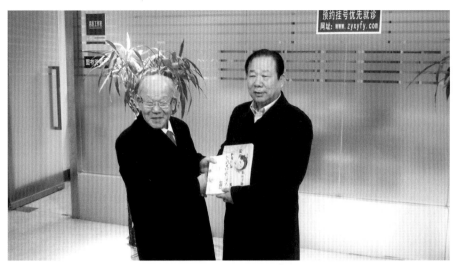

2012 年 11 月金南洙先生（左）与何天有教授（右）合影

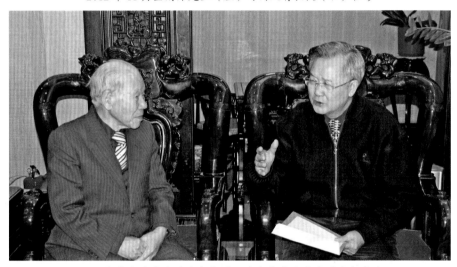

2012 年金南洙先生（左）与前卫生部部长张文康（右）交谈

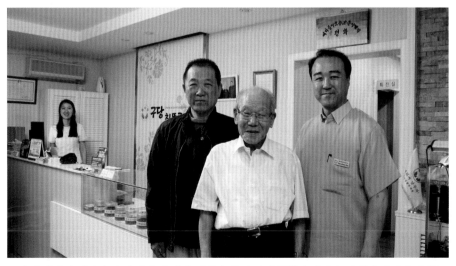

金南洙先生（中）在北京金灸堂中医馆与弟子尹明锡博士（右）及患者（左）合影

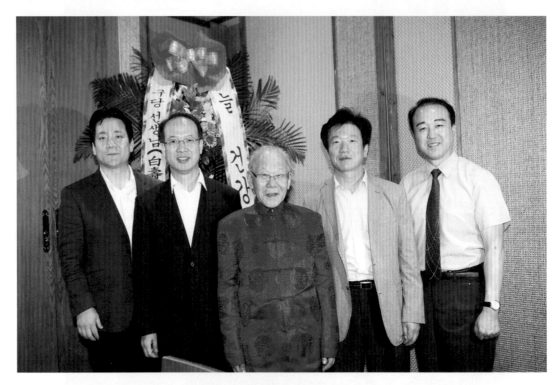

金南洙先生（中）在北京举行的白寿生日典礼上与韩国朋友合影

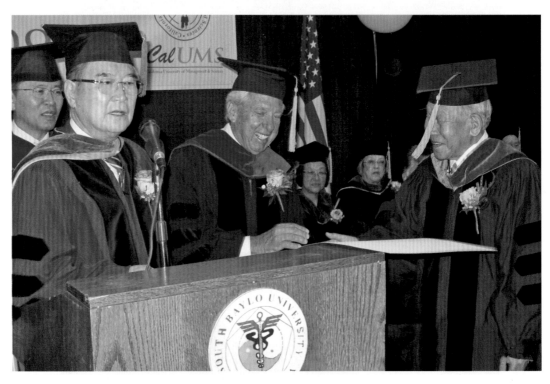

2006年金南洙先生（右）获加州南湾大学（South Baylo University）东方医学临床医学名誉博士学位

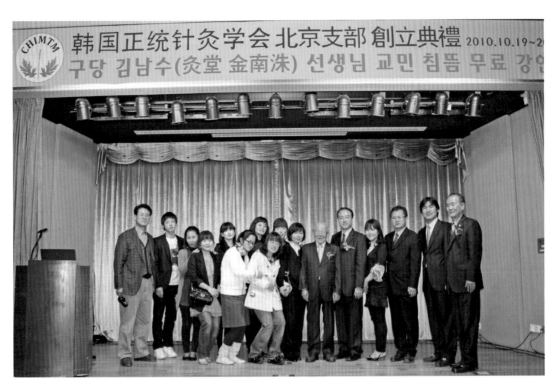

2010 年 10 月金南洙先生（右六）参加 "韩国正统针灸学会北京支部" 创立典礼

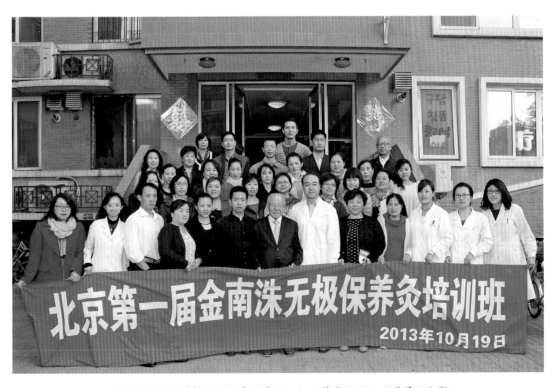

金南洙先生（前排左七）在北京与无极保养灸培训班的学员们合影

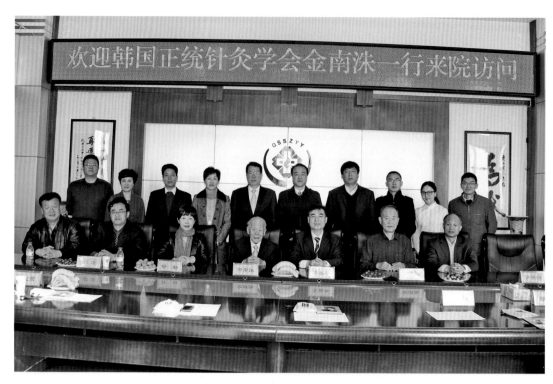

2012 年 11 月金南洙先生（前排中）受甘肃省卫生厅的邀请与甘肃省中医院签定合作协议

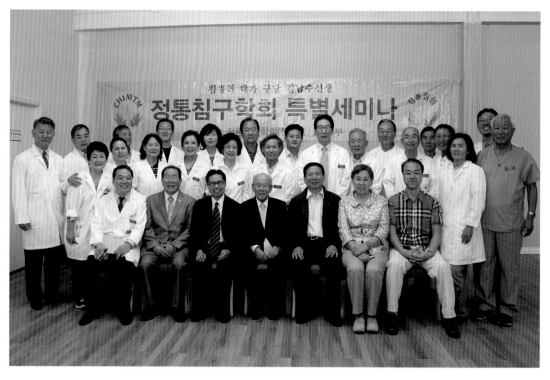

2013 年 9 月金南洙先生（前排中）在洛杉矶参加韩国正统针灸学会美国支部免费义诊活动

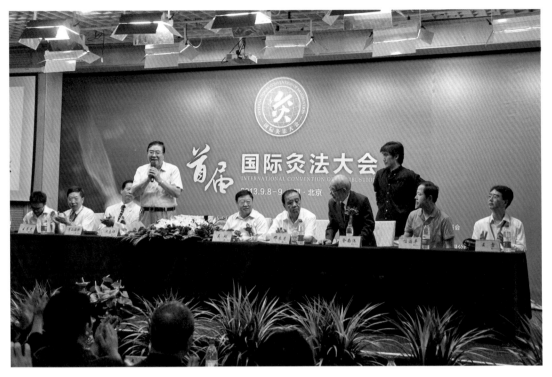

2013年9月金南洙先生（前排右三）参加"首届国际灸法大会"开幕式

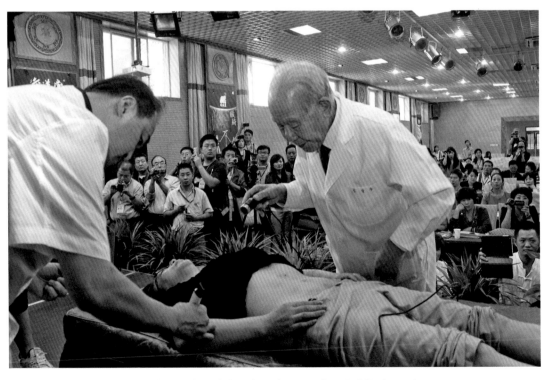

2013年9月金南洙先生在"首届国际灸法大会"演习现场

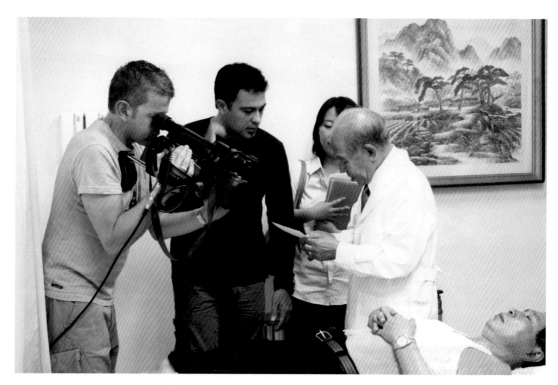

英国电视台记者采访金南洙先生

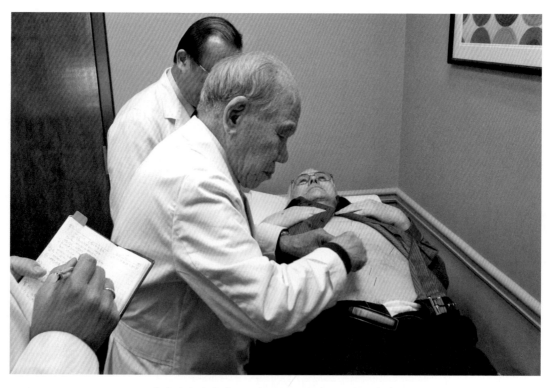

金南洙先生在美国洛杉矶橘子城癌症研究所出诊

发展金氏元根
保养灸，为人民健
康服务。

世界中联副主席兼秘书长
中国国家中医药管理局原副局长
李振吉
2013.12.9.
北京

一生精研灸道

济世活人

无极临诊精华

大益后学

北京中医药大学东直门医院教授　赵吉平

二〇一三年十二月

贈 金南洙院長

為鍼灸而獻出一身

鄭守曾

一九九六年 十一月 十四日

金鍼普濟起沉痾

南蓍效法似華佗

洙澤病民而後

功德苗裔浚人歌

金南洙教授囑題

中国中醫藥學會秘書長
中国針灸學會副會長
陳佑邦

金南洙老先生从事针灸工作一生

以德修身以道立业

济世活人堪称师表

陈绍武

一九九六年十一月

贺金南诛先生大作出版

寿高

业精

北京科炎晋伤兴子院

幸务副院长

丙子年冬月

李为邦

南洙先生是大韩针灸界著名的针灸学家，也是当今世界上研究应用灸法造诣很深的专家。这部专著不仅体现了他的学术精湛，而且表达了他对针灸这门科学的了解和自信。这绝不是南洙先生简单的表白和一时的冲动，而是他几十年来丰富的临床实践结论。

南洙先生是我的老朋友，我深为他的治学精神、人生的气质所感动，也坚信他的誓言就是现实。当南洙先生这部巨著出版的时候，我谨以此表示祝贺。

胡熙明

一九九六年十一月十二日

贺金南洙老先生临床经验出版

献身针灸学术一生

医技精湛造诣颇深

邓良月

一九九六年十一月

再版说明

　　《灸治百病——百岁医生讲述无极保养灸》详细介绍了韩国著名针灸医生金南洙先生从医 80 余年对灸法的深刻理解、独特经验及其独创的"无极保养灸"疗法，系统阐述了 230 多种病症的灸疗法，着重介绍每种疾病的治疗部位、操作方法及调养方法，方法简便易行，疗效可靠。

　　本书 2014 年由中国中医药出版社出版，获得了很好的社会反响，许多读者来电咨询无极保养灸的操作方法。从读者反馈回来的信息表明，本书还比较受欢迎，这让作者深感欣慰，深受鼓舞。如今再版，作者对有关内容进行了修订，并征求了有关专家的意见，使其完善。同时，下篇"临床应用"部分，调整了版式设计，使疾病的文字介绍部分和人体穴位图在一个视野，并改善装帧和用纸，使读者获得更舒适的阅读感受。

前　言

灸让人类健康幸福

在人的愿望中，最大的愿望就是健康和长寿。无论是富贵荣华还是权倾朝野，没有健康的身体，一切都没有意义。很多人在年轻的时候，没有在意健康问题，等年老了，疾病来袭时才不得不重视健康问题。

我在80多年的临床实践中，一直苦恼于如何让人类健康长寿，如何才能起死回生。人是用嘴吃东西和用鼻子呼吸来维持生命的，呼吸停止会死亡，心脏停搏会死亡，几天不进食也会死亡。我认为，吃得好，呼吸得好，心跳得好，才是维持一生健康的唯一之道，所以创立了调和五脏六腑、维持阴阳平衡的无极保养灸，让患者摆脱疾病，让健康人维持健康。

我一辈子没有吃过一粒药，只是每天做一次12个穴位的无极保养灸。现今已经100岁了，仍然可以健康地各处行医，为世界各地的患者带去希望。

通过针灸能够减少很多人的痛苦，我感到自豪和有意义。但是，很多人对现代医学没有任何怀疑和担心，却对针灸保持怀疑的态度，提出是否科学、是否有效、是否危险、是否具有资格证等等疑问。这就是韩国百姓对针灸的普遍态度。但就是这样，人们在做了针灸治疗之后，对于针灸的效果表示惊讶，并且感到高兴和表示感谢。

中国、日本、美国、法国、德国、英国、意大利、俄罗斯等国家都在针灸领域投入很大的预算，积极地进行科学研究。与此相反，韩国对针灸的热情并不高。韩国针灸师们为了让正当的针灸医疗行为得到认可，付出了数十年的努力，但却一次次被现代医学代表们以非科学或高难度为理由，阻止针灸事业的发展。

每当我受到挫折的时候就想，有没有办法把针灸普及给大众，从这种无知、误解和偏见中摆脱出来，减少患者的痛苦，让健康的人延年益寿。于是，我决定写一本通俗易懂并且每个人都能适用的书。

灸与针不同，只要掌握简单的知识和操作方法，普通老百姓可以很快学会灸疗。但是在韩国，有些人却无视并摒弃传统，导致国民对灸的了解还不如西方人士。

尽管如此，灸疗法并没有消失，灸作为民间疗法，在普通家庭里成为简便易行的疗法，并且一直延续了下来。

很多患者用了各种方法都没能将疾病治愈，只能无望等死，最后选择了灸疗，结果却痊愈了。我用灸疗拯救了一个个生命，哪里会有比这个更有意义呢！灸既能节省时间又很经济，并且没有副作用，世上哪会有比它更重要的珍宝呢！

所以，我认为灸有以下优点：第一，没有副作用；第二，可以治疗其他方法治不了的疾病；第三，老百姓容易操作；第四，几乎没有经济负担；第五，老百姓所需的疗法。

当然，要想成为用针灸治疗各种疾病的专业人士，需要长时间地熟悉医学知识和专业技术。但是，老百姓如果根据掌握的程度能够进行操作，并能带来相应的效果，就是成功的针灸。纵览针灸书籍，很多内容普通人或者初学者很难看懂，而且只针对灸的书籍也很少。对于普通人或者初学者来说，医学术语比较生硬和难懂，所以本书运用我们在生活中经常听和说的现代语言讲述灸疗法，让内容更加通俗易懂。

我将至今为止的临床经验整理成了"灸的实践经验"，共收集了 230 多种病症的灸疗法。本书修订了 1983 年在韩国出版发行的《一生有益的灸理论和实践》一书，并请甘肃中医学院附属医院的何天有教授进一步修订提高，以适合中国的临床实际。

如果不是针灸疗法能够治疗疾病，如果没有对其他疗法失望而渴望针灸治疗的患者，想用灸找回健康，那么我就不会写这本书了。

我认为，灸疗是最重要的治疗方法。如此重要的方法只有少数人知道实在太可惜，所以我把自己的经验记录下来，希望看了这本书的人能用灸来帮助他人减少一点痛苦，如同我和家人一样，一生都在做灸疗，没有疾病地生活。希望全世界的人们能学会这么好的灸疗法，希望全人类都可以同样健康幸福地生活！

最后真挚地感谢对修订版的发行给予帮助的爱灸正统针灸教育院的教授们和正统针灸研究所的老师们！

韩国正统针灸学会会长　金南洙

2014 年 1 月

出版说明

灸法者，起源于原始社会的旧石器时代。当人类知道了用火之后，受到火烤而感到舒适；当身体的某一部分产生病痛时，用烧灼之法来治疗疼痛。在《说文解字》中，"灸"字被理解为"灼"，是灼体疗痛之意，故"灸"字从"火"、从"久"。灸法的最早记载见于《左传》，说明此时已萌生了灸法；到了春秋战国、秦汉时期，灸法已被广泛应用；至隋唐、宋代，灸法颇为盛行；金元时期又得到了进一步的完善；明清时期又有了一定的创新。灸法在中医学的历史长河中形成了一套较为完整的体系。到了近代，世界各国学者对灸法也进行了一系列的研究，取得了很多成果。

回顾历史，思考针灸，值得我们注意的是，中医药学发展到今天，中医学与中药学的发展似乎比针灸学发展得快，针法的发展比灸法的发展要好一些，灸法的应用与研究明显滞后。在夏末殷初伊尹发明汤液之前，古代治病的方法主要是针与灸两种，之后形成了针刺、灸法、汤液三足鼎立之势。就针灸而言，《灵枢·官能》曰："针所不为，灸之所宜。"说明针法与灸法同等重要，不可偏废。灸法滞后的原因：在清末，一些封建统治者以"针刺火灸，究非奉君之所宜"为由，禁止使用灸法，使灸法备受歧视。如今，可能由于灸法有直接烧灼皮肤之痛，或有引发灸疮的风险，使人们望而生畏，不愿接受。医者只有另选他法，常常以药代之或以针代之。又因艾灸有浓烈的艾烟味，医院以环境污染为由，不愿开展灸法。久而久之，形成了重药、重针而轻灸的趋势。更有甚者，某些医院的针灸科只针不灸，闻不到一点艾味，还能称之为"针灸科"吗？一些针灸学术会议上，针法交流多而灸法交流少，科研立项也是如此，难怪现代普遍将原来的"针灸"只称"针刺"而不称"针灸"了呢！这些造成灸法滞后的原因值得我们深思。

灸法有针所不为、药所难能的功效，对内、外、妇、儿诸科病证都有独特的疗效，只要操作得当，并采取相应的保护措施，就可以做到微痛或无痛施灸，也不会发生烫伤或灸疮。即使发生灸疮也不足为怪，灸法中就有发泡灸或化脓灸，可提高免疫功能，对某些疾病有特殊的治疗作用。对于"环境污染"之说，只不过是借口而已，安装排烟设备即可解决。在这里，我再次呼吁："要拯救灸法，大力提倡灸法，加强灸法的应用与研究，使灸法发扬光大，造福人类。"

我从事针灸教学、科研与临床工作四十余年，对灸法颇有心得，并将自己的灸疗经验进行了系统总结，于2012年由中国中医药出版社出版了《何氏药物铺灸疗法》一书（2013年再版更名为《何氏铺灸治百病——灸法的重大突破》），总算为灸法的研究与发展尽了微薄之力。当然，我并不满足，继续为灸法的研究与推广应用而努力，曾去美国、巴西、法国等地进行讲学与学术交流，同时也不断学习各国开展灸法的经验。值得庆幸的是，2012年韩国正统针灸学会会长金南洙先生一行来我院进行学术交流，听了他独创的"无极保养灸"介绍后，对此产生了浓厚的兴趣，之后详细阅读了他赠送的资料，惊喜地发现，无极保养灸是一项非常好的灸法，它有理论、有实践，不愧为灸法中的一朵奇葩。

俗话说："有缘千里来相会，无缘对面不相识。"2012年12月，我受北京真美实业胡总经理的邀请，去为他们讲授"何氏美容祛斑灸法"，在这期间，接到了无极保养灸的传人尹明锡博士的电话之约，我们对无极保养灸又进行了探讨，有了更深刻的认识，产生了很多共鸣。真是同为灸法人，相见恨晚，我们达成了对无极保养灸进行合作的意向。次日，我去尹博士在北京开设的灸堂，亲身体验了无极保养灸，灸后我的感冒好了（当时正患感冒），精神倍增，全身轻松愉快。我感叹道："无极保养灸真是太好了！"不禁联想到无极保养灸的发明人金南洙老先生，一生用此法进行自我保健，现在已经100岁了，仍然神爽体健，这都是无极保养灸神奇的功效体现。正如《黄帝内经》所说："上古之人……形与神俱，而尽终其天年，度百岁乃去。"无极保养灸操作简便，经济实惠，无副作用，疗效显著。此法在甘肃省中医院、甘肃中医学院附属医院临床应用后，收到了良好的效果，受到了广大患者的认可和好评，具有良好的推广应用前景。

2012年，我收到了尹博士交给的《灸治百病——百岁医生讲述无极保养灸》一书的初稿，进行了认真的研究与整理，对有关内容进行了修改和补充，并征求了有关专家的意见，使其完善，方成此书。由于时间仓促，可能有不妥之处，望与同道共商。

何天有

2014 年 1 月

上篇　基础知识

下篇　临床应用

上篇 基础知识

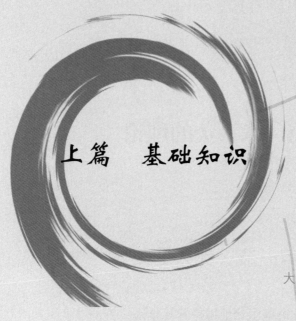

云门　气户　俞府　璇玑
中府　库房　彧中　华盖
周荣　屋翳　神藏　紫宫
胸乡　膺窗　灵墟　玉堂
天溪　乳中　神封　膻中
食窦　天池　步廊　中庭
大包　乳根　　　鸠尾
　　　期门　幽门　巨阙
　　　不容　通谷　上脘
日月　承满　阴都　中脘
　　　关门　石关　建里
腹哀　太乙　商曲　下脘
章门　滑肉门　肓俞　水分
大横　天枢　　　神阙
　　　外陵　中注　阴交
　　　腹结　　　气海
　　　大巨　四满　石门
府舍　水道　气穴　关元
冲门　归来　大赫　中极
　　　气冲　横骨　曲骨
　　　急脉　　　会阴
阴廉
足五里
足阳明胃经　　　任脉
足太阴脾经　足厥阴肝经　足少阴肾经

"我作为研究现代医学的人，觉得对人体进行灸疗，是令人完全无法理解的野蛮行动，是愚昧和无知的做法，所以一直觉得这是耻辱的，尽力做消除灸法的各种活动。但如今，我确信灸法才是能够给予人类健康的最优方法，为了灸法的普及站在第一线上做宣传，决定将此生献身于此事业。"

——摘自原志免太郎博士《有效的万病灸疗法》第 26 页

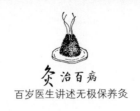

第一章 灸的理论

第一节 什么是灸

针与灸作为民间疗法，在韩国艰难地维持着其命脉。自从 1972 年美国总统访问中国，知道用针能够进行麻醉后，很多人知道了针灸是伟大的医学。自从那时起，针灸成了全球医学界关注的对象，世界卫生组织（WHO）对针灸的具体研讨活动如今正活跃地进行着。

而在韩国，针刺疗法不被重视，灸疗就更被人们忽视甚至忘却了。但是，灸疗也是很重要的医疗技术，所以经常和针刺疗法一起被称为"针灸"。

对艾灸小有了解的人，知道艾炷是用艾草做成的，所以错误地认为是艾草的药效进到体内而起到了治疗作用。于是，这些人认为把艾炷做得越大，艾灸做得越频繁，就越有利于健康。但是实际上，做过灸疗的人都知道，灸是瞬间的热感，持续做十多天就会非常地喜欢。我把他们称为"懂得灸味的人"。

灸的科学原理是：将从艾草制取的纤维放在皮肤上燃烧，通过大约 60℃ 的温度给予轻微的烧伤来刺激人体，人体内部生成特殊异种蛋白体组织霉素（Histotoxin），组织霉素的化学作用会让全身产生抵抗疾病的能力，并维持身体的平衡。

当然，对于针与灸的作用原理，目前人类尚未能充分地解释，成了一门神秘的学问，但相信不久的将来，一定能够研究出其原理。虽然一直有人讥讽针灸是非科学的、没有根据的，但不可否认的是，灸疗法与针刺疗法一直存在于数千年的岁月里，减少人类的痛苦，维持人类的健康。

第二节　灸的历史

在医学不发达的原始时代，治病依存于本能和经验。所以，人们生了病就会抚摸、按压、揉捏疼痛部位来缓解症状。随着时间的流逝，人类通过这样的经验，发明了多种多样的治疗方法。手法也变得复杂，并且不只依赖于手，还学会了使用特殊的器具，如火、膏药等辅助道具，这样的经验和知识发展成了今天的医学体系。

针灸的起源可以追溯到文明的黎明期，具有悠久的历史。针灸学在这么长的岁月里，经过了无数弯路才有了今天的发展。

中医学的经典著作，如今依然权威显赫的《黄帝内经》中提到了"针灸"。《素问·异法方宜论》提到：砭石者，亦从东方来；毒药者，亦从西方来；灸焫者，亦从北方来；九针者，亦从南方来；导引按跷者，亦从中央出。

古代印度文献也有记载，传说与释迦牟尼同时代（前500年左右）的名医耆婆出生的时候，一手拿着针，另一手拿着艾条。佛典中也多处提到了"针灸"，现在的佛教中有"燃臂"一词，很多人每年会在相当于手三里的部位施灸。

司马迁的《史记》中记载，高句丽平原王3年（561年），中国的吴国人知聪带着包含有关针灸内容的医书164册到了高句丽，经由此地后归顺到了日本。

科学医疗行为发展之前，针灸担当了治疗疾病的重要角色。随着现代医学的发展，针灸走了停滞之路。现在盲人只有得到文教部的认可才能够学习针灸，但这也不过是没有许可证的赤脚针灸师。可幸的是，他们把针灸当成维持生计的手段，作为民间疗法，没有丢掉其根基而勉强维持着。

但是，20世纪以后，以中国和日本为中心的关于针灸的积极研究和其成果令人刮目相看，甚至达到了现代医学无法达到的高度。包括日本在内的很多发达国家，普通人对针灸的关心达到了高潮，但在韩国尚未被充分理解，反而受到现代医学的排斥，着实让人感到遗憾。

数千年来，针灸学一直艰苦地延续着它的命脉。近年来，世界各国开始积极地对其进行研究，由此看来，针灸的功效是可以肯定的。

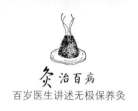

第三节　灸的一般效能

灸的价值在于所谓的转调疗法，即把艾草直接放在皮肤上燃烧，使皮肤轻微烧伤，从而使人体产生特殊异种蛋白体组织霉素（Histotoxin），它的化学刺激作用于人体各组织，调整或者恢复人体的各种机能。

为了解开"灸为何会有效果"的疑问，很多医学家和临床家们已进行了大量的动物实验和临床试验，但至今尚没有确切的结论。根据目前的临床研究结果，可把灸的效能概括整理如下：

第一，用灸弄出烧伤伤疤，产生生理反应。虽说是烧伤伤疤，但根据其强度、量、时间等的不同，会有多种效果，且判定其效果也是非常难的问题。而且人体有过敏带（意大利的头带氏发现），目前研究已经确定，刺激过敏带会带来更大的效果，内脏活动也会变得顺畅，激素也会有所变化。

第二，灸可给予皮肤轻微的烧伤，从而使细胞分泌出的特殊蛋白体被血液所吸收而循环于全身，更加强烈地作用于有病的部位，加快各种疾病的恢复。

第三，灸利用从艾草制取出的纤维给予皮肤轻微的烧伤。胃溃疡、心脏病、高血压、神经痛等疾病，多因疲劳和压力引发，这是阴阳平衡被破坏所致。根据最近的研究结果发现，灸对于这种因疲劳和压力所致的疾病非常有效。

以上概括了灸的效能，下面分十二个方面具体说明。

一、活跃细胞运动

组成人体最小的单位是细胞。细胞虽小，但各自都具有生命、会运动。组成我们身体各部分的皮肤、肌肉、骨骼、神经、血管等都是由细胞构成的。人体疲劳或者有了疾病时，这些细胞的活动就会变得迟钝。例如，外伤、脑出血、胃溃疡、癌等疾病说明细胞发生了变化，即细胞被破坏或者发生了变形。

对我们的身体进行灸疗，施灸部位的组织细胞会被破坏，但停止灸疗后会恢复原状。而且施灸部位的烧伤处产生的蛋白体会被人体吸收以活跃生理活动，不仅能够预防疾病，对于治疗疾病也很有帮助。

二、促进血液循环

血液以心脏为中心而循环全身，将通过肺吸进来的氧气和胃肠吸收的营养输送到全身各组织，提供身体活动所需要的能量，把不需要的物质和二氧化碳运送到排泄器官。所以，如果血液循环不顺畅，身体的某些部位就会产生故障，灸对这样的血液循环有确切的影响。灸的部位会充血，血液会聚集。对于某些血液过多的部位，可以把灸的部位定在远处，诱导血液循环。

对于心脏的跳动，灸也有促进作用。灸可提高心肌（构成心脏的肌肉）的收缩力，使血液更加有力地泵出心脏，还能起到扩张末梢毛细血管、促进血液循环的作用，从而可以缓解由于血液循环不好而致的手脚冰凉、不能安然入睡、头部发蒙、心情不好、脑缺血而致的头昏眼花、长时间站立工作而致的下肢浮肿等不适。根据症状选择适当的部位进行灸疗，血液循环则会变得顺畅，可加快症状的消失。

此外，灸还能促进淋巴的流动。颈部、腋下、腹股沟处的淋巴结能防御身体的有害物质并有解毒作用，在此部位进行灸疗，有毒物质能够更好地到达淋巴结，可加快排毒。

如上所述，灸可加强心脏的动力，改善血液与淋巴流动，调节全身循环，因此对于循环障碍所致的各种疾病有良好的疗效。

三、对血液成分的影响

血液是流动在血管里的液体，但显微镜观察发现，称为红细胞、白细胞、血小板的血球会浮在称为血浆的液体上面。血浆里含有各种营养素、激素、免疫物质。

灸对血液成分的影响的相关实验研究是灸研究中最多的。现从家兔、豚鼠或者人体灸疗前后血液成分变化的研究中，整理出以下内容。

1. 增加红细胞

研究发现，连续做几个月的灸疗后，红细胞明显增多。红细胞是红色的圆形细胞，其中含有搬运氧和二氧化碳的血红蛋白（血液中带有红色的物质）。成年男性的红细胞数量是 500 万个左右，成年女性为 400 万个左右。

红细胞的增加，说明其搬运氧到各组织的能力有所增加。搬运的氧越多，其组织的活动能力越强，越能增进健康，抵御疾病的能力也会增强。由于灸疗可以增加红细胞数量，所以对于贫血或者血少的人来说，灸是很好的疗法。

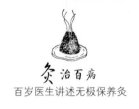

2. 增加白细胞

白细胞与红细胞一样，都是血液中的一种细胞，其模样和性质具有多样性。多项实验证明，灸疗能增加白细胞数量。

白细胞具有吞噬作用，其与侵入我们身体的细菌抗争并将它们杀死。尤其是身体发生炎症的部位，首先聚集的就是白细胞，此时白细胞的总数会增加。

因为灸具有增加白细胞的作用，所以对炎症的治疗有帮助。灸对脓疮有疗效，对扁桃体炎、结膜炎、其他轻微炎症也有治疗效果。

原田博士以家兔为实验对象，观察了灸疗前后白细胞的变化情况，结果发现，灸15分钟后白细胞数量有所增加，灸1~2小时后白细胞数增到了平时的2倍，灸4~5小时后白细胞数反而减少，灸8~12小时后白细胞数再次增加，到达平时的2.5倍，白细胞的这种增加现象持续了4~5日。对人体的试验也出现了大致相同的结果。

3. 止血作用

血液遇到空气就会变硬，这种现象叫凝血。从灸能加快血液凝固速度的实验来看，说明灸有止血作用。

4. 免疫作用

所谓免疫是指人类预防患某种疾病的生理功能。人类出生之前，可从母体接收有免疫物质的血液，但还是不够，所以需要后天接受预防接种。现在发现，灸可增加免疫性物质的数量，从而对预防疾病和增强抵抗力也有作用。

5. 防治血液酸性化

血液若不是中性或者弱碱性，便不能正常发挥功能。如果血液酸性化，会危及大脑，神经系统和骨组织均会受到恶劣的影响，甚至危及生命。血液酸性化一般倾向于肉食者，灸对这种血液酸性化具有防治作用，进而有助于改善体质。

四、调节激素的分泌

激素产生于内分泌器官，是调节身体功能的重要分泌物。位于大脑下部的垂体分泌的激素，不但与人体生长有关，且促进分泌乳汁、调节血压、调节小便、收缩子宫。甲状腺分泌促进新陈代谢的激素，甲状旁腺上皮小体分泌促进钙代谢的激素，胰腺的胰岛分泌调节糖代谢的激素，肾上腺分泌参与水分、盐分、糖代谢而增强身体抵抗力的激素，睾丸和卵巢各自分泌男性和女性特有的激素。

激素的分泌量正常对身体没有影响，能够正常发挥功能，但分泌量一旦增多或者减少，就会发生很多疾病。近年来发病率越来越高的糖尿病就是因为胰腺的胰岛分泌的胰岛素减少所致。对于这种激素的分泌，灸可起到什么作用呢？动物实验证明，其影响非常显著。

灸对肾上腺激素分泌的影响尤其显著。在兔子或豚鼠的肾上腺附近施灸，结果发现其抵抗力有所增强。有些医学家对人体进行施灸，观察到尿中的肾上腺素量有所增加。临床专家还发现，对糖尿病患者的腰部进行施灸，有显著的疗效。

灸对激素分泌有调节作用，故对促进健康和增强抵抗力有效。

五、调节神经功能

上述的激素分泌与神经有密切的联系，而神经在另一方面具有独特的功能。神经具有的反射作用，令人体发生与意识无关的运动，收缩或扩张血管，调节内脏功能。例如，人被烫到了会瞬间把手拿开，受到强光的刺激瞳孔会缩小，到了暗处瞳孔会散大，这些都是反射作用的体现。

神经还会牵动肌肉进行身体运动，而灸对神经系统也能带来很大的影响。

身体最外侧皮肤下面的肌肉有很多对神经作用敏感的部位，这样的部位叫反射带或者反射点，找到这种反射点进行灸疗，能够更好地调节内脏、循环系统、内分泌系统的功能，尤其是自律神经系统。交感神经与副交感神经的功能失去平衡的情况，称为自律神经失调症，灸对此症有疗效。

常听说胃或肠道发生疾病时，灸背部、腰部或手脚后病情会有好转，这是因为通过神经在背部、腰部或手脚出现了反应点，艾灸这些反应点可将内脏的功能恢复到原状态。

现代医学把这种反射恢复解释为皮肤、肌肉、脊椎、内脏相结合的神经连接，而针灸学称其为"经络"。例如，灸对神经痛、神经麻痹也有疗效，故神经痛时选好经穴施灸效果良好，因神经麻痹而致运动困难的时候，施灸也能见到很好的疗效。

六、消除肌肉疲劳

肌肉如果没有了营养和氧气的供给，就不能顺畅地运动，随之出现工作效率低下，这正是因为肌肉疲劳了。为了防止肌肉疲劳，首先要注意休息，而为了更好地促进血液循环，去除肌肉内的疲劳物质是非常必要的。

正如前面所说，灸具有让血液循环旺盛的作用，所以灸不但可以预防肌肉疲劳，对于消除疲劳效果也很显著。疲劳物质是乳酸分解的糖原质，实验证明，灸对产生这

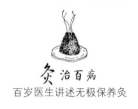
种疲劳物质的乳酸有吸收作用。

以前人们出远门前会灸足三里穴，由此看来古人也知道灸的抗疲劳效果，这种习惯与现代理论也是吻合的。灸不仅对消除肌肉疲劳有效，还能缓解肌肉紧张和消除肌肉疼痛。

七、调整内脏功能

如前面所说，内脏功能低下时通过神经会出现反应，如内脏有炎症、溃疡或者痉挛时，背、腰或手脚的肌肉会出现紧张，甚至出现牙痛的反应。此时施灸，根据转调作用可产生恢复之力。此外，灸对支气管哮喘、慢性胃炎、神经性胃痛、便秘、泄泻、食欲不振、慢性肝炎、生殖器疾病等也有疗效。

八、镇痛作用

针灸显著的作用之一是具有独特的镇痛作用。根据疼痛的轻重、性质、原因的不同，针灸镇痛的效果也不同。针灸镇痛也有无效的，即使有效也会有很快失效的情况出现。但是，对于那些用药物或者其他方法都不能止痛的症状，很多情况下选用针灸治疗都比较有效，而且对钝痛、压痛、不舒服感也有效果显著的时候。

日本著名的针灸师代添文志研究"十年间实际患者的种类"并发表了论文，对16147名患者进行分类的结果是：坐骨神经痛9%、腰痛8%、颈背痛6%、肩胛关节痛5%、上腕神经痛4%、风湿疾病13%、胃肠疾病13%。研究发现，伴随类似神经痛、风湿的疾病占全部疾病的一半，针灸对这些疾病导致的疼痛有效，这一事实在日本广为人知。

身体疼痛部位的自律神经比其他部位更易紧张，针灸的镇痛效果可以通过缓解这些部位的紧张来实现。针灸可以放松局部肌肉和血管的紧张，促进血液循环，除去疲劳物质或者诱发疼痛的物质。此外，还可以把敏锐或迟钝的感觉恢复到正常，保持其离子的分布或电阻的均衡。

身体的活动主要依据神经系统、内分泌系统或者大脑的中枢神经系统来自动实现均衡。部分或全部神经系统的不均衡可导致疾病的发生。针灸治疗疾病的原理是：从外部刺激身体，使身体的自动调节作用顺畅。

疾病有器质性变化和功能性变化两种情况，其中，功能性变化容易受到外部刺激的影响，这就是针灸刺激疗法的治疗原理。

九、转调作用

很多经常坚持做灸疗的人都说，身体状态全面好转了，变年轻了，或者不容易感冒了，大便排泄变好了，或者性欲增强了。

有的女性患子宫炎症数年，一天需要换几次内裤，长时间站立时小腹有下坠感，用药物治疗后可维持几天，但很快复发，甚至需要做病理组织检查，这些人当中常有人说，坚持做灸疗后腰部变暖了，上述症状完全消失，家庭生活变得愉快。

世上有治病的药，但却没有改变体质的药物，而灸通过转调作用（改变身体状态的作用），对重建体质有显著的效果。

现代医学以病因疗法、外科疗法、化学疗法、抗生物质的病原体治疗（消灭体内细菌的治疗）为主，认为针灸疗法是落后于时代发展的（韩国尤甚），但实际上，患者通过针灸治疗后疗效显著，针灸爱好者人数日益增加，这是绝对不能忽视的现象。

针灸的转调作用对人体的影响如下：

1. 增减体重

长时间坚持做灸疗，经常能看到胖人变瘦、瘦人变胖的现象。

2. 情感调节

因为抑郁症、神经错乱等备受折磨的人，长期做灸疗可使性格变得文静，逐渐恢复正常；因为平时话少而被当做傻瓜的人，长期做灸疗可令人变得活泼，这些例子也不少见。

3. 改善睡眠习惯

在头部的特殊位置扎针可令人睡得很香，即使只施灸也能改善自律神经失调的情况。通过灸疗治愈失眠的情况也很多。

4. 改善虚弱体质

感冒、腹泻、风疹、皮肤病、哮喘等的发病原因，通常是体质问题，而灸能改善容易患上这种疾病的体质。

5. 改善月经不调

月经不调、月经困难、月经过多或过少，可以通过做灸疗而使身体恢复正常。有用针刺实现人工流产或避孕成功的例子，也有很多患不孕症的妇女经灸疗后受孕的例子。有报告称，针灸治疗对男性早泄、性冷淡、性无能有疗效。

6. 改善排便习惯

顽固的便秘或腹泻经针灸治疗后痊愈的例子数不胜数，前面多处提到针灸的显著

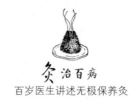

作用之一是可以改善易患这种疾病的体质。

十、消除麻痹

对于脑出血而致半身不遂的患者，持续针灸治疗可使病情很快恢复。对于5个月来毫无恢复迹象的麻痹症状，针灸治疗后身体开始恢复。针灸治疗改善语言障碍的案例也很多。对于原因不明的面部神经麻痹，针刺的效果非常好，大约治疗3周就能达到面部表情不难看的程度。

十一、去除茧、鸡眼

茧、鸡眼因皮肤角质发生变化，组织石化变硬所致。灸对此也有效果，其操作方法是：每次把鸡眼大小的艾草团成硬艾炷点燃，此艾炷烧尽之前换下一个艾炷。刚开始时灸至感到烫为止，之后灸到没有热感。大概灸3壮，多的时候灸5~7壮，这样很快就会结痂，结痂掉了之后，茧、鸡眼就会完全消失。过一个月后，如果根部没有消失，则再按原方法操作一次。

十二、保健作用

艾灸为中医药的传统疗法之一，具有通络止痛、温经散寒、益气升陷、回阳救逆、平衡阴阳、调整脏腑、扶正祛邪、防病保健的作用。

第四节　灸的作用机制

关于灸的作用机制，目前尚没有一种学说能完全阐释，主要有以下几种观点：①局部刺激作用：通过艾火的刺激，达到防病治病的目的。②调节免疫功能：通过调节免疫功能，具有双向调节作用，从而激活和加强机体免疫系统的功能。③经络调节作用：艾灸的温热刺激作用于经络腧穴，以刺激自控调节系统，产生局部与整体的调节作用。④应激反应作用：艾灸的刺激可令人体产生一种冲动，从而激发机体产生一种反馈性的急性调节。⑤艾叶的药理作用：艾叶在燃烧时产生芳香气味，通过呼吸系统作用于机体，可以调节阴阳与脏腑的功能。⑥综合作用：艾灸通过多系统、多途径发挥作用，各种作用相互影响，相互补充，共同发挥防病治病的作用。

第二章　灸的操作方法

艾灸具有操作简便、取材低廉的优点，只要有艾绒，在家里就可以轻松自疗或互疗，没有副作用，经济实惠，省时省事，且疗效显著，是万人所需的一种防病治病方法。

第一节　灸的种类

灸的种类有很多，主要分为两大类，即留有痕迹的灸和不留痕迹的灸。

留有痕迹的灸是指把艾炷直接放在皮肤上进行施灸的方法，故叫"瘢痕灸"；不留痕迹的灸叫"无瘢痕灸"，可以看成是从瘢痕灸演变而来的灸法。一般说的灸指的就是瘢痕灸，本书主要介绍瘢痕灸。

一、瘢痕灸

这是指把艾炷放在皮肤的某一部位，直接燃烧带来温热刺激的同时，会产生或大或小的烧伤瘢痕的方法。因为此法是在皮肤上直接燃烧艾炷，所以也称为"直接灸"。

艾炷直接放在皮肤上燃烧的方法：使用米粒大小的艾炷，放在病症出现的压痛点、不舒服的部位或按压症状缓解的部位上施灸，这些部位常叫做"灸位"，就是所谓的"经穴"。米粒大小的艾炷在皮肤上燃烧时大约可达到60℃的热感，持续2～3秒，感觉到烫的瞬间燃烧就结束了。这属于Ⅰ度左右的烧伤，皮肤稍有发红，第一次灸的时候几乎看不到。

瘢痕灸分为焦灼灸和化脓灸两类。

1. 焦灼灸

这是指把很多艾炷集中放在身体的某一部位进行施灸，破坏病理组织的一种灸

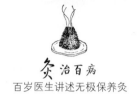

法，主要用于茧、鸡眼等病症。焦灼灸与其他灸不同，常在一个部位用数十块的艾炷，将茧、鸡眼等病理组织去除得非常干净。也可用于脓疮、外伤、毒蛇毒虫蜇伤，为了止血、消毒、防止组织破损而使用这种灸法。

2. 化脓灸

这是指把艾草团成直径为 1.5 厘米或 2 厘米大小的艾炷，放在皮肤上燃烧的灸法。这种灸法因为艾炷较大，所以烧伤面积较大，热感强，会化脓出水，应该慎重处理。因为灸位面积很大，可能脓水会持续流出一个月以上，并且灸的时候很烫，刺激感强，所以不适用于身体虚弱的人及老人和儿童。这种灸法会使炎症加重，需要格外注意。我认为这不是值得推荐的灸法。很久以前偶尔使用过这种方法，但近年来除了用于去除茧和鸡眼以外，几乎不再使用。

二、无瘢痕灸

这是指施灸后皮肤不留痕迹的方法，因而不会有烧伤，不烫，仅有轻微的温热刺激感。

这种灸法有很多种方式，主要有使用温热器具的灸、隔盐灸、大酱灸，像这种在皮肤上隔着东西施灸的方法，叫做“间接灸”。从前偶尔使用，但近来得知没有显著的效果，几乎不再使用。

1. 使用温热器具的灸

这是指把装了艾草的器具放在皮肤上面进行施灸的一种方法。用温热刺激间接作用于皮肤，灸的热感比较舒服，心情会非常愉快。

最近出现了很多种类的温热器具，使用起来非常方便，但是后来知道灸疗的效果并不是取决于艾草的成分后，就不再使用了。

2. 知热灸

这种灸法是做一个 2 厘米大小的艾炷，放在灸位点燃，待灸位感觉到热了就拿掉。这种灸法虽然艾炷较大，但燃到皮肤有烫感之前就拿掉了，不留有痕迹，皮肤只会发红，有热感。此法从前经常使用，但现在这种热感用很多别的方法也能够代替，所以几乎不使用了。

3. 隔盐灸

这是指将盐水弄湿的纸张贴在皮肤，把艾炷放在上面燃烧的方法，常用在腹部。还有一种与此类似的方法，就是弄湿几层画纸，放在皮肤上，把艾炷放在上面燃烧，这种方法叫做"湿纸灸"或"水灸"。上述方法从前使用过，现在只作为参考。

4. 大酱灸

这是指把纸放在皮肤，将大酱平铺于纸上，把艾草放在上面燃烧的方法。这也是传达轻微温热刺激的方法，主要用在腹部。此法很久以前使用过，现在只作为参考。

5. 隔蒜灸

这是指把3毫米至1厘米厚度的蒜片放在皮肤上，然后在上面燃烧艾草的方法。此法很久以前使用过，现在只作为参考。

6. 其他无痕灸

除了以上提到的无痕灸之外，还有漆灸、墨灸、油灸、硫黄灸、药灸等，均是把东西作为药物抹在皮肤上，让皮肤充血，加快血液流动而治疗炎症。这些方法很久以前使用过，现在只作为参考。

第二节　灸的材料与选择

灸的材料可以分为灸用艾草和用于燃烧艾草的线香两大类。

（一）灸用艾草

作为灸的材料——艾草，在韩国是生长在山崖上的菊科植物，多年生的一种草。大约1米长，叶子的背面有灰白色的细毛，具有特殊的香气，影响成分多于其他植物，初秋开栗色的花。

艾草有普通艾草与药用艾草两种，普通艾草生长在田野，药用艾草主要生长在山上，比普通艾草叶子大、细毛多。艾草因为效果神奇，亦被称为"仙人草"。入药使用时选用当年生的艾草，用于灸疗时选用3年以上的陈艾草。

一、制作灸用艾草的方法

用于艾灸的艾草是5～6月份（端午节前后）的艾草，在长得不是很大的时候采摘，放在阴凉处阴干并储存，挑选3年以上的艾叶使用。

反复几次用石臼捣碎艾叶，用筛子除去残渣，收集剩下的白色绒毛即成。以前使用这种方法制造灸用艾草，但现在用机器来制造，便于更好地选择优质的灸用艾草。

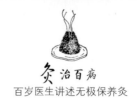
二、灸用艾草的品质

灸用艾草的品质取决于艾叶背面密密麻麻的软茸毛，其含有毛茸和腺毛两种成分。

毛茸为 T 字形状，是菊科植物的特征，在叶子的背面。腺毛含有挥发油，油的成分是倍半萜烯、黄酮醇化合物、酒精等精油，因此有香气，易燃。

灸用艾草品质的好坏取决于成分的差异，具备以下成分和比例的艾草是一等品。越是好的灸用艾草，越容易燃烧，中途不会灭火，燃尽的灰中所含的黑色灰分多，白色灰分少。品质差的灸用艾草，燃烧时间长，感觉烫，燃尽的灰呈白色且量少，灸位疼痛，易起水泡。

优质艾草所含的成分和比例

成　分	比　例（%）
水分	9～11
蛋白质、氮有机物	11
纤维	67
脂肪	4.5
无机盐类（灰分）	4～6
黄酮醇化合物、倍半萜烯、酒精等	0.2

三、灸用艾草的辨别方法

灸用艾草的好坏一般通过以下特点辨别。

1. 优质的灸用艾草

·陈艾草，触摸柔软，触感良好。

·淡黄色，纤维细，没有小团粒。

·易点燃且不烫，中途不灭火。

·对皮肤的热传导均匀。

·干透，陈货。

2. 品质差的灸用艾草

·新艾草，大而粗糙。

14

·黑褐色，纤维粗糙，杂质较多。

·不容易贴在皮肤上，烫且中途容易灭火。

·对皮肤的热传导感觉不好。

·触摸感觉油腻而黏。

·有湿气。

·发青或白色，按之容易凝结。

四、灸用艾草的燃烧温度和时间

对灸用艾草燃烧时的温度和时间的衡量，或者对皮肤组织热传导的深度，很多学者做了实验研究，以下介绍主要的几点。

1. 最高燃烧温度

使用特殊传温计测定艾草的最高燃烧温度，石棉板上测定的结果为：大的艾炷为130℃，中等大小的艾炷为100℃，小的艾炷（米粒大小）为60℃左右。在家兔的腹部上燃烧艾炷，实验结果为：大的艾炷为93.5℃，中等大小的艾炷为80.5℃，小的艾炷（米粒大小）为61℃。

2. 在皮下组织的温度

此实验对象为尸体和家兔。尸体的情况是：皮下0.4厘米处，大的艾炷为0.9℃~1℃，中等大小的艾炷为0.7℃~0.8℃，小的艾炷为0.1℃~0.6℃。温度呈上升趋势，灸的次数越多，温度越高。家兔皮肤的情况是：0.05克的艾草皮下温度为45℃，灸4壮后温度为49℃，灸7壮时温度可达53℃。

3. 艾草的燃烧时间

灸用艾草在人体皮肤燃烧时间的测量结果显示，长度为3.2毫米的艾草最长燃烧时间为18秒，最短为7秒，平均时间为13秒左右。艾草燃烧的温度变化呈现出缓慢达到最高点，再缓慢下降的类似山形的曲线。这一点与其他植物的燃烧情况有很大的差异。

（二）线香

线香的粗细为火柴大小，市场上容易买到，外观好、不粗糙、坚硬不易散的为良品。15厘米或20厘米以上长度的线香使用起来不方便，剪成10厘米左右最为适宜。粗糙、杂质多的线香，在艾炷点火的时候容易黏附在艾炷上，不方便使用。用于施灸

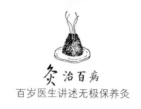
时，尽可能选用无香的线香。

第三节　施灸的方法

灸的原理是 60℃的热度给予烧伤，此时利用产生的异种蛋白体的化学作用来治疗疾病。疾病的症状与灸量的关系类似于抓药时各种药剂之间的配伍。因此，施灸的时候要考虑艾草的大小、硬度、长短、每次施灸的壮数、灸疗的间隔时间、反应点（经穴）的状态、是否虚弱体质、疾病轻重、外科手术史、年龄、性别等因素，进而选择适合的施灸方法。

一、制作艾炷的方法

左手轻拿适量艾绒，用拇指和食指捏如火柴棍粗细，用右手的拇指和食指把顶端部位断成米粒大小的圆柱状，放到灸位上。开始制作的时候，大小和硬度都不好掌握，但熟练之后，不管是大小还是长短都会很均匀，一分钟能做出 30 个。

新手做艾炷耗时较长，但熟练后就能做得又快又好。

二、将艾炷贴于皮肤的方法

艾炷的底部沾上口水或湿棉花，贴敷在灸位上。

第一个艾炷燃尽后留灰，第二个艾炷立即放在灰的上面，这样即可贴于皮肤（一般新手动手操作一次就能掌握）。夏季的时候容易出汗，艾绒容易黏在手指上，要把汗擦掉后再制作艾炷。

三、点燃方法

将艾炷放在皮肤上，用线香的火点燃艾炷。线香如果太靠近艾炷，会容易粘上艾绒，所以点燃时要保持一段距离，轻轻点上即可。

还有，用有灰的线香点艾炷，艾绒会被粘上来，所以要随时把线香的灰弄掉。

并且，灸了 2~3 壮后会积下很多灰，因此会出现灸位变宽的情况，操作时要注意这一点。

具体操作步骤如下：

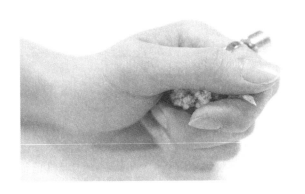

1. 将适量的艾绒放在左手拇指和食指之间，把艾绒轻轻揉捏成长条。

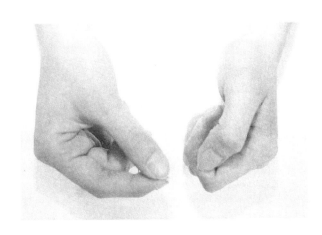

2. 用右手的拇指和食指把长条艾绒弄断为半个米粒或米粒大小。

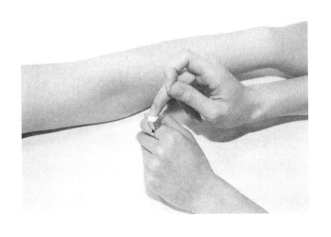

3. 用中指弄湿灸环。如果没有灸环，可以用湿棉球代替。

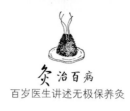
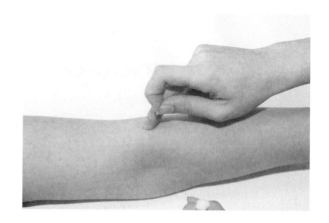

4.用弄湿的中指将相应灸位弄湿。

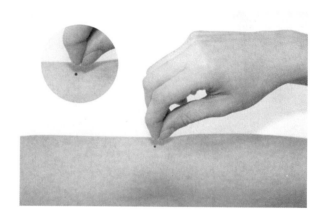

5.将弄断的艾炷放在弄湿的灸位上。

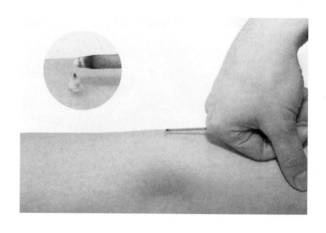

6.用燃烧的线香将艾炷顶端轻轻点燃。

四、施灸时患者的姿势

施灸的姿势根据灸位的定位而定。

例如，如果俯卧位时确定了灸位，却坐起来施灸，那么灸位就会发生变化，所以，施灸时确定患者的姿势，治疗效果最佳。

施灸时一般采取如下姿势：

· 胸部、腹部：正卧位。

· 肩部、背部、颈项、头部：坐位或俯卧位。

· 腰部、腿背部：俯卧位。

· 手臂、腿：向前伸直位。

五、灸位改变时及注意事项

因操作不熟练或者其他原因，灸位常会发生移位，所以每 7～10 天要检查一次灸位。根据实际情况，可以改变灸位或添加灸位。

操作过程中要注意以下事项：

1. 灸用艾草以 3 年以上的陈艾为宜，越陈越好。

2. 艾炷的大小根据患者的症状、体质、年龄、性别、有无灸疗经验而有所差别。无极保养灸选用的艾炷以半个米粒至一个米粒大小最为适当。

3. 经过长时间的施灸，灸位有可能发生移位。因此，7～10 天要确认一次灸位。

4. 施灸的时候，5 壮以下可在灰上直接放下一艾炷，但灸 5 壮以上后，若要继续施灸，则每 5 壮用湿棉球把灰擦掉再灸，避免灸位扩大。

5. 施灸之后有可能产生水泡，这是因为用了质量差的灸用艾草或者制作过程中揉捏过度而致艾炷太硬。发生了水泡不要害怕，可以放着不动或者用针弄破。

6. 如果结痂则不要揭开，继续在其上面施灸，灸的效果依旧能够持续。

六、艾炷的大小与用量

灸的时候用手将艾绒揉捏成适当大小使用。艾炷的大小和壮数，一般由专家根据经验研讨病症后决定。但有必要定一下标准，即“米粒大小”或者“半米粒大小”。艾炷过大，则热度高、灸位宽，容易损伤皮肤组织，而且燃烧的时间较长，造成过度刺激。因此，这样强刺激的灸疗最多适用于体力劳动者，不适用于脑力劳动者或老弱

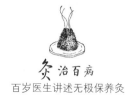
者、虚弱体质和少儿。

一般来说，最适当的量是半米粒大小的艾炷。第一次施灸或极度敏感的人，或者小儿，建议用更小的艾炷施灸。

以上是施灸的一般标准，偶尔也使用2～3倍米粒大小的艾炷。根据古书记载，也有使用红豆大小、鼠粪大小或黄豆大小艾炷的情况。但根据笔者的经验，米粒大小的艾炷较为适宜，而且皮肤上几乎不留痕迹，热感程度较佳，灸位很少化脓。灸位化脓可因体质问题引起，但很多情况下是因灸量过大所致。

有人认为，灸量越大则效果越好，结果既流脓又留灸痕，给人留下"灸是野蛮方法"的印象。施灸的过程中，有人认为将艾炷弄大则效果越好，这也是错误的想法，应该一直将艾炷保持米粒大小。

艾炷的大小

大小	长度（毫米）	直径（毫米）	重量（毫克）	最高燃烧温度（℃）
大	6.0	3.0	7.25	130
中	5.0	2.5	3.65	100
小	4.0	2.0	2.60	60

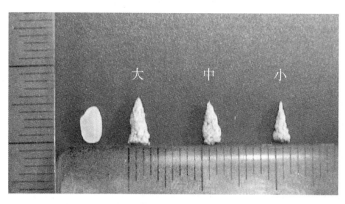

大、中、小艾炷对比图

七、艾炷的硬度

艾炷的硬度根据捏艾绒的方法不同而有差异。硬度高的艾炷燃烧时间长，热度高，用于特殊需要的患者。

八、艾炷的高度和用量

所谓艾炷的高度，是指团成圆锥形的艾绒的高度。有说法称，用于补法的艾炷宜软而长，灸量大。

九、施灸的壮数

一次灸几壮艾炷也不是一件容易决定的事情。一般来说，患有疾病时对热的感觉较迟钝。用手摸灸位，若感觉皮肤坚硬，或有隆起，或皮肤感觉迟钝，则可以用多壮艾炷。一般情况下，灸 3 壮后能感觉到热，如果灸 5 壮甚至 10 壮时才感觉到热，则可以继续增加壮数。例如，去除鸡眼时，壮数少就没有效果，不过也有仅灸 3 壮就能见效者。古书记载，灸脚尖治疗喉咙疼痛和眩晕时，就用了很少的壮数而见效。

对于灸的壮数，一直没有固定的说法，但据古书记载，有"针 5 分，灸 7 壮"的说法，明示了灸的壮数。不过，没有必要拘泥于此，灸的壮数还是要根据患者的症状而定。根据笔者的临床经验，成年人灸 5～7 壮，小儿灸 3～5 壮为宜。

遇到以下情况可以调整壮数：

1. 感冒

患感冒或者热病，在风门穴灸 15～20 壮，效果很好。这种方法属多壮施灸，如果没有见效，可以再试一次。

2. 肠炎

患急性肠炎，灸水分、大巨、气海、滑肉门、中脘、梁丘等穴位，有时灸至 30 壮。

3. 阑尾炎

阑尾炎早期，可灸气海 20～100 壮。

4. 神经痛

患坐骨神经痛，灸腰阳关、腰俞、次髎穴 5～7 壮，根据症状配合灸大肠俞、殷门、跗阳等穴，效果甚好。若腰痛、肩臂痛严重时，可酌情增减壮数。

5. 肺结核及体质虚弱者

起初用小艾炷灸 2～3 壮，治疗 1～2 周后，逐渐加到 4～5 壮。

6. 高血压

刚开始施灸时，以艾炷小、壮数少为宜，逐渐增加到 5 壮。但要根据血压情况进

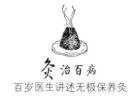
行调整，若收缩压大于 200 毫米汞柱，则灸 3 壮以下效果较好。这一原则也适用于脑出血后遗症。待血压调整好后，再继续灸至 5 壮以上。血压是症状而不是疾病，所以要找到致病原因后再施灸。

7. 大病后体弱虚衰者

此类患者以 2～3 壮开始，逐渐加量比较好。

十、施灸的天数

关于施灸的天数，有每天灸，持续数月或数年的方法；也有灸一段时间，休息一段时间，再继续施灸的方法。

根据古书记载，"预防中风灸"从每月 1 日开始施灸，每天都灸，连续灸几个月。长时间持续施灸一般用于增进健康和预防疾病。但是，有疾病时要根据病情选择最佳灸位。

需要注意的是，刺激量过大反而会造成疲劳，减弱人体对疾病的抵抗能力，因此，施灸过程中，适当间隔几天，休息一段时间后再继续施灸也是应该的。

"灸"字由"久"和"火"组成，寓意从"久"、从"火"，故笔者认为，灸疗最重要的是长期坚持做。

十一、灸位要选几处

以上提到艾炷的大小和壮数，但是灸位到底选多少合适，也是一个重要的问题。

日本原田博士通过对豚鼠的实验推论，成人选择 8～10 处穴位，各穴位灸 7 壮效果最佳，多了反而有害。但笔者根据临床经验来看，米粒大小的艾炷各灸 5 壮，选了 26～40 处穴位，也尚未遇到过有害的例子，反而见过风湿性关节炎或腰腹神经痛和坐骨神经痛发病期患者，灸了 50～60 处穴位后效果很好。又如脊柱骨疽，灸 50～60 处穴位，持续半年或者一年以上，也未见过有副作用的案例，而是改善或者治愈。但这样的灸位数仅限于慢性病，高热或咯血的患者要除外。

低热时，壮数开始时要少，然后逐渐增加。身体虚弱者，灸得多反而会使疲劳加重，令人变得更加虚弱。

对于高血压疾病，以 3 壮左右最佳。如果血压特别高（例如收缩压 200 毫米汞柱以上），开始时灸位要少，壮数也要少，应逐渐增加灸量，严禁一次灸很多穴位和壮数。

如上所述，按照开始时灸位少些，然后逐渐增加的方法，不用担心因灸位和灸量的渐增而对人体带来伤害。这很可能是因为人体的抵抗力提高了而产生了耐力。

例如，第一次灸50~60处穴位会出现异常反应的人，可以改为前10天灸20处穴位，然后逐渐增加至50~60处穴位，该患者就不会出现任何异常了。

以下介绍笔者治疗咯血的经验：

患者为大学三年级的学生，因为咯血严重而在深山静养。不管医生用什么方法，都不能改善血痰不止的症状，每天早晨出现少量的血痰持续了半年。医生对此患者也失去了信心，偶然的机会，该患者找到笔者进行灸疗。起初选了4个穴位施灸，每次灸3壮，维持了1个月。之后增加了4个穴位，再持续治疗1个月。虽然血痰没有完全止住，但体力明显好转。于是，再增加2个穴位，施灸90天，之后又加了2个穴位，持续施灸1年后痊愈。如此顽固的咯血在施灸120天后完全止住了。

可见，在治疗某些疑难病症的时候，灸疗会收到意想不到的效果。

十二、身体条件和灸量的关系

每个人的长相不同，同样，体质、体力、对疾病的抵抗力、对灸的反应感均不同。严格来说，不可能统一限定灸量，对于大手术之后或者老弱、产后、严重心脏病、肾病、肝病、脑病、癌症等患者，灸量开始时宜小，之后逐渐增加或者根据症状加减，一般从3壮开始，逐渐调节到5壮。进行一般的健康灸时，也有每天热感不同的情况。因此，定灸量的原则是：每次都仔细观察患者的身体状态，根据情况而定。

以下是不同身体条件者在不同情况下对灸的不同反应。

1. 不同的体质

·容易发脾气的人，不容易耐热。

·身体肥胖者，大多比较耐热。

·瘦人不一定都不耐热。

·健康人一般比患者耐热程度低，这种情况多来自于心理状态。如果是重症患者，会有一种必须找回健康的想法，所以任何苦痛都能忍受，自然很能耐热。

2. 不同的性别

·女性比男性耐热。

·生育过的女性比尚未生育者耐热。

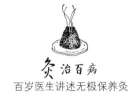
3. 不同的年龄

·年纪越大，越耐热。

·年纪越轻，越不耐热，尤其是 20 岁左右的年轻人最不耐热。

·儿童对热的害怕程度高于实际对热刺激的耐受程度，所以对儿童施灸要先做好说服工作。

·出生一年左右的幼儿感觉较迟钝，比较耐热。

4. 不同的气候

·晴天比较耐热。

·雨天也比较耐热。多云或气压低的时候非常不耐热，气压低时感觉神经较敏感，这些气候变化使神经调节功能迟钝。

5. 不同的时间

·早晨最耐热。

·下午没有早晨耐热。

·夜晚最不耐热，身体疲倦的夜晚最不耐热。

·对于患有特殊疾病的患者，早晨或上午施灸最耐热。

6. 不同的身体状态

·酒后不耐热。

·洗澡后较洗澡前不耐热，这是因为皮肤的血管扩张。施灸时，间隔洗澡时间一个小时为宜。如果灸后立即洗澡，灸位会有轻微刺痛感，类似烫伤，感觉不舒服。

·疲劳时不耐热。

·睡眠不足时不耐热。连日睡眠不足则更加不耐热，这是因为感受热感的脑中枢处于疲劳状态。

·身体发热时不耐热。

7. 不同的疾病

·心脏不好的人不耐热，心脏衰弱者更为明显。

·风湿性关节炎患者，神经处于敏感状态，非常不耐热。

·高血压者也不耐热。尤其是收缩压高于 200 毫米汞柱的人极不耐热，施灸时甚至会喊出来。

·身体衰弱者也不耐热。

·肠无力而腹部凉者耐热，有要连续施灸的想法。

· 麻痹性疾病者也耐热。

8. 不同的心理状态

· 有"灸是热的"觉悟者，比较耐热。

· 理解"灸是有效果的"人，比较耐热。

· 对灸理解不足的人，很不耐热。

· 对灸持消极态度的人不耐热，积极者耐热。

· 施灸是自己的意愿者，比较耐热，而且有种不能言语的快感。

9. 不同的操作技术

· 操作熟练的人保持一定的速度施灸，感觉会比较舒服。

· 不熟练者用不规则的速度施灸，会感觉特别热。

· 很多人说，专家施灸的时候不热，不知道为什么回家自己灸就感觉很热。说明除了施灸的方法可以影响灸疗效果外，心态也是很重要的影响因素，心软的人给自己施灸时更觉得热。

10. 不同的经穴

· 在正确的穴位施灸，感觉会很舒服。

· 施灸之处不是正确的穴位，则感觉很热且不舒服。因此，有必要时常咨询专家以确认穴位。

11. 不同的部位

· 大体来说，胸腹部比背部更不耐热。

· 肩部、头部比较耐热，腰部、腿部不耐热。

· 手心和脚心极不耐热。

· 中枢比末梢耐热。

· 腹部也极不耐热，但也有人觉得腹部施灸感觉很好。

· 由于个人体质和疾病的不同，耐热的部位也不同。有人觉得腰部最热，有人觉得肩膀最热，有人觉得腹部最热，每个人的感觉都不一样。

· 有说法称，热感的不同是因支配某部位的神经紧张度不同所致。

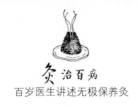
第四节　施灸的注意事项

一、不能灸的部位

全身经穴之中，根据古人的经验，有些部位不适宜灸或针。但也不是绝对的，有些专家反而用这些穴位取得了很好的疗效。但不熟练的操作者，最好不要考虑。

施灸的时候应该避开不能灸的部位，例如，头部两侧的血管、颈部两侧的颈动脉附近、腹股沟、手腕把脉处、腘窝、脸部和心脏直上部位，还有阴部也要避开。

二、不能重灸的状态

灸会给人体带来刺激，因此身体状态不好的时候不宜重灸（多壮灸）。举例如下：

· 患传染病、热病、恶性肿瘤、化脓性疾病时避免重灸。

· 各种皮肤病避免重灸。

· 妊娠中避免重灸。

· 重病之后身体严重衰弱时避免重灸。

· 容易出血体质者避免重灸。

三、施灸前后的注意事项

施灸前后，最好要注意以下几点：

1.判断灸位是否适当，这对于不熟练的人来说非常难。首先，要知道不能施灸的情况。专家选定的灸位，要持续灸一段时间，症状有所变化后仍可以继续施灸。

2.先确定艾炷的大小、壮数，再确定治疗疾病所需的刺激程度。之前已经提到，刚开始时一般灸3壮左右，逐渐增到5～7壮，以十多天为间隔时间。

3.初次施灸时热感很强，可以用手指轻轻压住灸位周边，多少能够减轻点热感。

4.点燃艾炷时要沉着。

5.第二壮艾炷要轻轻放在第一壮燃尽的灰上。

6.灸位大则会结痂，微小的接触刺激也可能会破坏结痂部位和健康皮肤之间的组织，容易引起化脓，因此开始施灸的时候要注意这一点。

7. 为了防止灸位化脓，艾炷不要太大，留意水泡和结痂，不要将其弄破。

8. 施灸期间可以洗澡，但注意不要揉捏施灸部位。

9. 夏天施灸宜选在不易出汗的上午和晚上，此时比较耐热，还能防止水泡的发生。

10. 关于一天中施灸的时间段，从前有很多种说法，但都没有根据，因此不用担心，可以选择自己方便的时间进行灸疗。

11. 月经期间、对灸特别敏感的人，宜休息一段时间，没有异常反应时才可继续施灸。原则上，妊娠期间施灸没有害处，除外重灸或长时间灸，正常施灸对顺产也有利。

12. 酒后最好避免施灸，否则会感觉很热，还可能出现一过性脑缺血。如有特殊情况必须要灸，可先刺激醒酒的率谷穴后再施灸。

13. 对于特别不耐热的情况（尤其是感受性强或神经质的人，儿童或第一次施灸的人，会有不耐热的倾向），起初用小艾炷灸 3 壮左右，逐渐让接受施灸的人熟悉热感。感到热的时候，可以用手指按压灸位周边，热感会有所缓解，但若按错则会导致灸位移位，此时更觉得热，灸位也会扩大，因此不要用力按压，力度要适当，或者也可以把手指放在灸位上，这样会舒服一些。

四、灸位化脓的处理

第一次施灸时，即使非常小心也有可能发生化脓。灸位容易化脓与人体的状态有密切的关系。有些人重灸都不会化脓，反之，有些人轻灸也会化脓。同一个人同样大小的灸位，有时会发生化脓，有时不化脓。

施灸的时候，皮肤上水分多的人，皮肤容易鼓起。针对这种情况，每次施灸的时候按压灸位周边即可减轻症状。若产生水泡就会容易化脓，这种情况同样也是皮肤水分多所致。总之，可以认为皮肤水分多者容易化脓。根据经验，身上有癣或者湿疹的人容易化脓，因其处于容易化脓的状态，对细菌的抵抗力低下。此外，糖尿病患者容易化脓是众所周知的事情。

列举一则由笔者亲自治疗的病例：患者肠胃虚弱，患胃下垂，胃内积水，身体非常瘦弱。对患者施灸，背部和腿部灸位全部化脓，成了硬币大小的灸疮。虽然灸疮很快恢复，一段时间后背部全是水泡。但是灸疮发生之后，疾病急速好转。

根据笔者的经验，灸位化脓对治疗疾病有效，由此看来，即使发生化脓也不用特

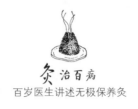

别担心，而且长时间施灸才有可能治愈。

第五节　灸法的疗程

灸疗过程中，患者问得最多的问题是："要灸多长时间？"对于这样的问题，笔者常常简单地回答："直到疾病治愈。"但患者并不满意这样的答案，反问："到底需要多长时间？"其实，我们要根据疾病的种类和轻重来确定治疗时间，马上说出具体的时间实在是比较困难。大体的治疗时间如下：

疾病种类与程度	治疗时间
轻症	约 1 个月
一般重症	2～3 个月
严重重症	半年至 1 年，甚至 2～3 年以上
急性病	1 天或 2 天，也有 1 周左右治愈的情况

以下更为详细地研讨治疗期限的问题：

·轻症疾病大约需要灸 1 个月，根据情况可以将针与灸并用。神经痛、风湿病、肠胃病、呼吸系统疾病、泌尿系统疾病通过针灸治疗多能在 1 个月左右治愈。人们比较害怕的肋膜炎等疾病，如果是轻症，持续施灸一个月也有治愈的案例。但并不是治愈后就中断治疗，继续坚持灸疗不仅可以增进健康，还可防止复发。

·重症疾病大概需要灸 2～3 个月。神经衰弱、神经痛、风湿病等稍微严重的疾病则需要灸 3 个月。一般疾病经过 3 个月的治疗多能治愈。肋膜炎、肺门结核、肠胃病、泌尿系统疾病、妇科病等，治疗 3 个月多能痊愈。

·持续 3 个月也未能治愈的疾病属重症。虽然不能因为长时间施灸而未见效就称为重症，但属于此类情况的疾病多是顽固的慢性病。

·对于患者来说，最重要的是医者的诚意与韧性。很多患者在治疗过程中因感到疲倦而产生怀疑，最终半途而废。实际上，越是这种时候，医者越应该具备韧性和耐性，帮助患者度过这个节骨眼，疾病往往能够治愈。根据笔者的经验，肺病、肋膜炎、胃下垂、胃溃疡等疾病，开始治疗 3～4 个月时几乎不见效，大约治疗 5 个月后往往以惊人的速度呈现治疗效果，这样的例子很多。因此，负责治疗的人要以必能治愈的信心对待患者很重要，抱着信心用认真的态度坚持为患者治疗，患者也会安心并且耐心地接受治疗。

·对于急性病症，很难预知治愈时间。选用适当的方法治疗，若急性症状消失，一般可在短时间内治愈。

·改善体质或者调整全身的灸疗，长时间坚持做效果最佳。先天体质不好的人，坚持施灸3个月以上，多少能够改善体质。

·很多患者都说坚持做一年的灸，身体状况有了惊人的改变。

·"灸"字由"久"和"火"组成，长时间坚持施灸，可以提高抵抗力，保持健康的体魄，延年益寿。

现今100岁的笔者，虽然不知道自己能有多长寿，但通过自己的经历知道灸疗是健康的医学，所以想推荐给全世界的人民。

第六节　灸与体重的关系

所谓治疗，可以说是调节过与不及。大体上瘦人施灸后体重会增加，胖人施灸后体重会减少，但也不能一概而论。比起减少胖人的体重，施灸后使瘦人发胖则更为容易。

看到瘦人施灸后体重增加，实在是一件高兴的事情。例如，瘦人施灸后肚子变大，腰部变宽，胸部变厚，脸庞变圆。对于成人来说，治疗后体重增加幅度大时，一个月可增加7～8千克（增加2～3千克是比较容易的），半年可增加10千克，这样的例子很多。

1940年，笔者从1200名小学生中挑选出100名虚弱儿童进行施灸，半年后经过体力检查发现，体重最多可增加8千克，体重增加3～5千克的人数最多。体重达不到平均水平的儿童，经过半年的施灸，带来了超过平均体重很多的良好结果。由此证实，灸有助于成长，对于增加体重有效。

以这些儿童为对象，在背部选择4处灸位，在腹部选择1处灸位，每处艾炷半米粒大小，各灸3壮，可以起到保健效果。

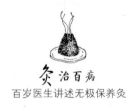
第七节　适度施灸

　　但凡是好的东西，很多人都希望拥有更多，这是错误的想法。无论多么好的东西，只要过度使用都会带来不好的结果。这与"饭再香，吃得过多就会出问题"是一个道理。

　　如此来看，再好的东西使用时都要注意适度原则。灸疗也是同样的道理，别人用重灸治疗疾病得到了改善，于是认为自己也可以用别人的方法治疗，这是大错特错的想法。不要一开始就有贪念，就算效果不会马上显现也不要失望，最重要的是，起初少量慎重地操作，再逐渐增加灸量坚持做下去。上面已经提到，有时尽管灸的感觉很舒服，也不能把艾炷弄大，继续使用米粒大小的艾炷治疗效果最佳。

第三章 无极保养灸

第一节 何谓无极保养灸

笔者运用宇宙生成和运行的原理，把人体看做一个"小宇宙"，根据人体生理与病理的规律，以强身健体、防病治病为目的，独创了一种需要持续长久操作的保健灸法——无极保养灸。

"灸"字由"久"和"火"构成，如字所示，按古人的经验，灸需要长时间持续操作才有效果，不得不惊叹古人的智慧。

第一章和第二章讲述了灸的一般理论和操作方法。现在开始具体讨论在哪个部位施灸的问题。灸的部位，当然是根据病情而定，因此不再赘述，在此仅对"无极保养灸"进行详细地介绍。

无极保养灸是指，选择8个经穴（男性12个穴位，女性13个穴位），选用半米粒大小的艾炷，每天每个穴位灸3壮，不论是否患有疾病都能使用，是一种日常生活保健疗法。患有特殊疾病的时候则选择特殊穴位进行施灸，健康人可以选择这8个经穴持续施灸。根据笔者多年的临床经验，无极保养灸不仅可以治病，对维持健康也非常有帮助。笔者80多年来一直坚持灸这8个经穴，所以现在100岁高龄了，仍然保持着30岁年轻人的活力。

笔者的凤愿是让天下所有的人知道这8个经穴，坚持施灸，保持健康的体魄，无病到天年。

男性无极保养灸的取穴：中脘（1穴）、曲池（2穴）、百会（1穴）、肺俞（2穴）、膏肓（2穴）、气海（1穴）、关元（1穴）、足三里（2穴）。

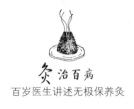

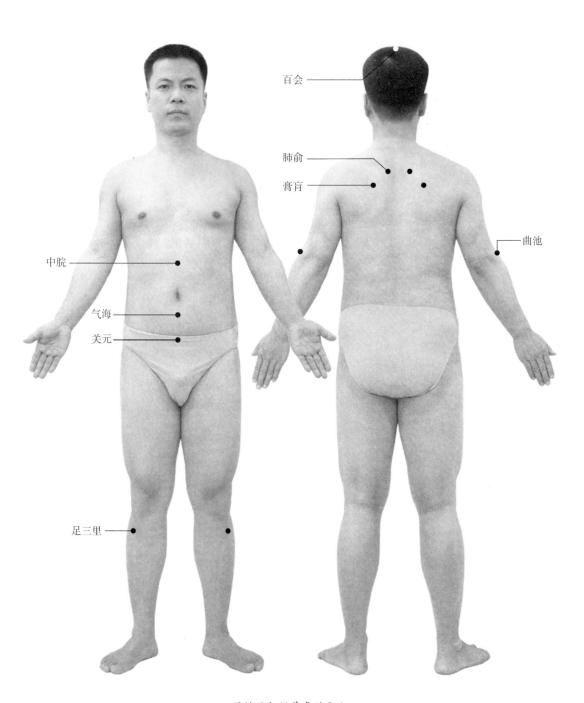

百会

肺俞

膏肓

曲池

中脘

气海

关元

足三里

男性无极保养灸的取穴

　　女性无极保养灸的取穴：中脘（1穴）、曲池（2穴）、百会（1穴）、肺俞（2穴）、膏肓（2穴）、水道（2穴）、中极（1穴）、足三里（2穴）。

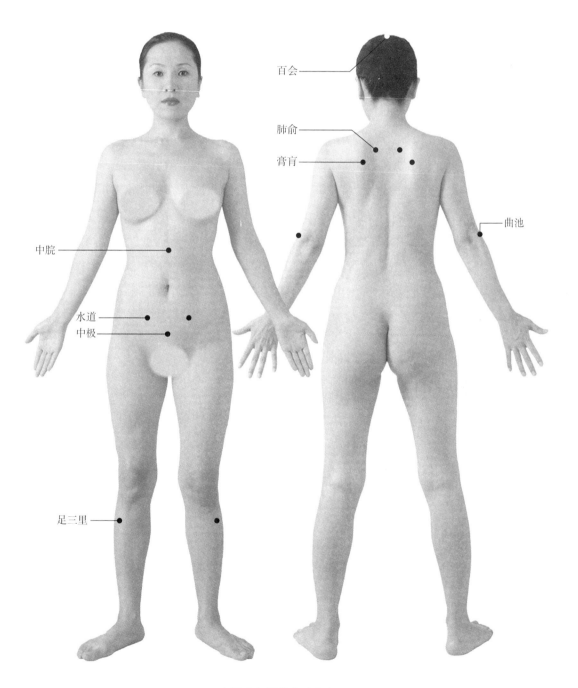

女性无极保养灸的取穴

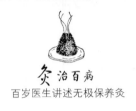

一、无极保养灸的创立

自古以来，灸在中国、韩国、日本等国家，因可保护健康和预防疾病而被广泛使用。

针灸学认为，疾病的发生是阴阳失调而致的全身反应，因此可以说，调节阴阳和改善体质的灸疗是预防和治疗疾病的理想方法。

笔者为了追求最优的防治疾病和强身健体的方法，一直以来潜心学习、总结、探索，最终创立"无极保养灸"，用于临床治疗 80 多年。

无极保养灸最初的意义是既能预防和治疗疾病，又能维持健康而起保养作用，所以被称为"保健灸""健康灸""保养灸"。开始尝试无极保养灸时，发现越灸越觉得精神，疲劳得到了缓解，人变得健康，所以叫"健康灸"。继续施灸发现，人不容易患病，故又叫做"保养灸"。经过反复的临床实践，发展为现在的"无极保养灸"。

"无极"是宇宙生成和运行的原理，是比"太极"时间更远、范围更广、思维更理性的概念。而无极保养灸的作用可以用"无极"来形容，它对全身健康的维护和在改善体质方面有着惊人的临床效果。

二、无极保养灸的治疗原则

针灸学指出，正气足，全身阴阳协调，才能维持健康。无极保养灸运用阴阳五行的原理，协调五脏六腑的功能，维持全身的健康，既是疾病的治疗方法，也是疾病的预防方法。

无极保养灸既可调整身体之根的精，又可调整心里之根的神，补充人体根本之气，使五脏六腑的功能达到平衡，因此它既是全身治疗法，也是根本治疗法。

三、恢复正气的预防方法

针灸学把生成和保存人体正气放在第一位，并且把重点放在发病之前的预防和调节阴阳平衡上。所以说，无极保养灸是一种养足正气以预防疾病和提高治愈能力的保养方法。

四、无极保养灸与阴阳的关系

阴阳平衡时身体才能最健康，因此说，养生之道在于阴阳协调并不夸张。无极保养灸的灸位是全身的前后、上下、左右，形成三次元结构。

全身分为阴、阳两部分，身躯为阴，则四肢为阳；下肢为阴，则上肢为阳；腹部为阴，则背部为阳；右侧为阴，则左侧为阳。根据这一原理，无极保养灸由上下、前后、左右配合选穴，达到阴阳平衡。属阴的小腹下端取气海、关元，以储存人体之精；属阳的背部上端取肺俞、膏肓，以强化心肺功能，调节全身气血；头部取百会，因为其是诸阳经聚集经过的部位，有安神定志的作用；左右两侧的曲池和足三里可调节左右阴阳，配合中脘来调节上下、左右的阴阳。

五、无极保养灸与五行的关系

如果说"阴阳"是从空间角度认知人体，那么"五行"则更加细化，从功能和时间上认知人体。无极保养灸同时反映了阴阳理论和五行理论，是有助于维持五脏六腑生理功能的疗法。

无极保养灸的配穴原则以中央主土的中脘为中心，配伍上肢的曲池（左侧 1 穴、右侧 1 穴）和下肢的足三里（左侧 1 穴、右侧 1 穴），这 4 穴可以看成分别发挥了木、火、金、水的作用。与木、火、金、水相应的五脏为肝、心、肺、肾，左肝右肺和心肾相交，发挥水升火降的作用。人是精神和肉体统一的整体，百会位于主精神的脑部，有调节精神的作用，使人体达到全身平衡。

六、无极保养灸的临床效果

前面提到过，无极保养灸可以有效改善免疫功能、改善体质、调节情志、改善排便习惯、消除麻痹，以下具体介绍无极保养灸的临床效果。

1. 改善免疫功能

根据统计局发布的"2002 年死亡原因统计调查结果"来看，死亡原因按顺序依次为癌（第一位），脑血管疾病（第二位），心脏疾病（第三位），糖尿病（第四位），慢性支气管疾病（哮喘、慢性支气管炎等）（第五位）。这五大原因所致的死亡人数占全体死亡人数的 57.3%，大部分患者伴有慢性疲劳综合征。这种现象说明免疫功能减弱对健康的危害很大。

长时间持续做无极保养灸，可以改善全身的免疫功能，疲劳感也会消失。笔者在临床上把无极保养灸作为防治以上五大原因所致疾病的基本处方。

例如，做无极保养灸可以治疗高血压和预防中风；对于糖尿病患者，可在无极保

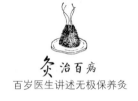

养灸的基础上加灸左肝俞、右脾俞、地机穴。

2. 改善体质

无极保养灸对慢性泄泻、皮肤病、哮喘等疾病，可以通过改善体质而达到治疗目的。临床上这类患者坚持做无极保养灸，可以改善症状，治愈的例子也有很多。

例如，对于慢性支气管哮喘患者，可以在无极保养灸的基础上加灸肩井、灵台、心俞、膈俞、肾俞穴；对于牛皮癣患者，在无极保养灸的基础上加灸肩井、肩髃、肝俞、肾俞、大肠俞、大巨、隐白、血海、筑宾穴，效果更佳。

3. 调节情志

神经症是心理情感功能障碍引起的精神和身体的反应。要查明这类疾病的病因和制订正确的治疗方案，对于现代医学来说不是一件容易的事，而且所用的药物副作用大，人体易产生耐药性。

根据笔者的经验，只要坚持施灸，就能解决这些问题。进行 3 个月以上的无极保养灸，在查明病因之前就能治愈的例子有很多。

经典处方：在无极保养灸的基础上，加灸天柱、心俞、肝俞、肾俞、神门穴，坚持施灸效果会很好。

4. 改善排便习惯

通过动物实验，不断有学者发表关于"灸对肠管运动有影响"的研究结果。虽然尚未清楚其原理，但至少能说明施灸可以改善排便习惯。持续做无极保养灸，经常能见到便秘或泄泻改善的例子。

对于泄泻患者，治疗时用无极保养灸加梁丘、左梁门、水分穴；对于便秘患者，在无极保养灸的基础上，加灸肓俞、大肠俞、肾俞穴，效果很好。

5. 预防心脑血管疾病

维持人体生命的能量来源主要是食物，做无极保养灸后，胃口好了，进食后消化能力提高了，可以顺利将养分运送到各脏器，随之生成人体需要的各种激素和血液，良好的血液是形成良好肌肉的基础，同时也是形成良好血管的基础。

良好的血液和血管可以预防动脉硬化等心脑血管疾病。即使某种冲击较大而使血压升高，若血管柔韧性好则不易发生心脑血管疾病，因此，无极保养灸对预防中风有效。中风导致的半身不遂也可以利用这样的原理进行治疗。不用说预防中风了，就是发生了脑出血，也可以用无极保养灸加肾俞穴持续治疗，效果很好。

第二节　无极保养灸的取穴

一、足三里

在足三里处施灸是最重要的也是广为人知的事情。临床研究已经证明，灸足三里穴有预防疾病和增进健康的卓越效果，是全身治疗和预防保健的最好灸位。

有些人认为，灸使艾草的成分进到体内而发生了治疗作用，因此为了让更多的艾草成分进到体内，艾炷做得很大，这是不清楚灸疗的原理所致。施灸是为了给予皮肤小的烧伤，而艾草燃烧的温度正好适合人体，此时灸米粒大小的艾炷能给人体带来最适度的烧伤，并且对经穴产生刺激而具有治疗效果。

"不积跬步，无以至千里；不积小流，无以成江海。"灸疗也是一样，是一个细致而持久的过程，积累到一定程度才能见效。笔者的心愿是天下所有的人一起做灸疗，预防疾病，度过愉快的人生。

足三里的取穴方法：髌骨（膝盖的圆形骨）直下两侧的凹陷处叫膝眼，内侧为内膝眼，外侧为外膝眼。足三里位于外膝眼沿胫骨直下 3 寸处。

灸足三里有什么作用呢？最广为人知的应该是能使人长寿。这是因为灸足三里能够提高人的免疫力，并且能延缓衰老。在日本，最为长寿的万平一家，祖孙三代中活到 100~300 岁的有六人，他们的长寿秘诀之一就是灸足三里。

以下列举一些常灸足三里穴可以治疗的疾病：

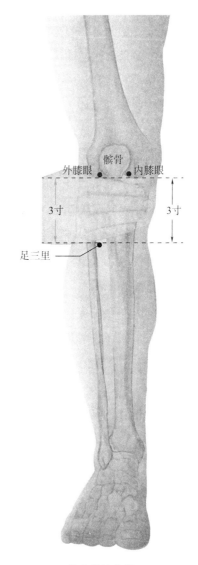

足三里的位置

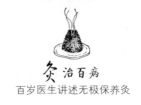
1. 呼吸系统疾病

感冒、支气管哮喘、肺炎、肺气肿、肺结核、肋膜炎。

2. 循环系统疾病

动脉硬化症、高血压、原发性低血压、心内膜炎、心脏神经症、心悸、心绞痛、心源性哮喘。

3. 消化系统疾病

食道狭窄、急性胃炎、慢性胃炎、胃无力症、胃痉挛、食欲不振、胃酸缺乏症、胃溃疡、急性肠炎、慢性肠炎、腹痛、泄泻、便秘、胆囊炎、胆结石、急性肝炎、慢性肝炎、胰腺炎、腹膜炎、腹水、鼓胀。

4. 泌尿系统疾病

肾炎、浮肿、肾硬化、肾结核。

5. 代谢性疾病

贫血、甲状腺肥大、糖尿病、脚气病。

6. 运动系统疾病

关节炎、肩周炎、风湿病、腱鞘炎。

7. 神经系统疾病

脑出血、痴呆、半身不遂、语言障碍、脑缺血、癫痫、脊椎炎、震颤麻痹、神经症、神经衰弱、癔症、头痛、头重、肩痛、眩晕、失眠、口眼㖞斜、坐骨神经痛、打嗝、三叉神经痛。

8. 外科系统疾病

日射病、热射病、冻伤、结核性淋巴结炎、骨结核、痔疮、湿疹、红斑性肢痛。

9. 妇科疾病

带下病、子宫后屈、不孕症、性冷淡、寒冷感、更年期综合征、妊娠恶阻、胎位不正、乳汁不足。

10. 眼科疾病

结膜炎、沙眼、结膜干燥症、实质性角膜炎、鼻泪管闭塞、泪瘘、虹膜炎、白内障、慢性视神经炎、中心性视网膜炎、弱视、老花眼。

11. 耳鼻喉科疾病

急性鼻炎、慢性鼻炎、鼻窦炎、衄血（鼻出血）、无嗅觉、咽喉炎、牙痛、牙周炎。

二、曲池

为了平时的健康，除了上面提到的足三里穴外，一定别忘了灸曲池穴。灸曲池对高血压、中风和糖尿病的治疗效果非常好。高血压患者灸曲池后，血压往往能降低，甚至恢复正常，即使不能回到正常血压，也可以降低现代医学所说的胆固醇数值，清除血管里面的脂肪，自然可以预防中风。对于不容易治愈的糖尿病，认真持续做灸疗，也有治愈的例子。让人不能理解的是，很多人终生服药却不嫌时间长，而让他们持续施灸几年就觉得时间太长。希望更多的人可以接受这种既能预防疾病又能治疗疾病的灸疗法，早日摆脱疾病的痛苦。

如上所述，灸曲池对头痛、高血压、上肢关节炎、上肢神经痛、上肢神经麻痹、贫血、过敏性疾病、甲状腺疾病、眼病、皮肤病、发热、痛经、牙痛、心脏病、精神疾病、癫痫、代谢性疾病、呼吸系统疾病、半身不遂等有疗效，除此之外，对其他多种疾病也有疗效。

曲池的取穴方法：肘内侧有一横纹，叫肘横纹。手臂伸直，手背朝向，在手臂肌肉中间划一条竖线，与肘横纹交叉的点即是该穴。或屈肘成直角，在肘横纹外侧端与肱骨外上髁连线的中点处。

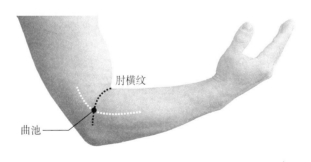

肘横纹

曲池

曲池的位置

三、中脘

常说"阳气要足"，意思是说精力要好，新陈代谢作用要强。主管新陈代谢作用的胃属于六腑，针灸学把对应五脏的六腑归属为阳，胃担任受盛食物和排出代谢产物的作用，与大肠、小肠、胆、三焦、膀胱形成六腑。因此，把受盛所有食物（新陈代谢）的胃部中间的中脘穴，定为无极保养灸的主要穴位。

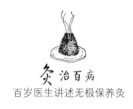
中脘的取穴方法：由腹部正中线向上延伸至胸部，两侧肋骨会合形成一凹陷，此处与肚脐中央连线的中点即为中脘穴。

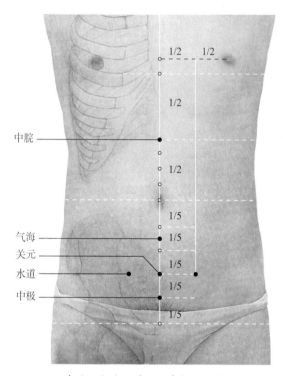

中脘、气海、关元、中极、水道的位置

灸中脘穴能见效的疾病列举如下：

1. 呼吸系统疾病

慢性支气管炎、咳嗽、支气管扩张症、肺结核、肋膜炎。

2. 循环系统疾病

心脏瓣膜症、心脏神经症、动脉硬化症、原发性高血压、原发性低血压。

3. 消化系统疾病

食道狭窄症、急性胃炎、慢性胃炎、胃无力症、胃下垂、胃痉挛、食欲不振、呕吐、胃酸过多症、胃酸缺乏症、胃溃疡、十二指肠溃疡、急性肠炎、慢性肠炎、泄泻、便秘、胃肠神经症、阑尾炎、胆囊炎、胆结石、急性肝炎、慢性肝炎、胰腺炎、腹膜炎、腹水、鼓胀。

4. 泌尿系统疾病

肾病、浮肿、肾硬化、肾结石、尿频、阳痿、遗精。

5. 代谢性疾病

贫血、甲状腺肥大、糖尿病、脚气病。

6. 运动系统疾病

关节炎。

7. 神经系统疾病

脑出血、半身不遂、脑缺血、癫痫、脊髓炎、神经症、神经衰弱、癔症、偏头痛、眩晕、横膈膜痉挛。

8. 外科系统疾病

结核性淋巴结炎、骨结核、脱肛。

9. 妇科疾病

子宫后屈、子宫下垂、子宫内膜炎、性冷淡、寒冷感、更年期综合征、妊娠恶阻、乳汁不足。

10. 儿科疾病

习惯性呕吐、消化不良、百日咳、哮喘。

11. 眼科疾病

麦粒肿、白内障、中心性视网膜炎、慢性视神经炎、弱视、眼睛疲劳。

四、气海

气海，顾名思义，是元气之海，亦是男性汇集精力之海，有时称为"丹田"，与关元的作用相同。

"元气之海"，指人体充满元气就能快速治愈疾病。如果元气枯竭或不足，灸气海会给全身提供营养，所以气海是治病的常用穴。自古以来把心病和肺病称为"膏肓"，是难治之病。肓的原穴是气海，膏的原穴是鸠尾，故使用气海等同于使用鸠尾，膏肓病就能治疗了。关元穴加上气海穴同时施灸，临床效果非常好。

气海、关元的取穴方法：将肚脐中央和耻骨上缘的连线分为 5 等份，肚脐下 1.5/5 点为气海，3/5 点为关元。我们把气海、关元定为男性无极保养灸的灸位。

气海的适应证为肠道疾病、慢性腹膜炎、肾脏疾病、膀胱疾病、神经衰弱、梦遗、阳痿、淋病、夜尿症、生殖系统疾病、不孕症、子宫肌瘤、腰痛、腿酸等，应用范围很广。急性阑尾炎疼痛严重的时候，一次持续灸 20 壮以上，疼痛会减弱，甚至消失。因患急性肠炎而泄泻严重时，在气海处施灸可以止泻，还能缓解肚脐以下的疼

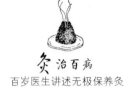

痛。所有疾病都一样，与其发病之后进行治疗，不如提前预防。

身体时常要养足元气（即增强抵抗力），才能预防疾病的发生，持续施灸效果良好。一谈到灸则觉得热而复杂，但只要是自己愿意做的事情，哪怕是比灸还要痛苦和难受的事情也可以接受，这就是人的心理。自古以来，喜欢登山的人就算装备再沉重、全身大汗淋漓，也会坚持登上去，那是因为登上山顶时感受到的愉悦心情，比起经历的痛苦不算什么。很多人打针和服药都能忍受，但不知为何却不能忍受施灸瞬间产生的疼痛。

施灸瞬间产生的疼痛可使人体更加健康，实际上这样的体验并不会很痛苦。但很多人根本就没有做过灸疗，却吓得不敢尝试。有些人觉得灸疗速度太慢，选用其他的治疗方法，但最后还是选回灸疗法。让患者如此彷徨归咎于经验不足的医生，为了防止这种事情的发生，不要等到发病了才想起治疗，而是要提前预防。希望所有的人都能自己施灸，这样可以预防疾病和保持健康，甚至可以摆脱病魔。

五、关元

灸关元可以使男性精力充沛、女性子宫健康。男性精力充沛才能对所有的事情保持热情，女性子宫健康才能更幸福。关元又称"丹田"，据说在这个穴位施灸可以影响足三阴，七八十岁的老人也能回春。重新补充逐渐熄灭的先天之精，即生命之根的精力，疾病便不能侵袭。这里所谓的"精力"，一般来说指阳气。

这个"精力"并不只用于男女两性方面。精力用于政治则会成为有名的政治家，用于学问则会成为学者，用于做生意则会成为有钱人，用于女色则会成为嫖客，因此，根据使用精力的领域不同而出现不同的结果，所以最好把自己的精力正确地使用。无论如何，为了健康而有活力地生活，精力一定要保持好。

笔者80多年来一直坚持灸关元穴，年轻的时候没有太大的感觉，但随着年龄的增长，逐渐感觉到灸关元的重要性。笔者通过临床实践发现，灸关元穴可以培养先天之元气，增强战胜疾病的能力。

关元是三丹田之一。眉宇间的印堂为上丹田；两个乳头之间的膻中为中丹田；肚脐下面的关元为下丹田，这是男性聚集精、女性养血的位置。这三处的丹田统称为"三丹田"。

关元在身体中属于阴，以肚脐为中心，聚集全部精气，供人体使用后再排泄出去，起到这样的代谢作用。所以，如果关元之气消弱，首先出问题的是精液代谢失常和大小便不利。

灸关元穴能见效的疾病列举如下：

1. 呼吸系统疾病

感冒、支气管炎、支气管哮喘、肺炎、肺结核、恶寒、胸痛。

2. 循环系统疾病

心内膜炎、心脏神经症、心悸、心源性哮喘、动脉硬化症、原发性高血压、原发性低血压。

3. 消化系统疾病

慢性胃炎、胃无力症、胃下垂、食欲不振、呕吐、胃酸过多症、胃酸缺乏症、胃溃疡、肠炎、下腹痛、泄泻、便秘、肠出血、胃肠神经症、慢性肝炎、腹膜炎、腹水、鼓胀。

4. 泌尿系统疾病

肾病、肾脏炎、浮肿、肾硬化、肾盂肾炎、肾结石、肾结核、尿血、膀胱炎、尿道炎、前列腺炎、尿频、尿不畅、尿闭、小腹肿胀。

5. 生殖系统疾病

阳痿、无法性交、梦遗、勃起减退、早泄、无精、勃起前射精。

6. 代谢性疾病

贫血、突眼性甲状腺肿、甲状腺肥大、糖尿病、脚气病。

7. 运动系统疾病

关节炎、风湿病。

8. 神经系统疾病

脑出血、脑缺血、脑充血、痴呆、脑卒中、癫痫、震颤麻痹、脊髓炎、癔症、精神神经症、神经衰弱、头痛、头重、眩晕、失眠、书痉、坐骨神经痛、腰痛。

9. 妇科疾病

月经稀发、月经过少、闭经、月经过多、崩漏、月经困难、带下、寒冷感、子宫后屈、子宫下垂、子宫内膜炎、子宫肌瘤、子宫附件炎、不孕症、性冷淡、更年期综合征、妊娠恶阻、妊娠浮肿、胎位异常、微弱阵痛、弛缓性子宫出血。

10. 儿科疾病

疝气、夜尿症。

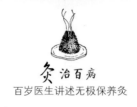
11. 眼科疾病

除了视力问题之外，灸关元有助于其他眼科疾病的预防。

12. 耳鼻咽喉科疾病

中耳炎、听力低下、耳鸣、慢性鼻炎、咽喉炎、慢性扁桃体炎、牙周炎。

六、中极

无极保养灸的灸位中，男性选用气海和关元穴，而女性则用中极和水道穴代替。女性具有月经的生理特性。月经是液体，属于水，因此使用含"水"字的水道穴，中极是膀胱的募穴，有助于利尿作用，并且与子宫有密切的关系。

中极的位置正好处于身体的中点，"极"表示端，故称为"中极"。此穴下部与储藏水液的膀胱很近，故又称"玉泉"。此经穴的里面在女性为胞宫，在男性为精室，相当于人体最里面的部位，以房子来举例就是里屋，在最深处。此穴为足太阳膀胱经的腹募穴，具有补肾、养元气、清热除湿的功效。

中极、水道的取穴方法：将肚脐中央和耻骨上缘的连线分为5等份，肚脐下4/5点为中极。关元旁开2寸为水道。

灸中极穴治疗膀胱炎、肾脏炎、前列腺炎、阳痿、女性骨盆炎、痛经、带下、产后子宫神经痛、子宫肌瘤、不孕症等疾病效果良好。

七、水道

水道穴位于膀胱上部，具有调节体内水液的功效。"水道"的"道"指道路，此穴位下面经过与人体水液代谢关系密切的膀胱和小肠，因此这个穴位表示水的道路，故称为"水道"。

灸水道穴可以治疗排尿困难、浮肿、肾炎、膀胱炎、月经困难、子宫炎、不孕症、子宫肌瘤等疾病。对于女性患者，配伍中极穴效果良好。

八、肺俞

灸肺俞可以治疗感冒、支气管炎、哮喘、肺结核、肺炎、头痛、脖子扭伤、脑出血后遗症、鼻病、扁桃体炎、咽喉炎、麻疹、肩臂痛、肋间神经痛、肋膜炎、心悸、甲状腺炎、淋巴腺炎、精力不足、消化不良等病症，应用范围很广。

古书记载，人老之后这个穴位周边会发硬、发痒，感觉有凉风，是容易发生神经痛的部位，人们常用"痒痒挠"又挠又敲，所以说，年纪大了第一个表现出衰老的部位就是肺俞穴。实践证明，肺俞穴与膏肓穴配伍施灸可令人长寿，经常施灸能增进健康。

笔者自己也灸了肺俞穴数十年，现今100岁高龄，还能经常听到比别人健康的赞扬，更加证实了肺俞是有效的长寿穴。灸肺俞对预防脓疱、疔疮、疥疮等效果也很好。穴位的定位随人体的体型不同而异，需要谨慎取穴。

肺俞、膏肓的取穴方法：头部向前稍倾，颈部有一突出的骨头，这是第七颈椎，其向下连着胸椎，用手指按压寻找第三胸椎和第四胸椎之间的凹陷处，此为身柱穴。肺俞在身柱穴的两侧，可在身柱穴与肩胛骨角连线的中点处取穴。膏肓在第四胸椎和第五胸椎之间凹陷处的两侧，肩胛骨角下取穴。

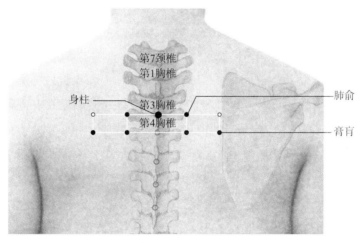

肺俞、膏肓的位置

九、膏肓

《千金方》提到"膏"的根本是心窝，"肓"的根本是肚脐下面的气海。但从字义上来看，"膏"指心脏部位，"肓"指心脏薄膜，是针和药作用不到的部位，故把肺、心脏、肋膜相关的疾病统称为"膏肓病"。

古人认为，病入膏肓是不治之症。《医学入门》提到膏肓主百病，灸百壮到千壮之后，再灸气海和足三里，自然可以强身健体。灸膏肓对肩及上肢神经痛、肩膀僵硬、背部肌肉痛、心脏病、神经衰弱、半身不遂、胃酸过多症、肋间神经痛有治疗效果，对梅毒也有疗效。需要注意的是，灸膏肓的时候，必须配合灸气海和足三里，若

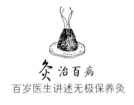

是性欲亢进者则不要乱用。

人类从出生开始就需要好好进食才能维持生命，进食之后需要好好消化，消化后需要好好吸收，给人体提供能量，之后把体内残渣顺利地排出体外，这才是顺畅的新陈代谢。从这个意义上看，人人都需要灸膏肓。尤其是俗称"排骨"的瘦人当中，有消化不良或吃得好但不长肉的人，对他们施灸膏肓几个月后，效果非常好。

由此看来，膏肓亦是长寿穴。灸膏肓穴之后，痛苦了数十年的患者经过短短几个月病情就有了明显的改善，膏肓对人体的有利程度是如此之大！

十、百会

百会是百脉汇集的意思，又称"五会"，意思为督脉、足太阳膀胱经、手少阳三焦经、足少阳胆经、足厥阴肝经五条经脉汇集的部位。自古以来百会是调整一身阳气的重要部位，称为"阳气的最高点"。

持续灸百会可以有效治疗脑出血、高血压等疾病。脑出血的时候，灸百会可以收到很好的效果（自古以来此法常作为救急疗法）。血压高时灸百会可使血压显著下降。另外，此法对耳鸣、眩晕、神经症、神经衰弱也有很好的治疗效果。对于失眠患者，睡觉前灸百会效果最佳。

再举一些灸百会能见效的例子：此法对健忘、胸闷、身心摇晃、身体无力等神经衰弱症的治疗效果良好。出现这种症状的患者，多数人按压百会穴会觉得痛，头部往回缩或无法忍受。灸百会还能治疗精神病、癫痫、头痛及其他脑病，慢性头痛者灸百会有特效。对于肥厚性鼻炎引起的鼻塞和鼻窦炎（可闻到腐臭味），灸百会也有见效的例子。此法对脱肛或痔疮也有治疗效果，脱肛不能保证一定有效，不过有时效果也很显著。

百会对中枢神经有很好的镇静作用，是个应用无限的穴位，所以建议费脑力的人或者学生多灸百会穴，可以让精神集中。灸百会还能防治晕车、脱发、头屑多、白发，效果都不错。

百会的取穴方法：从两侧耳尖向头部画虚拟线，从鼻尖向头顶画人体的中阳线，两条线的十字交叉点即为百会穴，此部位摸上去觉得有点软且往下凹。或者这样取穴：将前发际正中和后发际正中的连线分为12份，相当于前5/12部位处。

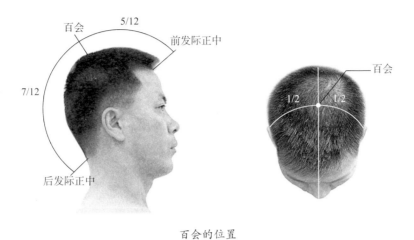

百会的位置

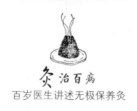

第四章　灸的适应证

所有医疗的目的是帮助人体战胜病魔，即提高自然治愈能力。灸疗的目的也是提高人体的自然治愈能力。

灸从理论上来说几乎适用于所有疾病，但实际上并不能说所有疾病都能得到同样的效果。灸治疗功能性疾病效果较好，但有器质性变化的疾病很难治疗。就算是同样的疾病，每个人的治疗效果差异也很大，疾病的轻重不同是造成这种差异的原因之一，但更为重要的是，患者本身具有的自然治愈能力的强弱不同也是重要原因。前面也提到，灸的主要目的是把弱的自然治愈能力提高。

本书所记录的灸的适应证，是笔者80多年来在临床上经过验证有效的病症。

第一节　神经症

神经症是因心理、情感功能障碍引起的精神和身体的反应。即使现代医学已经查明发病原因，如激素分泌异常等，但制订有效的治疗方案也不是一件容易的事情。

现代医学治疗神经症患者的方法与精神疾病类似，多使用药物治疗，但药物治疗有明显的副作用，且易产生耐药性。

灸疗可以更好地解决这样的问题，坚持认真施灸3个月，病情就会有好转，很多患者在病因尚未查明前就已经治愈了。

第二节　代谢及营养障碍性疾病

一、贫血

科学实验已经证明，持续施灸之后，血液中的红细胞或血红蛋白的数量增加，这肯定可以成为治疗贫血的方法。施灸之后气色明显变好也可以很好地说明这一点。

二、糖尿病

糖尿病被称为文明病，每年患者的数量不断增加，发病率高，此病容易伴发脑卒中、白内障等并发症。糖尿病的病因是胰岛素作用不足而致代谢异常，与遗传因素有关，经过适当的治疗能够改善症状，但想要治愈则比较困难，所以糖尿病的治疗目的是尽可能将血糖保持在正常范围内。为此我们应该把饮食疗法、运动疗法、药物疗法综合使用，其中饮食疗法最为重要。

糖尿病适合用艾灸治疗，轻症持续灸 1 ~ 2 个月，重症连续灸 6 ~ 12 个月，可将血糖恢复到正常范围，跟正常人没有区别，可以进行社会活动，同时还能预防并发症的发生。也有持续灸 5 年以上而治愈的案例。

三、脚气病

脚气病虽然不是什么大病，但在日本曾经一年内有 3 万人死于该病。自从查明病因是维生素 B_1 缺乏之后，人们研发出了吸收作用良好的维生素 B_1 衍生物，并作为综合营养剂的形态普及，便几乎找不到患有此病的患者了。灸疗对这种疾病表现出了显著的治疗效果。

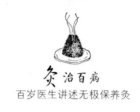
第三节　呼吸系统疾病

一、感冒

有人说感冒是百病的根源，因为它可诱发中耳炎、肺炎等并发症，造成二次感染，还能诱发哮喘发作。也有人认为，感冒根本算不上病，但实际上到医院就诊的人当中，感冒的患者非常多。感冒的治疗可以期待抗生素带来的快速性，但会产生耐性菌，这是非常严重的问题。感冒的预防可以持续灸足三里、曲池、中脘，效果非常好。由于中脘是手太阴肺经的起始点，所以对肺弱而致的感冒非常有效。持续施灸的人都知道，每天施灸不容易患感冒，即使患了感冒，症状也会比较轻微，并且能够在短时间内恢复健康。有人认为施灸一段时间后应该休息几天，但根据笔者的临床经验，每天施灸效果最佳。灸是可以持续操作的治疗方法，所以不用担心有习惯性或者上瘾的情况发生。

二、支气管哮喘

灸对支气管性、心脏性、过敏性或非过敏性哮喘有疗效，但因为疾病的性质比较顽固，治疗效果很难快速显现。灸疗可以改善体质和提高免疫力，与新的医学方法一起使用，对克服这种疾病有很大的帮助。

三、结核性疾病

在韩国成立前后，结核性疾病成为死亡的第一位原因。随着抗生素的研发和生活水平的提高，患结核病的人减少了很多。但目前老弱等身体虚弱的人很容易感染此病，不能轻视。通过对感染结核菌的豚鼠施灸，证明了灸对结核病有疗效，因此临床上对结核感染初期的患者施灸，可收到良好的效果。

灸对肺结核有害的说法是谬论。肺结核患者需要长期疗养，需要施灸1年以上，每天记录体重、体温，调整灸量。关于灸量，笔者已经提过多次，不是灸量越大就越好，而是适量长时间维持，这才是提高效果的方法，动物实验也已经证实了这一点。

所有的结核患者以安定的心态和营养疗法为原则，需要重视疗养，不能着急，当然，灸疗的同时服用抗生素则效果更好。

第四节 循环系统疾病

灸对缓解心脏神经症和原发性高血压的症状相当有效，还能减轻心脏瓣膜症、心绞痛、心源性哮喘患者的痛苦，减少发病。

一、高血压

高血压患者首先要到医院确诊，明确自己属于原发性高血压还是继发性高血压。继发性高血压患者找到致病原因后，可以通过外科治疗而治愈。原发性高血压患者坚持施灸，可以有效降低血压。

如今虽然医学界已经研发出了将血压降至正常范围的药物，但依赖药物强行降压只是对症治疗，需要终生服药，而平时的生活习惯和饮食疗法也非常重要。

二、中风

中风是成人疾病中最可怕的疾病之一，弄不好会成为植物人或者生活完全不能自理，连累家人不说，维持不了几年就会死亡。因此，中风的预防比治疗更为重要，轻症患者坚持施灸 2 年或 3 ~ 5 年往往能够痊愈，并且不易复发，继续施灸不仅不易患感冒，也不易感到疲劳。笔者确信，无论什么疾病，只要坚持施灸都能预防。

第五节 消化系统疾病

动物实验证明，灸对肠管的运动具有强化和弱化的双向作用，这说明灸对人体的肠胃功能具有双向调节作用，即对紧张性肠胃疾病或无力性肠胃疾病都有疗效，可以治疗胃痉挛、胃无力症、胃及十二指肠溃疡、胃黏膜炎、泄泻、便秘、食欲不振等病症。

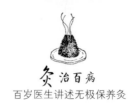

第六节　泌尿系统疾病

持续施灸对慢性肾炎有效，可使排尿情况转好，浮肿消失，并且对蛋白尿、肾盂肾炎、膀胱炎、尿道炎、睾丸炎、膀胱结核等病症有效。

一、膀胱炎

膀胱炎的发病原因有很多，但多数为细菌性炎症，病菌多是革兰阴性菌，分为急性和慢性两种。

59 岁的慢性膀胱炎患者，女性，患病 30 年，经各大医院治疗无效，也尝试过民间疗法，但几乎没有效果，过着不幸的生活。根据尿培养试验结果，诊断为大肠杆菌膀胱黏膜炎。

治疗方法是每天灸腰部，并进行观察。第 6 周出现了显著的效果，患者的心情也越来越好，同时也为 30 年的抗病过程中从未想到过灸疗而感到遗憾。

二、膀胱结核

25 岁的膀胱结核患者，男性，决定住院 3 个月，尝试接受灸疗。尿检结果示血尿富含结核菌。从尿中提取结核菌后注射到豚鼠的大腿皮下组织，确定是结核感染，开始着手施灸。

施灸仅 1 个月，肉眼能够看出血尿减少了，而且尿痛也消失了，身体状态也有所改善，血红蛋白超过了 100%。

三、尿床

常说的"尿床"，即夜尿症，有器质性夜尿症和功能性夜尿症两类，功能性夜尿症占 90% 以上。夜尿症的发病原因尚未充分查明，但问题肯定出在连接上位中枢和下位中枢的经络上，因此最好的方法是找出原因并进行相应的锻炼，药物治疗作为辅助疗法，灸疗和锻炼疗法并用非常有效。由于症状轻重不同，故治疗效果也有所不同，有些轻症施灸几次就能治愈，重症患者要坚持施灸才能治愈。

第七节　运动系统疾病

关节风湿病和神经痛是大家比较熟悉的灸的适应证。灸疗对"五十肩"、肋间神经痛、臂神经痛、腰痛、坐骨神经痛有很好的疗效，还能加快脑卒中后半身不遂的恢复。

一、关节炎

关节炎的病因目前尚未查明，仍没有根治的办法，几种常用的疗法也处于摸索状态。药物疗法长时间使用有副作用，而根据笔者的经验，长期做灸疗没有副作用，并且有一定的治疗效果。

二、多发性神经炎

多发性神经炎是一种症候群，多以遗传变性、感染、血管障碍、中毒、代谢异常、过敏、免疫异常为病因，但临床上也有病因不明的病例。

笔者见过的此类患者中，多数患者是慢性的，承受了数十年的痛苦。对于这种难治性疾病，最有效的方法是长时间灸疗和药物治疗相结合。

三、肩臂痛

肩臂痛是一种症状，指肩部疼痛且不能抬起，但肩部外在没有任何异常。因外伤所致者，长时间后复发则会剧痛；因内伤所致者，则会出现持续性隐痛。在日本，因为这种疾病频发于 50～60 岁的人群，故称为"五十肩"。该病最初的发病部位是筋腱鞘部、肩旋转袖、黏液囊等处。疼痛严重时需要静养治疗，慎用按摩和运动疗法。灸疗可以有效缓解这种症状，确定灸位之后要坚持施灸，轻症几天就能治愈，陈旧性疾病或者严重者，需要施灸 5 个月或 1 年以上才能见效。有些患者不了解这种慢性疗法，只觉得会有痛苦，于是采用其他疗法，结果因为意外的副作用而承受更大的痛苦。

四、腰痛

腰痛多因以腰椎为中心的肌肉或韧带拉伤所致，需对症治疗。疼痛严重的急性期需要住院静养，在医生的管理下，通过药物治疗、注射治疗、物理治疗等方法缓解疼

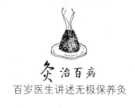
痛，但很多时候反复发作而转为慢性，从此患者更加痛苦，甚至转变为坐骨神经痛，导致腿部疼痛。所以，腰痛的时候需要施灸以进行根治，否则有可能合并为难治的腰椎间盘突出症。

一般慢性腰痛需要灸6个月至1年，笔者根据临床经验认为，治疗这类疾病没有比灸疗更好的方法了。对于急性扭伤引起的腰痛，可以选择针刺治疗，有时治疗1~2次就能见效，但是对于慢性腰痛和反复发作者，笔者建议坚持做灸疗效果更佳。顺便说一下，临床上有时能碰到永远不能治愈而只能靠镇痛剂度日的患者，这些患者大部分是做了两三次大手术之后出现了问题。笔者认为，手术可以当作最后的治疗手段，正确的治疗方法是首先尝试针灸治疗，实在不能见效再选择手术治疗。

第八节　外科疾病

跌打损伤、关节扭伤、冻伤、结核性淋巴结炎、骨结核、骨髓骨膜炎、脱肛、鸡眼、斑秃等疾病，手术之前做灸疗没有副作用，还可以促进术后恢复。

第九节　妇科疾病

对于子宫内膜炎、白带、卵巢炎、卵巢囊肿、非出血性子宫肌瘤等疾病，灸疗的效果很好。

第十节　眼科疾病

对于结膜炎、沙眼、虹膜炎、眼底出血、角膜炎等疾病，灸疗效果显著，能在短时间内治愈。根据笔者的经验，手术或药物治疗与灸疗并用，效果更为明显。

第十一节　耳鼻咽喉科疾病

感冒可以引起中耳炎、鼻窦炎、咽喉炎等疾病，身体稍微虚弱或过度劳累就会出现发热、鼻塞、扁桃体肿大、耳朵流脓水等不适，这类人经常感冒不断。

这里有一则案例想告诉大家，有一患者做了两次中耳炎手术，持续施灸后，不仅痊愈了，而且几年来也没有复发。根据笔者的经验，手术前后进行施灸，后遗症会消失，可以促进术后恢复。

第十二节　牙科疾病

长期做灸疗可以维持血液的碱性，预防和治疗蛀牙、牙周炎等牙科疾病。

第十三节　恶性肿瘤

恶性肿瘤是环境因素、癌原生物质、遗传因子等诸多原因长时间综合作用的结果，灸能够干预癌原生物质的代谢，刺激身体内的抵抗因子强化抵抗力。目前的抗癌剂在阻止癌细胞生长的同时抑制了人体的免疫功能，而灸疗能够维持和强化人体的免疫功能，同时可以提高防病能力。灸疗与药物治疗或外科治疗同时进行，则不会减退免疫力。灸虽然不能根治所有的难治病，但可以有效缓解症状和减少患者的痛苦。

第十四节　疑难杂症

病例：吴某，女，中学一年级，12岁，江原道春川市人。

病名：不明原因的各种血球再生不能。

毫无血色的孩子的母亲通过某大学教授朋友找到了笔者。现代医学用尖端仪器进

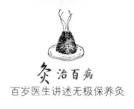

行检查也解释不清，但从针灸学的角度看，该病的发生是有原因的，并且灸有让血球再生的可能性，孩子的母亲在孩子尚未治愈之前先行道谢。之后进行施灸，孩子的气血日渐旺盛，再去给她下诊断的医院做血球检查，发现已恢复到正常数值。

这个案例说明一些疑难杂症通过灸疗也是可以治愈的。

第十五节　保健

现代医学的发展方向正从治疗医学走向保健预防医学。饮食、运动、休息是增进健康的最平凡和最应该做的事情，但实际上不太容易做到。

只要不是病人，用餐时就应该不挑食，达到饮食均衡。有人认为，使用维生素制剂可以达到营养的均衡，但笔者并不这么认为。即使通过饮食和服药达到了营养均衡，但由于体型、年龄、健康状态等不同，个体的吸收能力也有差异，吸收率不可能达到100%。

通过用餐，食物转变为营养和热量而用于运动，运动再次提高人们对食物的需求，刺激功能活动的同时，起到供应 - 营养 - 使用的循环过程。

通常脑力劳动者运动量不够，尤其是平时精神负担重或者生活不规律的人，必须通过休息、运动来提高体力。运动不仅限于体育运动，还包括在野外散步、做些流汗的家务活等，我们需要在日常生活中找一些简单而又能持续做到的运动方法来活动身体，以释放精神压力。

还有一种情况是，有的人保持了用餐的均衡和适量的运动，但对于增进健康却毫无效果。笔者认为，这是因为这些人原本功能活动就低弱，再加上这么多的负担，进而引起恶性循环。其原因大概包括不能让人充分休息的生活节奏、各种公害、恶化的卫生环境（包括精神卫生）、其他外界诱因等。

人们平素不太关心健康，只有患病了才会想到去医院。如同对于已经入侵的敌人采取消极的抵抗措施，时间长了肯定会受到很大的打击。虽然对于肉眼看不见的敌人不能先发制人，但需要力图积极加强各组织的功能和改善体质。灸疗是一种非常重要的方法，别说是预防疾病了，长期施灸还可以增进健康。

持续施灸不仅给低下的各种功能赋予生气，平稳身体节律，还能打造均衡的身体，这就是积极地维持健康的秘诀。因此，笔者想把这么好的灸疗法普及给所有的人，希望所有的人每天都能快乐施灸，健康长寿并幸福地生活！

第五章　常用经穴的取穴方法

第一节　头面部穴位

头维（归经：足阳明胃经）

头正中线旁 4.5 寸，当额角发际上 0.5 寸。即前发际外角靠后一点的部位。

听宫（归经：手太阳小肠经）

耳屏前，下颌骨髁状突的后方，向前稍微张口时呈现的凹陷处。

曲差（归经：足太阳膀胱经）

在头部，当发际正中直上 0.5 寸，旁开 1.5 寸，即神庭与头维连线的内 1/3 与中 1/3 的交点处。

攒竹（归经：足太阳膀胱经）

眉头凹陷中，眶上切迹处。

五处（归经：足太阳膀胱经）

曲差穴旁边，前发际正中直上 1 寸，旁开 1.5 寸。

天柱（归经：足太阳膀胱经）

哑门穴旁边，大筋（斜方肌）外缘之后发际凹陷中，约当后发际正中旁开 1.3 寸。

翳风（归经：手少阳三焦经）

在耳垂后方，当乳突与下颌角之间的凹陷处。

角孙（归经：手少阳三焦经）

在头部，折耳郭向前，当耳尖直上入发际处。

耳门（归经：手少阳三焦经）

听宫穴上部，当耳屏上切迹的前方，张口时下颌骨髁突后缘的凹陷处。

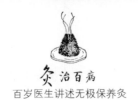

和髎（归经：手少阳三焦经）

头侧部，当鬓发后缘，平耳郭根之前方，颞浅动脉的后缘。

听会（归经：足少阳胆经）

当耳屏间切迹的前方，下颌骨髁突的后缘，张口有凹陷处。

悬颅（归经：足少阳胆经）

在额厌下方，当头维与曲鬓弧形连线的中点处。

曲鬓（归经：足少阳胆经）

当耳前鬓角发际后缘的垂线与耳尖水平线的交点处。

完骨（归经：足少阳胆经）

在头部，当耳后乳突的后下方凹陷处。

头临泣（归经：足少阳胆经）

在头部，当瞳孔直上入前发际 0.5 寸，神庭与头维连线的中点处。

目窗（归经：足少阳胆经）

当前发际上 1.5 寸，头正中线旁开 2.25 寸，头临泣后 1 寸。

正营（归经：足少阳胆经）

当前发际上 2.5 寸，头正中线旁开 2.25 寸，目窗上约 1.5 寸处。

风池（归经：足少阳胆经）

在项部，当枕骨之下，与风府相平，胸锁乳突肌与斜方肌上端之间的凹陷处。

第二节　胸腹部穴位

中府（归经：手太阴肺经）

在胸前壁的外上方，云门下 1 寸，平第 1 肋间隙，距前正中线 6 寸。

不容（归经：足阳明胃经）

脐上 6 寸，距前正中线 2 寸。

梁门（归经：足阳明胃经）

脐中上 4 寸，距前正中线 2 寸。

滑肉门（归经：足阳明胃经）

脐中上 1 寸，距前正中线 2 寸。

天枢（归经：足阳明胃经）

距脐中 2 寸。

大巨（归经：足阳明胃经）

脐中下 2 寸，距前正中线 2 寸。

水道（归经：足阳明胃经）

脐中下 3 寸，距前正中线 2 寸。

腹结（归经：足太阴脾经）

大横下 1.3 寸，距前正中线 4 寸。

大横（归经：足太阴脾经）

距脐中 4 寸。

肓俞（归经：足少阴肾经）

脐中旁开 0.5 寸。

渊腋（归经：足少阳胆经）

举臂，当腋中线上，腋下 3 寸，第 4 肋间隙中。

带脉（归经：足少阳胆经）

章门下 1.8 寸，当第 11 肋骨游离端下方垂线与脐水平线的交点处。

期门（归经：足厥阴肝经）

乳头直下，第 6 肋间隙，前正中线旁开 4 寸。

会阴（归经：任脉）

在会阴部，男性当阴囊根部与肛门连线的中点处，女性当大阴唇后联合与肛门连线的中点处。

曲骨（归经：任脉）

在前正中线上，耻骨联合上缘的中点处。

中极（归经：任脉）

前正中线上，当脐中下 4 寸。

关元（归经：任脉）

前正中线上，当脐中下 3 寸。

气海（归经：任脉）

前正中线上，当脐中下 1.5 寸。

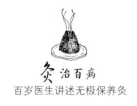

阴交（归经：任脉）

前正中线上，当脐中下 1 寸。

水分（归经：任脉）

前正中线上，当脐中上 1 寸。

下脘（归经：任脉）

前正中线上，当脐中上 2 寸。

中脘（归经：任脉）

前正中线上，当脐中上 4 寸。

巨阙（归经：任脉）

前正中线上，当脐中上 6 寸。

鸠尾（归经：任脉）

前正中线上，当胸剑结合部下 1 寸。

膻中（归经：任脉）

平卧位，当前正中线上，平第 4 肋间，两乳头连线的中点处。

天突（归经：任脉）

前正中线上，胸骨上窝中央。

廉泉（归经：任脉）

前正中线上，喉结上方，舌骨上缘凹陷处。

第三节　上肢部穴位

尺泽（归经：手太阴肺经）

肘横纹中，肱二头肌腱桡侧凹陷处。

少商（归经：手太阴肺经）

在拇指末节桡侧，距指甲角 0.1 寸。

孔最（归经：手太阴肺经）

在前臂掌面桡侧，当尺泽与太渊连线上，腕横纹上 7 寸。临床应用时多取压痛点或者局部有硬结的部位。

列缺（归经：手太阴肺经）

在前臂桡侧缘，桡骨茎突上方，腕横纹上 1.5 寸，当肱桡肌与拇长展肌腱之间。

经渠（归经：手太阴肺经）

在前臂掌面桡侧，桡骨茎突与桡动脉之间的凹陷处，腕横纹上 1 寸。

太渊（归经：手太阴肺经）

在腕掌侧横纹桡侧，桡动脉搏动处。

大骨空（归经：经外奇穴）

在拇指背侧指间关节的中点处。

二间（归经：手阳明大肠经）

在食指本节（第二掌指关节）前，桡侧凹陷处。

合谷（归经：手阳明大肠经）

在手背，第一、二掌骨间，第二掌骨桡侧的中点处。

阳溪（归经：手阳明大肠经）

在腕背横纹桡侧，手拇指向上翘起时，当拇短伸肌腱与拇长伸肌腱之间的凹陷处。

曲池（归经：手阳明大肠经）

屈肘时，当尺泽和肱骨外上髁连线的中点处。

手五里（归经：手阳明大肠经）

当曲池与肩髃的连线上，曲池上 3 寸处。

肩髃（归经：手阳明大肠经）

臂外展或向前平伸时，当肩峰前下方的凹陷处。

前肩髃（归经：经外奇穴）

肩髃向前 2～3 厘米，肩胛骨尾部的凹陷处，按之疼痛。

神门（归经：手少阴心经）

腕掌侧横纹尺侧端，尺侧腕屈肌腱的桡侧凹陷处。

少海（归经：手少阴心经）

屈肘，肘横纹内侧端与肱骨内上髁连线的中点处。

后溪（归经：手太阳小肠经）

微握拳，当小指本节（第五掌指关节）后的远侧掌横纹头赤白肉际处。

养老（归经：手太阳小肠经）

在前臂背面尺侧，当尺骨小头近端桡侧凹陷中。

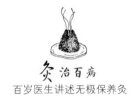
支正（归经：手太阳小肠经）

在前臂背面尺侧，当阳谷与小海的连线上，腕背横纹上5寸。

小海（归经：手太阳小肠经）

在肘内侧，当尺骨鹰嘴与肱骨内上髁之间的凹陷处。

郄门（归经：手厥阴心包经）

在前臂掌侧，当曲泽与大陵的连线上，腕横纹上5寸，掌长肌腱与桡侧腕屈肌腱之间。

内关（归经：手厥阴心包经）

在前臂掌侧，当曲泽与大陵的连线上，腕横纹上2寸，掌长肌腱与桡侧腕屈肌腱之间。

大陵（归经：手厥阴心包经）

在腕横纹的中点处，当掌长肌腱与桡侧腕屈肌腱之间。

劳宫（归经：手厥阴心包经）

在手掌心，当第二、三掌骨之间，偏于第三掌骨，握拳屈指时中指尖处。

臑会（归经：手少阳三焦经）

在臂外侧，当肘尖与肩髎的连线上，肩髎下3寸，三角肌的后下缘。

四渎（归经：手少阳三焦经）

在前臂背侧，当阳池与肘尖的连线上，肘尖下5寸，尺骨与桡骨之间。

外关（归经：手少阳三焦经）

在前臂背侧，当阳池与肘尖的连线上，腕背横纹上2寸，尺骨与桡骨之间。

阳池（归经：手少阳三焦经）

在腕背横纹中，当指伸肌腱的尺侧缘凹陷处。

肩井（归经：足少阳胆经）

在肩上，前直乳中，当大椎与肩峰端连线的中点上。

第四节　下肢部穴位

伏兔（归经：足阳明胃经）

在大腿前面，当髂前上棘与髌底外侧端的连线上，髌底上6寸。此处肌肉隆起，如同弯背趴着的兔子，故名"伏兔"。

阴市（归经：足阳明胃经）

在大腿前面，当髂前上棘与髌底外侧端的连线上，髌底上 3 寸。

梁丘（归经：足阳明胃经）

屈膝，在大腿前面，当髂前上棘与髌底外侧端的连线上，髌底上 2 寸。

膝眼（归经：经外奇穴）

屈膝，在髌韧带两侧凹陷处，在内侧的称内膝眼，在外侧的称外膝眼。外膝眼又称犊鼻（足阳明胃经）。

犊鼻（归经：足阳明胃经）

取穴方法同外膝眼。因像牛犊的鼻子，故称"犊鼻"。

足三里（归经：足阳明胃经）

在小腿前外侧，当犊鼻下 3 寸，距胫骨前缘一横指（中指）。按压足三里穴，可有压痛或酸胀感循着胃经传到脚尖。

上巨虚（归经：足阳明胃经）

在小腿前外侧，当犊鼻下 6 寸，距胫骨前缘一横指（中指）。

解溪（归经：足阳明胃经）

在足背与小腿交界处的横纹中央凹陷处，当拇长伸肌腱与趾长伸肌腱之间。

内庭（归经：足阳明胃经）

在足背，当第二、三趾间，趾蹼缘后方赤白肉际处。

隐白（归经：足太阴脾经）

在足大趾末节内侧，距趾甲角 0.1 寸。

三阴交（归经：足太阴脾经）

在小腿内侧，当足内踝尖上 3 寸，胫骨内侧缘后方。

三阴交下 1 寸（归经：经外奇穴）

即三阴交下 1 寸处。

地机（归经：足太阴脾经）

在小腿内侧，当内踝尖与阴陵泉的连线上，阴陵泉下 3 寸。

血海（归经：足太阴脾经）

屈膝，在大腿内侧，髌底内侧端上 2 寸，当股四头肌内侧头的隆起处。

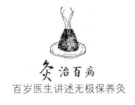

箕门（归经：足太阴脾经）

在大腿内侧，当血海与冲门的连线上，血海上6寸。

冲门（归经：足太阴脾经）

在腹股沟外侧，距耻骨联合上缘中点3.5寸，当髂外动脉搏动处的外侧。

殷门（归经：足太阳膀胱经）

在大腿后面，当承扶与委中的连线上，承扶下6寸。

承筋（归经：足太阳膀胱经）

在小腿后面，当委中与承山的连线上，腓肠肌肌腹中央，委中下5寸。

承山（归经：足太阳膀胱经）

在小腿后面正中，委中与昆仑之间，当伸直小腿或足跟上提时，腓肠肌肌腹下出现尖角凹陷处。

申脉（归经：足太阳膀胱经）

在足外侧部，外踝直下方凹陷中。

昆仑（归经：足太阳膀胱经）

在足部外踝后方，当外踝尖与跟腱之间的凹陷处。

京骨（归经：足太阳膀胱经）

在足外侧，第五跖骨粗隆下方，赤白肉际处。

至阴（归经：足太阳膀胱经）

在足小趾末节外侧，距趾甲角0.1寸。

涌泉（归经：足少阴肾经）

在足底部，卷足时足前部凹陷处，约当足底二、三趾趾缝纹头端与足跟连线的前1/3与后2/3的交点上。

然谷（归经：足少阴肾经）

在足内侧缘，足舟骨粗隆下方，赤白肉际处。

太溪（归经：足少阴肾经）

在足内侧，内踝后方，当内踝尖与跟腱之间的凹陷处。

照海（归经：足少阴肾经）

在足内侧，内踝尖下方凹陷处。

复溜（归经：足少阴肾经）

在小腿内侧，太溪直上2寸，跟腱的前方。

筑宾（归经：足少阴肾经）

在小腿内侧，当太溪与阴谷的连线上，太溪上 5 寸，腓肠肌肌腹的下方。

风市（归经：足少阳胆经）

在大腿外侧部的中线上，当腘横纹上 7 寸。或直立垂手时，中指尖处。

环跳（归经：足少阳胆经）

在股外侧部，侧卧屈股，当股骨大转子最凸点与骶管裂孔连线的外 1/3 与中 1/3 的交点处。拇指按压此处，疼痛感沿着大腿外侧直到脚尖。

阳陵泉（归经：足少阳胆经）

膝关节外侧有一个小圆骨凸起，叫腓骨头。腓骨头前下方的凹陷处即是该穴。

悬钟（归经：足少阳胆经）

在小腿外侧，当外踝尖上 3 寸，腓骨前缘。按压此处可触及骨连接部位，故又称"绝骨"。

丘墟（归经：足少阳胆经）

在足外踝的前下方，当趾长伸肌腱的外侧凹陷处。

侠溪（归经：足少阳胆经）

在足背外侧，当第四、五趾间，趾蹼缘后方赤白肉际处。

足窍阴（归经：足少阳胆经）

在足第四趾末节外侧，距趾甲角 0.1 寸。

大敦（归经：足厥阴肝经）

在足姆趾末节外侧，距趾甲角 0.1 寸。

太冲（归经：足厥阴肝经）

在足背侧，当第一跖骨间隙的后方凹陷处。

中封（归经：足厥阴肝经）

在足背侧，当足内踝前，商丘与解溪的连线之间，胫骨前肌腱的内侧凹陷处。

曲泉（归经：足厥阴肝经）

在膝内侧，屈膝，当膝关节内侧面横纹内侧端，股骨内侧髁的后缘，半腱肌、半膜肌止端的前缘凹陷处。

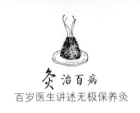
第五节　背部穴位

天宗（归经：手太阳小肠经）

在肩胛部，当冈下窝中央凹陷处，与第4胸椎相平。

肩外俞（归经：手太阳小肠经）

在背部，当第1胸椎棘突下，旁开3寸。

肩中俞（归经：手太阳小肠经）

在背部，当第7颈椎棘突下，旁开2寸。

风门（归经：足太阳膀胱经）

在背部，当第2胸椎棘突下，旁开1.5寸。

肺俞（归经：足太阳膀胱经）

在背部，当第3胸椎棘突下，旁开1.5寸。

厥阴俞（归经：足太阳膀胱经）

在背部，当第4胸椎棘突下，旁开1.5寸。

心俞（归经：足太阳膀胱经）

在背部，当第5胸椎棘突下，旁开1.5寸。

膈俞（归经：足太阳膀胱经）

在背部，当第7胸椎棘突下，旁开1.5寸。

肝俞（归经：足太阳膀胱经）

在背部，当第9胸椎棘突下，旁开1.5寸。

胆俞（归经：足太阳膀胱经）

在背部，当第10胸椎棘突下，旁开1.5寸。

脾俞（归经：足太阳膀胱经）

在背部，当第11胸椎棘突下，旁开1.5寸。

胃俞（归经：足太阳膀胱经）

在背部，当第12胸椎棘突下，旁开1.5寸。

三焦俞（归经：足太阳膀胱经）

在腰部，当第1腰椎棘突下，旁开1.5寸。

肾俞（归经：足太阳膀胱经）

在腰部，当第 2 腰椎棘突下，旁开 1.5 寸。

大肠俞（归经：足太阳膀胱经）

在腰部，当第 4 腰椎棘突下，旁开 1.5 寸。

小肠俞（归经：足太阳膀胱经）

在骶部，当骶正中嵴旁 1.5 寸，平第 1 骶后孔。

膀胱俞（归经：足太阳膀胱经）

在骶部，当骶正中嵴旁 1.5 寸，平第 2 骶后孔。

上髎（归经：足太阳膀胱经）

在骶部，当髂后上棘与后正中线之间，适对第 1 骶后孔处。

次髎（归经：足太阳膀胱经）

在骶部，当髂后上棘内下方，适对第 2 骶后孔处。

中髎（归经：足太阳膀胱经）

在骶部，当次髎下内方，适对第 3 骶后孔处。

膏肓（归经：足太阳膀胱经）

在背部，当第 4 胸椎棘突下，旁开 3 寸。

胃仓（归经：足太阳膀胱经）

在背部，当第 12 胸椎棘突下，旁开 3 寸。

胞肓（归经：足太阳膀胱经）

在臀部，平第 2 骶后孔，骶正中嵴旁开 3 寸。按压此穴可产生压痛，多扩散到下肢后外侧。

志室（归经：足太阳膀胱经）

在腰部，当第 2 腰椎棘突下，旁开 3 寸。

腰俞（归经：督脉）

在骶部，当后正中线上，适对骶管裂孔。

腰阳关（归经：督脉）

在腰部，当后正中线上，第 4 腰椎棘突下凹陷中。

命门（归经：督脉）

在腰部，当后正中线上，第 2 腰椎棘突下凹陷中。

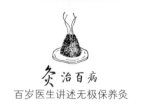

筋缩（归经：督脉）

在背部，当后正中线上，第 9 胸椎棘突下凹陷中。

至阳（归经：督脉）

在背部，当后正中线上，第 7 胸椎棘突下凹陷中。

灵台（归经：督脉）

在背部，当后正中线上，第 6 胸椎棘突下凹陷中。

神道（归经：督脉）

在背部，当后正中线上，第 5 胸椎棘突下凹陷中。

身柱（归经：督脉）

在背部，当后正中线上，第 3 胸椎棘突下凹陷中。

大椎（归经：督脉）

在后正中线上，第 7 颈椎棘突下凹陷中。

夹脊穴（归经：经外奇穴）

在背腰部，当第 1 胸椎至第 5 腰椎棘突下两侧，后正中线旁开 0.5 寸，一侧 17 个穴位，共 34 个穴位。这是中国名医华佗习惯用的特效穴位，记载于《后汉书》华佗传，故又称"华佗夹脊穴"。

附：脊柱正中线穴位的主治病症

脊柱正中线正是督脉经过之处，督脉是主阳脉的重要经络，督脉上的所有经穴都可以进行施灸。现将特别重要的穴位和主治病症列举如下：

长强

灸长强可以治疗痔疮、肛瘘、脱肛、腰痛、头痛、精神病发作、癫痫等疾病。

腰俞

灸腰俞可以治疗腰痛、腰部强直、腰部寒冷、夜尿症、痔疮、膀胱麻痹等病症。它是治疗下肢发热、女性生殖系统疾病的特效穴位，施灸效果良好。

腰阳关

灸腰阳关可以治疗下肢神经痛、风湿病、关节炎、膝盖疼痛、下肢麻痹、脊椎麻痹、寒冷感、尿床、膀胱炎、前列腺炎、淋病、尿频、膀胱麻痹、椎间盘突出等疾病。阳关是阳气的关口，阳气虚弱的时候灸腰阳关效果非常好。

命门

命门，如同字义，生命之门，是具有重大使命的穴位，是急救特效穴。笔者多次用这个穴位救活了快到鬼门关的儿童。灸命门可以治疗严重头痛、急性腹部疼痛、肠扭转、肠出血、严重呕吐、肾炎、肾盂肾炎、尿床、腰痛、腰椎骨疽、下肢麻痹、膀胱炎、淋病、妇科病、儿科疾病，对于强壮身体有特效。

悬枢

灸悬枢可以治疗腰痛、糖尿病、脊髓炎、脊髓痨、脊柱骨疽、肠炎、三焦病、下肢麻痹等病症。

脊中

灸脊中可以治疗脾脏各种疾病、脊髓炎、脊柱骨疽等病症。

中枢

灸中枢可以治疗脊柱各种疾病，以及黄疸、胆囊炎、胆结石等病症。

筋缩

筋缩主肌肉，故灸筋缩可以治疗肌肉松弛、麻痹性疾病、中风、小儿麻痹、面神经麻痹、肋膜炎、脊柱骨疽、失眠、神经衰弱、精神病等神经性疾病。

至阳

至阳是与肾脏有关的穴位，故灸至阳可以治疗各种肾脏疾病。此外，治疗胃酸过多、胃无力症、食道狭窄、食欲不振、肋膜炎、肋间神经痛、肺结核、支气管炎、癔症等病时必须使用这个穴位。

灵台

"灵"代表精神、思想，由心脏支配，"灵台"指心脏居住的地方，故灸灵台对心脏病和因心脏引起的疾病有治疗效果。另一方面，灸灵台还可以治疗哮喘、支气管炎、久咳、肋膜炎、肺门结核、肋间神经痛、胸痛、脊柱骨疽等肺系疾病，这是因为心脏的火气不够，火不能克金所致。

神道

"神"字代表人的内心，故灸神道可以治疗因情志异常而致的神经性疾病，是治疗精神恍惚、悲愁、健忘、惊悸、肋间神经痛的特效穴。

身柱

身柱，如同字义，指身体的柱子，是非常重要的穴位，常与命门一起用于治疗小儿疾病，效果特别好。灸身柱可以治疗神经衰弱、神经症、癔症、癫痫、精神病、脊

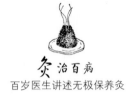

髓炎、脑出血、痴呆、面神经麻痹、舞踏症、肺结核、肋膜炎、支气管炎、肺门结核、咳嗽、哮喘、咽喉炎等疾病。疲劳的时候施灸此穴，体力可以得到快速恢复。

陶道

灸陶道可以治疗风邪引起的感冒、头重、眩晕等病症。发热严重时，在此处多灸几壮可以退热。

大椎

灸大椎可以治疗脑出血、脑膜炎、精神病、项强症、衄血、咽喉痛、扁桃体炎、头痛等疾病，效果显著。

结　语

"灸没有想象中那么热。"

"灸的快感难以言状。"

"灸比药物有效。"

"灸必定增进健康。"

"轻视灸是愚昧的想法。"

做灸疗的人异口同声地说以上的话，可以说明灸疗法可以传承数千年并不是偶然。

1954年，笔者在江原道原州市开医院的时候，有位患者双腿完全不能动弹，而且没有知觉。腿上多处有瘀青，询问得知是医院为了测试感觉功能而留下的伤痕。病历显示患者长时间患有腰背痛，因为生活在农村而没有得到及时诊疗，直到病症严重到了现在的程度才去医院做检查，结果诊断为结核性脊柱骨疽。笔者见到患者的症状比较严重，开始时有些担心，对治愈此病也没有太大的把握，但知道他患的是结核性脊柱骨疽后则稍微有些放心，因为之前曾用灸疗治愈过因患结核性脊柱骨疽而致佝偻和双腿不便的儿童。开始治疗时每天针灸并用，第二个月的第三天，脚跗趾可以动弹了，此后疾病好转的速度非常快，这时笔者比患者还要高兴。之后每隔三天扎一次针，每天坚持做灸疗。第五个月开始，患者可以自己起立和坐下，还可以坐着用餐。从此以后，每天单纯施灸，第七个月开始缓慢进行步行训练，第九个月开始可以步行至笔者开设的医院（距离患者的住址1千米）进行针灸治疗。

后来笔者搬到首尔，过了几十年早已忘了这件事。1981年，这位30年前曾经治愈的患者为了治疗妻子的中风病，来到了笔者在首尔开设的诊所。该患者已是80岁高龄的老人，看起来像60岁一样，这个事例证明，灸疗确实具有疗效，而且是有意义的疗法，笔者心里感到无比的高兴。

这种看似谎言的事例只是笔者无数成功案例中的一例。

笔者认为，韩国的针灸爱好者并不在少数，不管怎么说，周围有很多通过针和灸

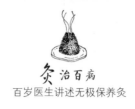

治病而见效的人。

针和灸虽然是非常有效的治疗方法，治疗面也很广，但是，它和其他医疗方式一样，都存在盲点。所以，常有从事现代医学的医生直接或者间接提出对针灸的不信任和质疑。我们要客观地评价针灸，不能认为针和灸是落后于时代的治疗方法，更不能轻视它的治疗作用。

一些患者在从事现代医学的医生那里治疗后病情不见好转，于是选择了针灸治疗。虽然很多患者被从事现代医学的医生劝说不要选择针灸，但是在病症的折磨下，很大一部分患者还是选择了试试针灸疗法，效果却出奇的好。有些从事现代医学的医生的家属甚至本人也会选择针灸治疗疾病，尤其是神经痛方面的病症。同样，针灸不能包治百病，对于癌症一类的疑难病，针灸治疗也几乎不能治愈，所以笔者希望大家对针灸的疗效不要太过相信，也不要太过轻视，尝试之后再正确评价它的价值。

在这里笔者还想说的是，希望那些忘却何谓医者的人不要随便说不负责任的话。

经现代医学治疗而无法痊愈的患者们，最终通过灸疗恢复了健康，有些医生将这些患者和灸疗爱好者讽刺为"野蛮人"，其实这反而成了医生的自嘲，真是应该注意这些行为。

最近世界卫生组织（WHO）把针灸采纳为完整的医学并进行深入研究。作为医者应该注意自己的言语，需要清楚自己从事的工作。只要能够减少患者的痛苦，收到好的治疗效果，使用的方法和给予治疗的人是谁都不重要。在韩国，因为制度的原因，很多人说些对针灸不利的话，但我们应该认识到，在为人类治疗疾病、减免痛苦方面，针灸疗法一直没有消失，而是传承了下来，所有医者都要铭记"仁"字。

灸疗法在很多时候对慢性病的治疗效果很好，特别是对全身的调节，灸疗是最佳的选择。例如，坐骨神经痛时，针刺治疗的即时镇痛效果很好，但要根治还是需要做灸疗。除结核性疾病等少数疾病之外，灸疗的效果都很好。

根据笔者的临床经验，长时间坚持做灸疗可以治疗慢性病。根据具体的症状，有时单用针刺治疗，有时单用艾灸治疗，有时两者并用。如果用于养生保健，长期坚持做灸疗即可，可以不使用针。

笔者希望所有的人都能学习灸疗法，自己可以操作并且没有经济负担，健康幸福地生活。

笔者经过80多年的临床实践对灸疗法的疗效深信不疑，也希望大家不要因为开始治疗时效果不明显而中途放弃，而是努力地坚持做灸疗，用健康的体魄贡献国家和社会。

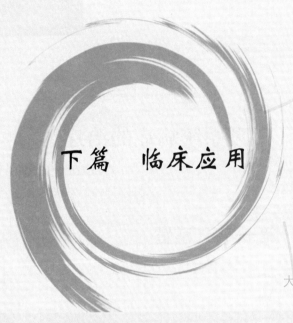

下篇 临床应用

温馨提示：此部分详细介绍了金南洙先生治疗230多种病症的选穴和施灸方法，供临床医师们借鉴参考，如果是非专业人士则最好在专业医师的指导下进行操作。

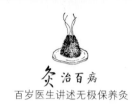

第六章　呼吸系统病症的治疗

第一节　感冒

一、症状

民间经常说的感冒，临床表现千差万别。有些人认为流鼻涕、打喷嚏、身体疼痛就是感冒。还有一些人没有这些症状，但出现发热、全身关节酸痛，也称患了感冒或伤风受凉。

笔者已过世的兄长金己洙先生一辈子与针术打交道，他经常说，所有疾病都是由感冒和伤食开始的。

感冒看似简单，但有可能成为热病的发病原因，千万不能忽视。

一旦患上感冒，严重者需要一两个月才能痊愈。当然，大部分患者过几天后症状就会减轻。如果这个时期患了其他疾病，多数人容易从原发病转为继发病。

二、治疗

灸曲池、足三里、中脘、风门、肺俞。

对于药物治疗不见效的持续感冒患者，一般灸3～4日可治愈。有人不相信针灸可以治疗感冒，但其确实能够起到一定的治疗作用。

高热严重时，灸大椎和风门各9～15壮。

有句俗话说："热病三年，不会出汗的家伙！"听着是一句骂辞，如果真是这样，人肯定会死掉，因此可以说这是最恶毒的坏话。感冒也是一样的道理。

若因感冒而产生肺热，汗孔堵塞，则会发生高热。出现这种情况时应该强化肺气，令汗孔打开即可泻热。灸肺俞、风门，便可打开汗孔，人体自动泻热。发热严重时，灸风门多壮，效果良好。

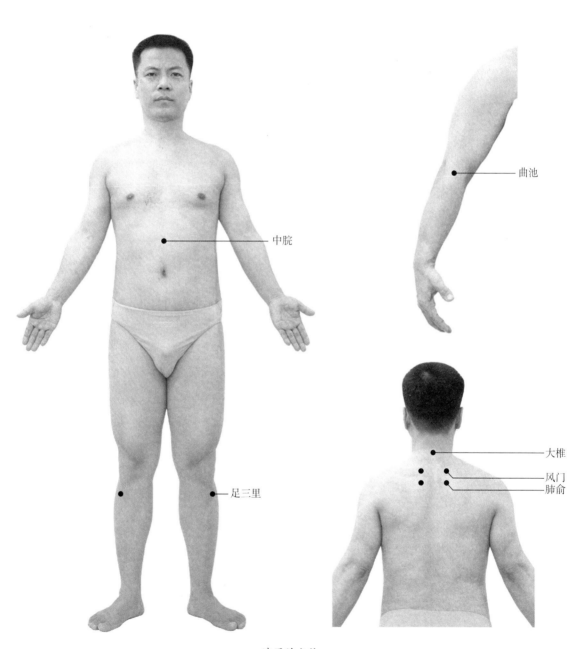

曲池

中脘

大椎
风门
肺俞

足三里

选用的穴位

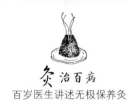

第二节　咳嗽

一、原因

咳嗽是一种除去气道（鼻腔、咽喉、气管、支气管、肺泡等）内异物的身体反射性防御功能。

人体从外部吸入的异物（如灰尘、烟、冷气等）和病理状态下气道内积累的各种分泌物，会对咽喉产生刺激，为了排除这些异物，人就会咳嗽。

二、症状

咳嗽的表现有干咳、咳痰、如同犬吠的咳嗽、突然的连续咳嗽、无响声咳嗽等。早晨咳嗽多因慢性支气管炎、支气管扩张症、副鼻窦炎所致，入睡前咳嗽多因肺气肿或肺水肿所致，夜间或第二天清晨的咳嗽多因支气管哮喘所致。慢性支气管炎或肺气肿引起的咳嗽多在晚秋发病并持续整个冬天，第二年春季天气转暖时则恢复。换体位时出现的咳嗽要想到是否为支气管扩张症、肺癌、肺化脓症、胸水潴留等所致。之前多数人普遍认为高龄者出现咳嗽或有痰很正常，不太关注此事，这是错误的观点。家里有高龄者，应该经常注意咳嗽或痰的频次和形态。如果在冬季发生感冒则有急速转为肺炎的倾向，需要特别注意。

三、治疗

灸足三里、曲池、肩井、肺俞、膏肓、膻中、巨阙、中脘、气海。

痰多，日久不愈，灸天突。咳嗽多，人体之气会减少，灸足三里、曲池、中脘穴可强化脾胃功能。咳嗽的根在于肺，灸肺俞、膏肓可强化肺气。灸元气聚集的气海穴可补足下腹的阳气，咳嗽则不易发生。咳嗽多，偶尔有胸闷、胸痛的症状，此时需要灸膻中和巨阙。咳嗽引发肩膀疼痛时可灸肩井。

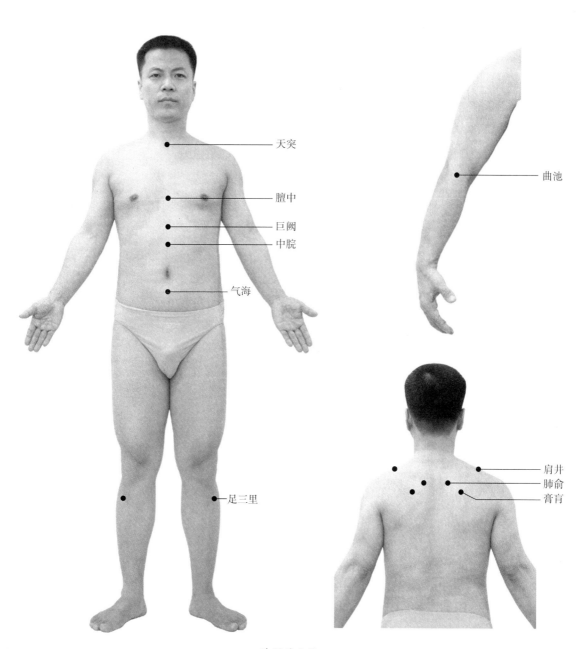

天突

膻中

巨阙

中脘

气海

曲池

足三里

肩井

肺俞

膏肓

选用的穴位

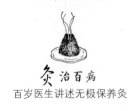

第三节　急性支气管炎

一、原因

吸入灰尘、刺激性气体，因感冒而引起的鼻黏膜炎症、喉头黏膜炎症，流行性感冒，麻疹，其他心脏病引起的瘀血等，均能引起本病的发生。

二、症状

支气管炎的初期跟感冒类似，出现咳嗽、恶寒、发热、头痛、食欲不振、脉数等症状。开始表现为干咳无痰，喉咙和胸部有撕裂般的疼痛，或受凉风后出现大量的痰。一开始痰色白而稀，之后逐渐变黄、变多。

三、治疗

灸足三里、曲池、中脘、膻中、风门、肺俞。

初期发热可灸风门、肺俞各 9 ~ 15 壮。

咳嗽有痰，日久不愈，可灸天突 5 壮（半米粒大小）。

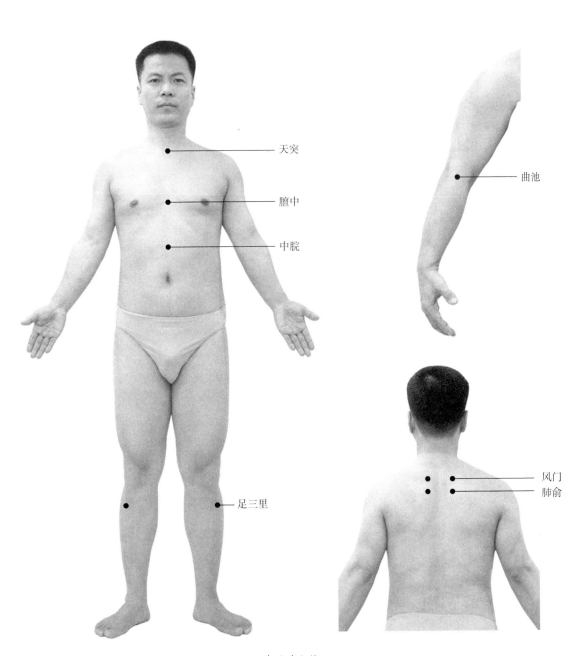

天突

膻中

中脘

曲池

足三里

风门

肺俞

选用的穴位

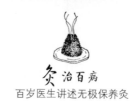

第四节 慢性支气管炎

一、原因

本病多由急性支气管炎转变而成，其他原因如肺气肿、肋膜炎、支气管黏膜刺激、心脏病引起的肺淤血、慢性肺炎、吸烟、饮酒、过度疲劳等，均可引起本病的发生。

二、症状

慢性咳嗽及咯痰时会有吹笛声，早、晚尤甚。干性黏膜炎症发作时表现为强烈的咳嗽，类似于哮喘。一般少量咯痰时伴有呼吸困难，长久咳嗽之后往往咯出大量泡沫痰。腐败性黏膜炎患者，呼吸时感觉有恶臭，咳嗽频繁，咯恶臭痰。

三、治疗

灸足三里、曲池、肺俞、膏肓、心俞、膈俞、肾俞、中府、膻中、中脘、巨阙、关元。

这种疾病属于比较难治的病，需要长时间坚持施灸，症状才能有所缓解。每次灸5壮，一般持续施灸2~3年可治愈。

有些人施灸几次后感觉到了效果，以为治好了就自行中断治疗；还有些人不相信灸疗的效果，所以根本不进行尝试，很是令人遗憾。慢性病想要治愈当然需要较长的时间，坚持认真施灸一定会收获很好的效果。

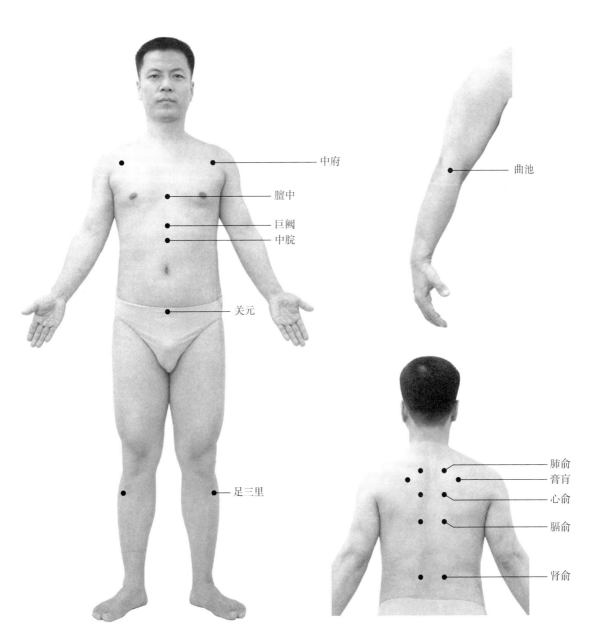

中府

曲池

膻中

巨阙

中脘

关元

足三里

肺俞
膏肓
心俞
膈俞

肾俞

选用的穴位

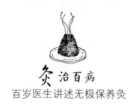

第五节　支气管扩张症

一、原因

顾名思义，支气管的一部分扩张导致的疾病称为支气管扩张症。慢性支气管炎及小儿红疹、肺炎后容易继发本病。此外，患有副鼻窦炎的人容易得这种病，很遗憾原因尚不清楚。

二、症状

支气管扩张症的特征是慢性咳嗽的同时伴有大量脓水般的痰，时而出现血痰。需要与此病有类似症状的疾病相鉴别，如肺化脓症、肺癌、肺结核、慢性支气管炎等。

三、治疗

参考慢性支气管炎的治疗。

支气管一旦扩张就很难恢复到原状，为了防止其继续扩张，需要尽快治疗。

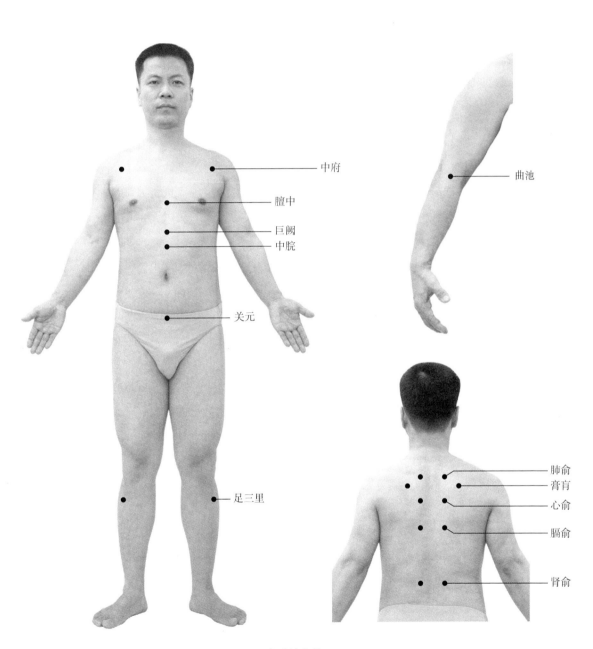

中府

膻中

巨阙

中脘

关元

足三里

曲池

肺俞

膏肓

心俞

膈俞

肾俞

选用的穴位

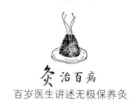

第六节　支气管哮喘

一、原因

引起哮喘的原因有市内灰尘、花粉、细菌感染等。哮喘有诱因。第一大诱因是霉菌，第二大诱因是寒冷气候，第三大诱因是过度疲劳。吸烟、饮酒有时候也会成为重要的诱因。气候变化和过度饮食也是诱因之一。尤其晚上过度饮食对支气管哮喘患者非常不好。心脏或肾脏出现问题（如心源性哮喘）也会出现支气管哮喘的症状，如喉中有痰、气短等，但其原因在心脏或肾脏，跟支气管哮喘的病因完全不同。本文所提的"哮喘"仅指支气管哮喘。

二、症状

初期症状可以分为两类：一类是鼻子的症状，通常以打喷嚏、流鼻涕、鼻塞等症开始，接着出现嗓子疼、咳嗽、气短、喉中有痰等症状；另一类是一开始就出现支气管症状，即在气短、咳嗽、咯痰的同时出现犬吠声。以下任何一种情况都会出现气短的症状，但有强弱的差别。①哮喘症状出现时，伴有咳嗽和咯痰及痰喘声。②咳嗽和咯痰同时出现。③单一咳嗽。④喉中有痰声，随之往往会出现烦渴。偶尔只是出现单一咳嗽时，比较难以诊断。

本病有时候与慢性支气管炎不好鉴别。一般来说，慢性支气管炎患者痰多，但没有气短的症状。

三、治疗

选取足三里、曲池、肩井、肺俞、膏肓、灵台、心俞、膈俞、中脘、关元、肾俞，每穴各灸5壮，每日1次。

支气管哮喘是慢性病，长时间患有肺部疾病，如咳嗽，喉中有痰，伴有呼吸不畅、气短、无力，患者往往感到非常痛苦。此时选用足三里、曲池、中脘，可以养脾胃之气。下腹部有力则不易咳嗽，因此选用关元和肾俞以补肾气。因本病属于肺部疾患，故选用肺俞、膏肓。因有气短、呼吸困难等症，故选用灵台、心俞、膈俞。因长时间气短、咳嗽会引起肩部疼痛，故选用肩井。

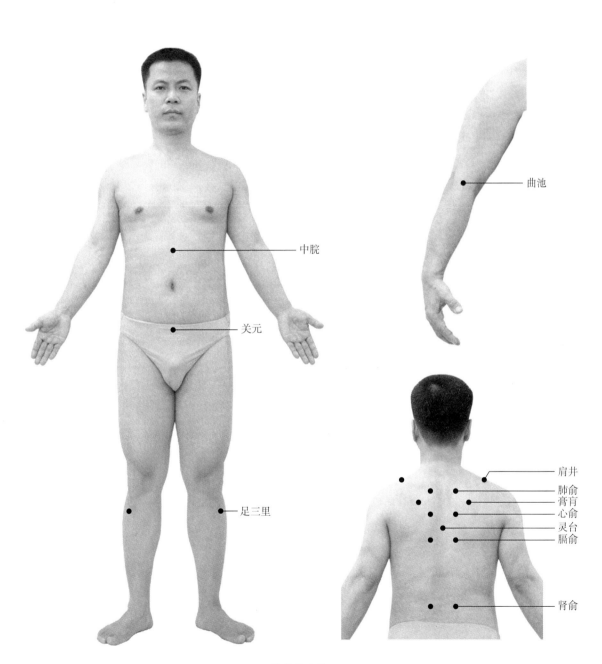

曲池

中脘

关元

足三里

肩井
肺俞
膏肓
心俞
灵台
膈俞

肾俞

选用的穴位

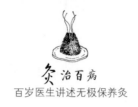
第七节 肺炎

一、原因

肺炎是指末梢支气管和肺泡形成的肺实质发生的炎症性呼吸系统疾病。

过度疲劳、失眠、感冒等致免疫力低下者，吸入有毒气体或麻醉患者，有心脏疾患或长期卧床的患者，免疫力低下的老年人或饮酒过多者，受凉或过度体力劳动者，均易患肺炎，而且一旦患上则不易治愈。

根据不同的发病原因，肺炎可分为细菌引起的细菌性肺炎、病毒引起的病毒性肺炎、饮食咽下出现问题所致的咽下肺炎等几种。

二、症状

肺炎患者主要出现发热、咳嗽、咯痰、呼吸困难、脉搏加快等症。呼吸时有笛声或喇叭声。此时胸部 X 线片呈现肺炎病变。

三、治疗

近年来，各种抗生素的研制、开发与利用迅速发展，治疗本病不难。灸疗方法同急性支气管炎。

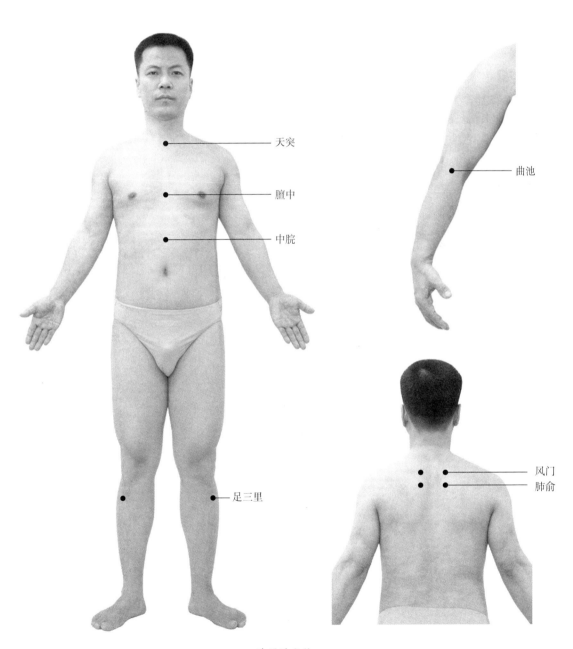

天突

膻中

中脘

曲池

风门

肺俞

足三里

选用的穴位

第八节　肺气肿

一、原因

肺气肿是引发呼吸困难的代表性疾病，运动时呼吸困难加重。慢性支气管炎或支气管哮喘可引发本病。痰的蓄积导致肺的弹力减少，因此出现吸气容易而呼气困难。随之空气积于肺部，导致肺部肿起。

二、症状

肺气肿时空气积于肺部，导致呼吸困难；肺部肿胀，胸廓变圆，像啤酒桶一样，肋部相对往上升。此外，肺气肿患者的显著特征是手指甲部鼓起。

三、治疗

治疗方法同支气管哮喘。

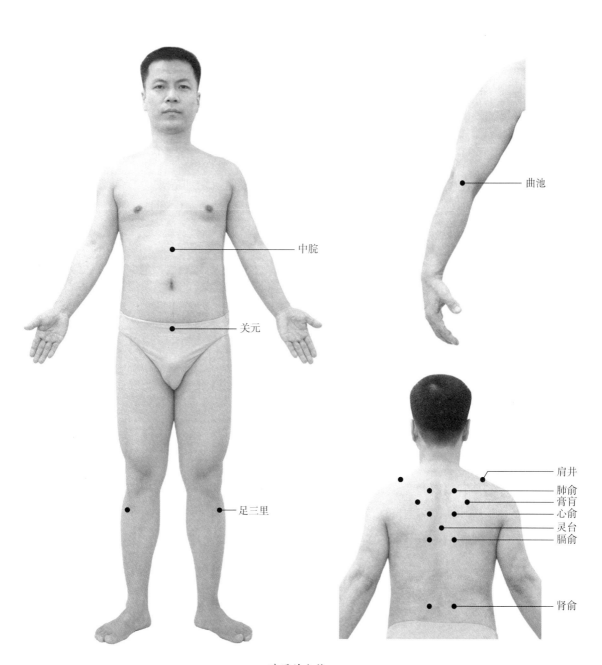

曲池

中脘

关元

足三里

肩井
肺俞
膏肓
心俞
灵台
膈俞

肾俞

选用的穴位

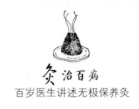
第九节　呼吸困难

一、原因

呼吸困难可由循环系统功能障碍或呼吸系统功能障碍引起，也可因肌肉系统功能障碍、代谢障碍、精神因素引起。由于二氧化碳蓄积而致氧气不足，肺的弹力下降，或因肥胖而致胸部弹力低下，哮喘或肺气肿而致呼吸阻抗增加等，均可导致本病的发生。其中，最常见的病因是呼吸系统功能障碍和心脏疾患。

二、症状

日常生活中，很少有人会注意呼吸情况，而因某些原因导致呼吸加快时才会引起人们的注意。正常人进行剧烈运动或发热时会出现呼吸加快。此外，生理性肥胖或孕妇也会出现气短的症状。

呼吸困难一般表现为胸闷、气短，有窒息感，不能深吸气。

三、治疗

灸足三里、曲池、肺俞、膏肓、心俞、肝俞、肾俞、巨阙、中脘，对症施灸效果良好。

心经的募穴巨阙和心经的背俞穴心俞可以强化心肺功能。导致呼吸困难的原因除了与循环系统功能障碍或呼吸系统功能障碍有关外，还与肌肉系统功能障碍导致二氧化碳蓄积，致胸壁弹力低下有关，所以要灸肝俞穴。

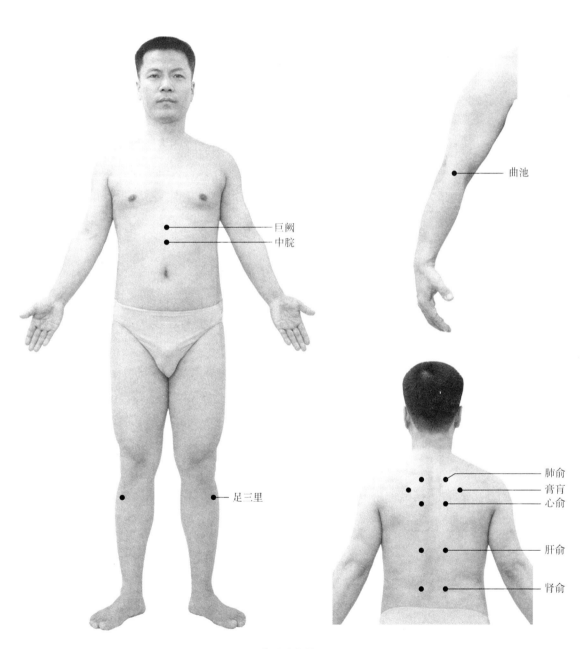

曲池

巨阙
中脘

足三里

肺俞
膏肓
心俞

肝俞

肾俞

选用的穴位

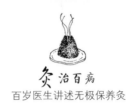
第十节 肺结核

一、原因

古人将肺结核症状归属于阴虚火旺证，认为属水的肾虚弱而致火盛，导致属金的肺虚弱，进而引起虚劳证。现代医学认为肺结核由结核菌感染所致，感染后导致咳嗽且咯痰量多。本病多见于小儿、青少年。结核病患者的子女由于体质较弱常易患此病。妊娠期间、抵抗力低下、环境不卫生、肺炎、流感、麻疹、肋膜炎等情况，均可导致本病的发生。

二、症状

第 1 期：肺结核初期及中期发展到一定程度也不会有明显的症状，而且症状常缓慢出现。常见食欲不振、贫血、月经不调、恶寒等症，并且在中午 12 点到下午 3 点前后出现微热，喜欢午睡和卧躺。

第 2 期：第 1 期的症状逐渐加重，出现咳嗽，咯痰量多，时而咯血。呼吸变短，颧骨变红，随时出现发热，肺尖或侧胸萎缩，患部有浊音。

第 3 期：此时身体虚弱，难以治疗，因此肺结核患者要在初期及时治疗。

三、治疗

一开始灸足三里、曲池、肺俞、膈俞、灵台等穴位各 3 壮，逐渐增加到 5 壮，然后加灸肾俞、中脘、巨阙、气海、关元。

第二次世界大战之前，肺结核的死亡率很高。战后由于抗生素的飞速发展，可以治愈肺结核，因此几乎没有人因肺结核而死。但是最近老年人患肺结核的较多，这并非是老了之后感染结核菌，而是原先的感染恶化或复发。老化现象导致全身功能衰退，日久的疾病因素再现。老年人常对支气管炎或哮喘症状不太留意，其实应该定期检查，即使过去没有患过结核病也不能掉以轻心。出现这种症状的老年人，为了家人也应该尽早到医院进行检查。

肺结核患者在使用抗生素治疗的同时，配合灸疗则效果更佳。

在抗生素发明之前，活至 108 岁的日本西医医生用科学的方法研究并得出结果，确定了灸疗能治疗肺结核，并说道："我对全球人类做了很大贡献。"灸法治疗肺结核有很好的效果，不仅如此，对药物的副作用也有明显的缓解效果，并且可以增强药效。所以，药物治疗的同时配合灸疗，不仅能缩短肺结核患者的治疗时间，痊愈之后还有助于防止复发。

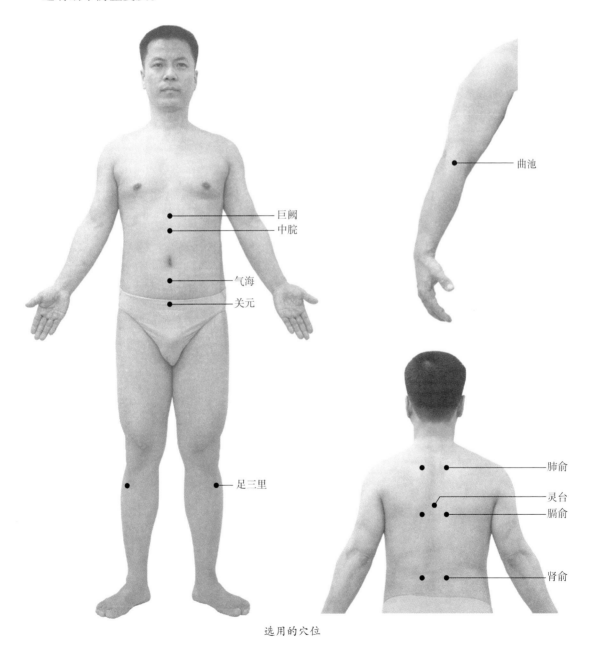

选用的穴位

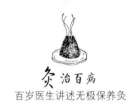

第十一节　咯血

一、原因

咯血的致病因素多来自肺结核、支气管炎、肺炎、肺淤血、肺出血性梗死等，另外，还有肾脏疾病、女性的代偿性月经、肺寄生虫病等。

二、症状

咯血是指痰里混着血液。以前认为血痰或咯血是因肺结核所致，但现今已经证实多种原因均可导致咯血的发生。

肺结核所致的咯血，通常咳嗽的同时伴有胸闷，呕吐前感觉有东西要从喉咙涌出，然后出现吐血。这种血自肺动脉破裂而出，故颜色鲜红、量多。

如果是肠和胃出血，则咯血颜色为黑色，可有消化残渣物。

三、治疗

灸疗法同肺结核。灸足三里、曲池、肺俞、膈俞、灵台、肾俞、巨阙、中脘、气海、关元。出血严重时，灸郄门7壮到数十壮，至止血为止。

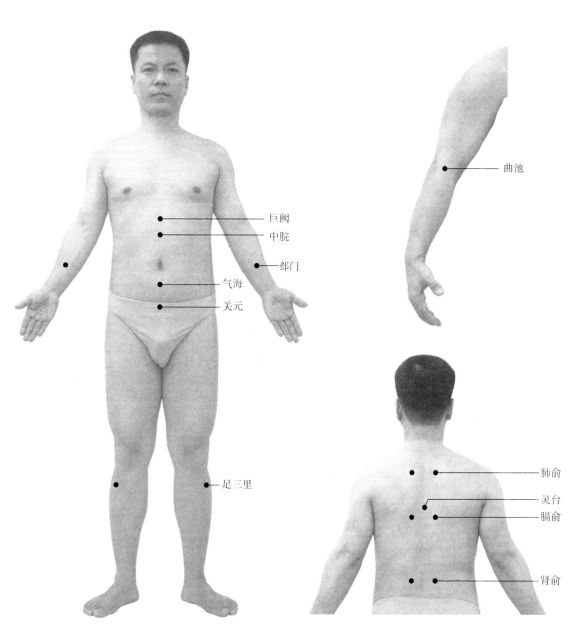

巨阙
中脘
郄门
气海
关元
曲池
足三里
肺俞
灵台
膈俞
肾俞

选用的穴位

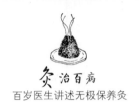

第十二节　盗汗

一、原因

经常见于肺结核患者，也常见于虚弱体质者、过度疲劳之后的身体衰弱者。

二、症状

睡着时出汗，程度为衣服湿透，一旦睡醒则立刻停止汗出。

三、治疗

选取足三里、曲池、肺俞、膏肓、肾俞、中脘、关元持续施灸便可治愈。

肺主汗孔，故选择补肺气的肺俞和膏肓进行施灸，盗汗症状几乎消失；灸肾俞、气海、关元、中脘、足三里，多汗症状也会消失。

常说鸡不出汗，但最不能耐热的也是鸡。提一下鸡感冒，禽流感弄死了数百万只鸡。因为鸡的汗孔粗糙，且不怎么出汗，所以不耐热，一旦发热则容易死掉。鸡患上感冒，古人通过喂辣椒粉来治疗。因为吃辣可以打开汗孔，出汗有助于降热。笔者认为禽流感以后还会有，因此对禽流感的发汗研究是很有必要的。

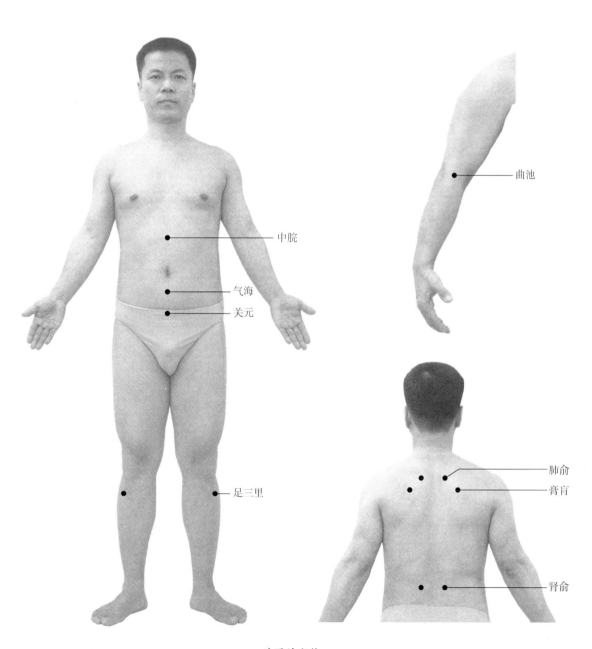

选用的穴位

曲池

中脘

气海

关元

足三里

肺俞

膏肓

肾俞

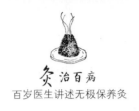

第十三节　肋膜炎

一、原因

本病又称胸膜炎。韩国成立前，肋膜炎的死亡率很高，但现在已不是致命的疾病。多因结核菌感染初期，侵入肋膜周边淋巴系统的结核菌受刺激而发病。

二、症状

呼吸时胁下和前胸抻得疼，出现干咳、发热、疲倦、食欲不振等症。

湿性肋膜炎在肋膜腔内有渗出液的积累而致积水，可出现发热，呼吸困难，胸部有严重压迫感。病情加重时会出现干咳、心跳加快、食欲下降，甚至影响心脏和肝脏功能。

干性肋膜炎没有渗出液的积累，即使有少量的渗出液也会很快被吸收。偶尔出现肋膜严重粘连，呼吸时出现胸部刺痛和摩擦音，但没有全身症状。1个月左右可以治愈。

三、治疗

灸疗见效较快，长时间施灸效果更好。

灸双侧足三里、曲池、肺俞、膏肓、膈俞、肝俞、脾俞、肾俞、中脘、期门，灸患侧郄门、渊液及局部阿是穴（4～5处），起初以半米粒大小的艾炷灸3壮以下，状态好转则增加壮数。

渊液和郄门（手厥阴心包经的郄穴）是治疗肋膜炎的名穴。选取局部阿是穴和调节全身阴阳平衡的穴位（足三里、曲池、肺俞、膏肓、中脘）坚持施灸，效果良好。

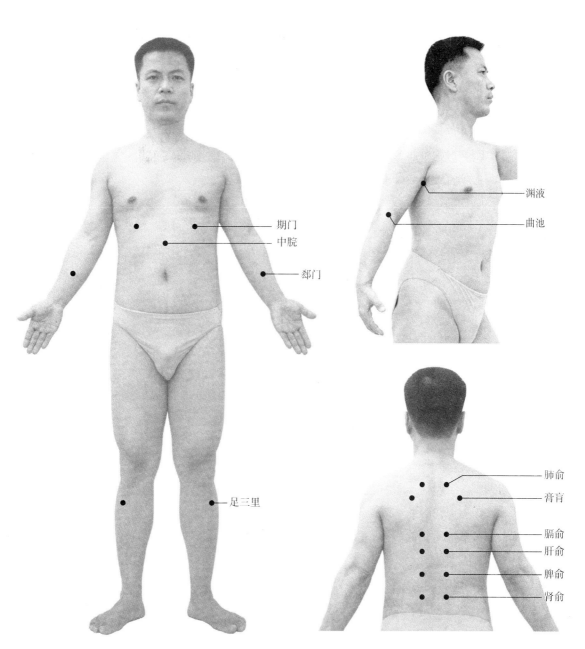

期门
中脘
郄门
渊液
曲池
足三里
肺俞
膏肓
膈俞
肝俞
脾俞
肾俞

选用的穴位

99

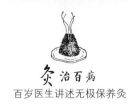

第十四节　胸痛

一、原因

胸痛的原因有很多，如皮肤、肌肉、神经等外在因素，或肋骨、胸骨、胸椎等处有病变，神经根炎症或受压，或肺内病变，或胸膜、心囊、大动脉、食道、支气管、横膈膜等处有病变，均可引起胸痛的发生。

二、症状

常见症状为前后肋骨之间有刺痛，如不仔细检查，常被误认为是心脏或肺部疾病。

三、治疗

胸痛患者要找到病因，对症治疗，配合灸天宗和膻中，效果更好。

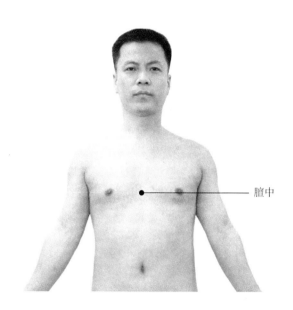

膻中

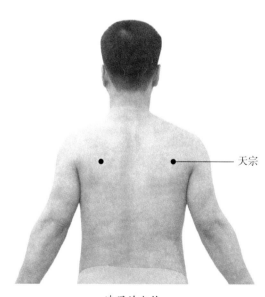

天宗

选用的穴位

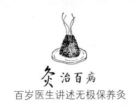

第七章　循环系统病症的治疗

第一节　心脏瓣膜症

一、原因

主要的发病原因是风湿病而致心内膜发炎，导致心脏瓣膜被破坏而出现肥厚或变形，引起瓣膜闭塞不全或瓣膜狭窄。也有一部分患者因先天性心脏发育异常而致病。

僧帽瓣狭窄多因风湿病所致。大动脉瓣闭塞不全可因风湿病所致，但也有因感冒发热或不明原因的大动脉发炎所致。此外，小儿受到惊吓也可引发本病。

二、症状

轻症大多没有自觉症状，所以多数患者是在检查别的疾病时才发现患有此病。心脏瓣膜症的临床表现没有特征，所以无法从症状预知疾病。主要症状为心悸、疲劳感、呼吸困难、心律不齐、腹部膨胀感、面红如妆、脉数等。

症状轻者运动时出现气短，偶尔也可在夜间发生严重的呼吸困难，导致心源性哮喘或肺水肿。

三、治疗

选取足三里、曲池、天髎、天宗、身柱、膏肓、心俞、至阳、肾俞、膻中、巨阙、中脘、关元，持续施灸。

针灸不能治疗心脏瓣膜症，但可以改善其伴随症状。实践证明，灸疗是缓解心脏瓣膜症的最好方法。

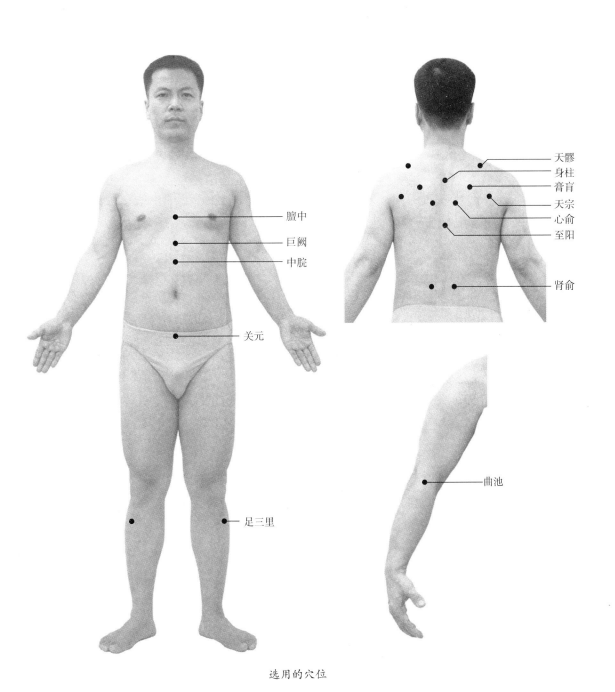

膻中

巨阙

中脘

关元

足三里

天髎

身柱

膏肓

天宗

心俞

至阳

肾俞

曲池

选用的穴位

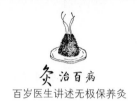

第二节　心内膜炎

一、原因

心内膜炎是指由病原微生物直接侵袭心内膜（包围心脏的薄的膜状组织）而引起的一种炎症性疾病。

最常见的是风湿性心内膜炎和细菌性心内膜炎。此外，还有因癌症等慢性消耗性疾病而致的非细菌性心内膜炎、血栓性心内膜炎等。

二、症状

心脏部疼痛，有压迫感，脸色苍白，发热，脉数。剧烈运动时出现心悸，呼吸困难，口唇、指甲呈暗紫色等。

三、治疗

灸足三里、曲池、神门、厥阴俞、心俞、灵台、肾俞、膻中、中脘、关元、百会。

选取前胸的膻中穴，上肢的神门穴，后背的心俞、厥阴俞、灵台穴，刺激这些穴位可以有效减轻心脏部疼痛和压迫感。此时灸比针的效果要好。

大脑受心脏的影响，并可调节心脏功能，故灸百会可以缓解心脏部疼痛和压迫感。

灸足三里、曲池、中脘，可以调节全身的气血循环。

灸肾俞、关元，可以补肾阳，提高身体的抗病能力。

持续施灸，可以有效改善心内膜炎的症状。由于个体差异和病情不同，治疗期限也有所不同。

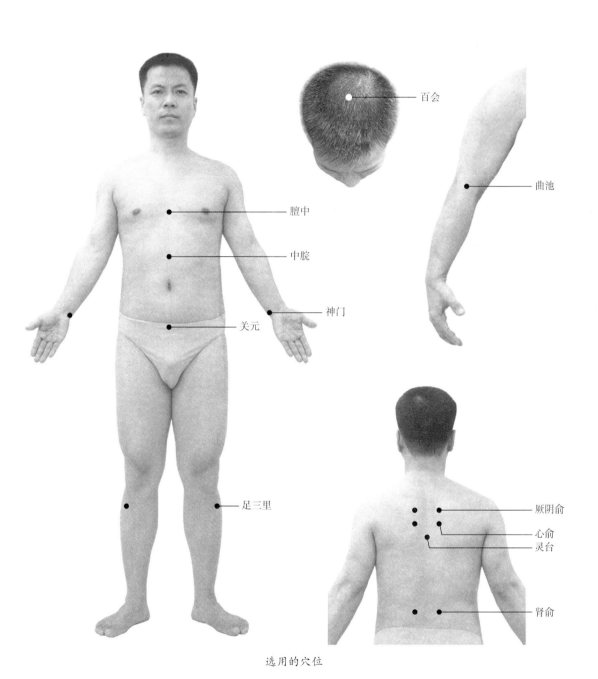

选用的穴位

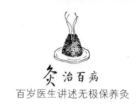

第三节 心脏神经症

一、原因

本病多因精神压力过大所致。心脏本身没有特殊的变化。

二、症状

心悸、胸痛、脉数是本病的主要特征。脉数持续数分钟至数小时后逐渐消失。心悸的同时可伴有出虚汗等痛苦感受。多数患者还会出现胸痛。

心绞痛和心肌梗死所致的胸痛主要发生在胸骨下部，而心脏神经症所致的胸痛发生在左侧乳房下部，即心尖搏动处周边。疼痛性质也不同，心绞痛的疼痛是绞痛，而心脏神经症的疼痛是刺痛。

此外，患者还感觉呼吸不畅，并觉得屋内氧气不足，要打开房门透气。与真正的心脏病患者浅而快的呼吸不同，此类患者呼吸运动的特征是深而大，且不均匀，时而叹气。

自觉症状有全身无力、手脚发凉、疲劳感、眩晕、出汗、失眠、食欲不振等。

本病多见于女性，俗称"火病"。此类患者心情愉快或专注于有趣的事情时，症状会不知不觉消失。

三、治疗

灸足三里、曲池、天柱、百会、心俞、肝俞、肾俞、神门、膻中、天枢、中脘。

无论治疗何种疾病，首先要做到的是保持心情舒畅。

本病属于心理疾病，故治疗原则以宁心安神为主。首先灸百会、天柱、神门、膻中、心俞、肝俞，可以安定心神。

此外，该类患者轻按膻中往往可出现严重的疼痛，同时消化功能也不太好，灸足三里、曲池、中脘、天枢，可以强化脾胃功能，调节全身气血。

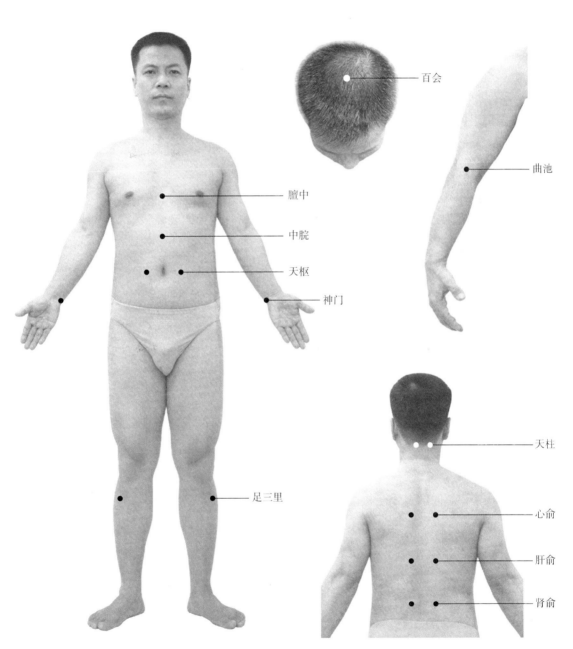

百会

曲池

膻中

中脘

天枢

神门

天柱

心俞

肝俞

肾俞

足三里

选用的穴位

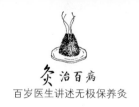

第四节 心脏肥大症

一、原因

本病可分为先天性和后天性两类。后天运动过多，可导致心肌生理性肥厚，同时伴有肝脏和心脏功能障碍。此外，郁闷日久或患某种严重热病后也会导致心脏肥大。

二、症状

主要表现为心律不齐，胸部重压感，尤其是背部的第四胸椎到第七胸椎两侧有钝重感。

严重时从外观上就能看出心脏肥大，主要表现为左侧乳房部肿大，没有自觉症状。

三、治疗

灸足三里、曲池、天髎、左天宗、膏肓、身柱、心俞、至阳、肝俞、肾俞、关元、中脘、百会。

灸心俞、至阳、肝俞、百会，可以促进心脏的气血循环。多数心脏肥大症患者出现左侧肩膀疼痛，故灸膏肓、天髎、左天宗，以缓解疼痛。灸足三里、曲池、中脘，可以调节全身气血。灸肾俞、关元，以保肾水。

本病需要长时间坚持施灸，才可见到疗效。

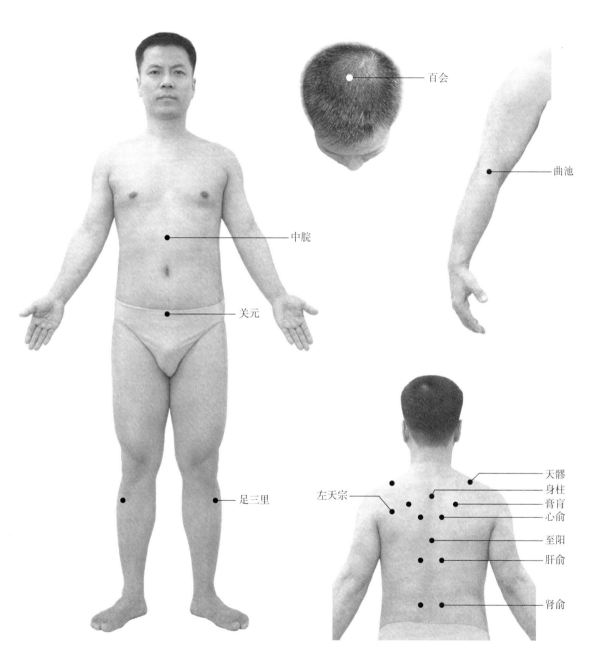

选用的穴位

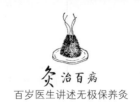

第五节　心脏衰弱

一、原因

又称心功能不全，指心脏功能衰弱而致血液供给不稳定的一种疾病。发病原因有过度疲劳、冠状动脉疾病、高血压、心肌变化、瓣膜病、心律不齐、气胸、肺气肿、贫血、肾脏疾病等。

二、症状

左心室衰弱可出现肺循环淤血的症状和体征，如淤血性支气管炎、心源性哮喘、肺水肿。右心室衰弱可出现体循环淤血的症状和体征，如下肢浮肿、肝肿大、浓缩尿、颈静脉怒张。两者可同时出现或间隔性合并出现。

自觉症状为呼吸困难，心脏压迫感，心悸，胸部疼痛。检查可见心浊音变化、心音分裂、心律不齐等。

三、治疗

选取足三里、曲池、膏肓、身柱、心俞、至阳、肾俞、关元、中脘，每穴各灸3壮。

肺淤血引起的呼吸困难和心脏压迫感，病因为心脏功能不全，因此强化心肺功能，肺淤血的症状自然会消失，故灸膏肓、心俞、身柱、至阳穴。

若本病突然发作，针刺内关穴可立即见效。

针刺神门、大陵、后溪穴并留针，效果也很好。轻症灸疗效果更佳。

灸足三里、曲池、中脘穴，可以调整全身气血。灸肾俞、关元穴，以补养肾水。

此外，加灸心脏周边的膻中穴，效果也很好。

心脏病患者通常灸感很强，故开始时每穴各灸1壮，然后逐渐增加到3壮。

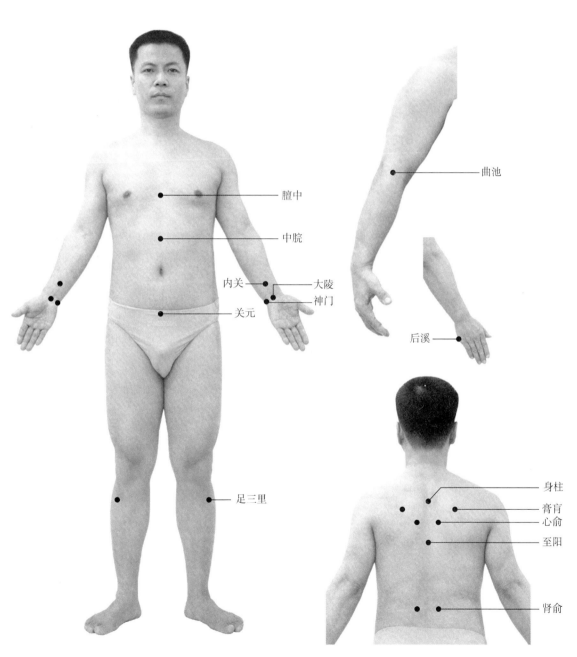

膻中

中脘

内关　　大陵

神门

关元

曲池

后溪

足三里

身柱

膏肓

心俞

至阳

肾俞

选用的穴位

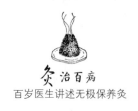
第六节　心绞痛

一、原因

各种原因导致一过性的冠状动脉供血不足，心肌缺氧而引发本病。血液循环正常后，疼痛自然消失。若不消除病因，症状会反复出现。

二、症状

胸部疼痛为心绞痛的显著特征。由于疼痛的程度、部位、持续时间不同，临床表现也不同。心绞痛多发生于快步走路、拿重东西、上楼梯、打扫卫生、洗漱、排尿、洗澡等日常活动中。疼痛的部位一般是胸部中央至颈部，或胸部中央至左侧乳房下面。疼痛时而波及左侧肩部、右侧胸部、左臂、心窝等部位。时而出现胸部压迫感或钝痛，这种疼痛感是在深处。疼痛持续数分钟至数十分钟后消失。疼痛感由轻度到重度不等，轻者感觉到憋气或如同嗓子眼贴了纸张；重者感觉到强而锐利的疼痛，如同烧热的铁棍刺入胸部一般。

心绞痛发作时，患者易失去意识，会有生命危险，因此预防最为重要。

三、治疗

选取足三里、曲池、膏肓、心俞、至阳、肾俞、百会、天柱、膻中、巨阙、关元、中脘、神门，采用米粒大小的艾炷，每穴各灸5壮。

此外，里内庭也是治疗心绞痛的要穴。

膏肓、心俞、膻中、至阳、神门是治疗心脏病的要穴。心绞痛发作时，疼痛常波及颈部和肩膀，故灸百会、天柱、膏肓。灸足三里、曲池、中脘，可以强化脾胃功能，调节全身气血。灸肾俞、关元，以补养肾水，防止心火过盛。

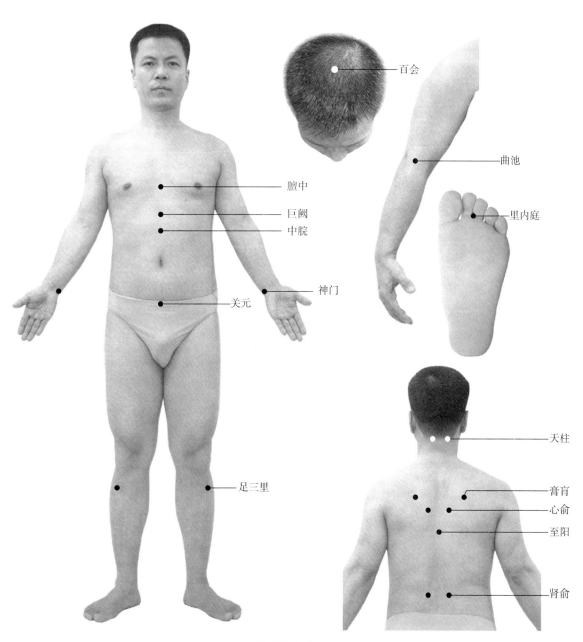

膻中

巨阙

中脘

关元

足三里

百会

曲池

里内庭

神门

天柱

膏肓

心俞

至阳

肾俞

选用的穴位

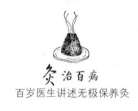

第七节　心肌梗死

一、原因

主要的发病原因是冠状动脉硬化、炎症而致血管高度狭窄或闭塞，使心肌的一部分血液流动受阻，导致局部组织坏死而致病。

患有心脏瓣膜症或心房颤动的人，血栓形成后堵住冠状动脉而引起心肌梗死。极少部分患者发生不明原因的心肌梗死。

二、症状

部分患者没有任何征兆而突然发病，但半数以上的患者多在数日或数周前就开始出现心绞痛的症状。患有心绞痛的患者，若发作次数增多，或病情加重，甚至在睡眠中或安静状态时经常发作，则是心肌梗死的前兆。

急性心肌梗死时，胸部中央突然出现强而深的钝痛或压迫感，严重者持续数十分钟到数小时。疼痛位置多在胸部中央，左侧胸部难受，疼痛可波及左侧肩膀、背部、颈部、左臂、心窝等处。疼痛位置一般较浅，范围较广。

此疼痛比心绞痛剧烈，感觉如同铁板贴到了胸部，或是烧热的铁筷子戳入胸部，或是针刺样疼痛，或是绞痛，或感觉憋气，或有濒死感和恐怖感。脸色变得很差，手足发凉，呃逆，出虚汗，心悸气短，或出现呕吐，或有便意，脉搏弱，容易变化为脉数，心律不齐。严重者血压升高，几个小时之内出现呼吸困难，无法平躺，每次呼吸时喉中有痰鸣，干咳，吐泡沫样痰，处于令人痛苦的肺水肿状态。

三、治疗

选取足三里、曲池、百会、天柱、膏肓、心俞、至阳、肾俞、膻中、巨阙、中脘、关元、气海，持续施灸，往往不会出现急性的胸痛。疼痛严重时，灸里内庭穴，直到感觉发热为止。

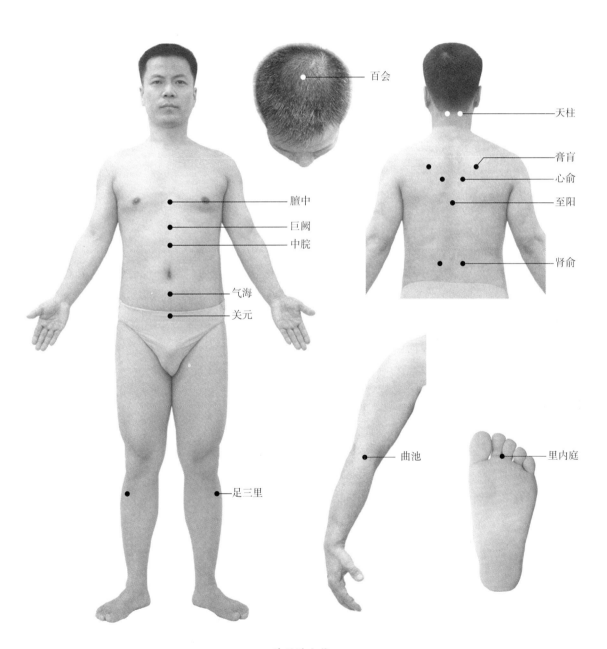

百会

天柱

膏肓

心俞

至阳

肾俞

膻中

巨阙

中脘

气海

关元

曲池

里内庭

足三里

选用的穴位

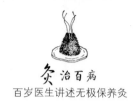
第八节　心源性哮喘

一、原因

冠状血管的变化、肾硬化、其他心脏疾病、心肌变性、大动脉瓣关闭不全等因素可导致本病的发生。血压高的人发病几率较大。

左心室功能不全，毛细血管的血流速度变快，导致肺淤血，因此本病又叫淤血性哮喘。

二、症状

主要表现为发作性呼吸困难，窒息感，心律不齐。哮喘严重者不能平躺，喜欢坐着往前屈身。

本病与支气管哮喘不同，严重者会有生命危险。灸疗虽然很难治愈此病，但可以缓解症状，需要按照下面的方法坚持施灸。

三、治疗

选取足三里、曲池、天宗、肺俞、心俞、膈俞、肾俞、中府、膻中、中脘、气海、神门，每穴各灸2壮，稍有效果再逐渐增加壮数。

灸中府、膻中、神门、肺俞、心俞、膈俞，可以强化心肺功能。灸肾俞、气海，可补肾水，抑制心火。灸足三里、曲池、中脘，可以提高脾胃的运化功能，调节全身气血。

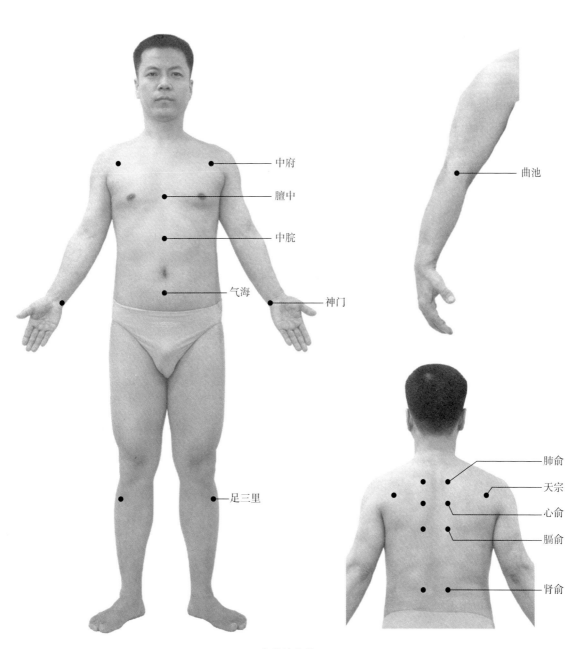

中府

膻中

中脘

气海

神门

曲池

足三里

肺俞

天宗

心俞

膈俞

肾俞

选用的穴位

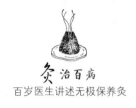
第九节　动脉硬化症

脑卒中和心脏病的死亡率每年都在增加，引发这两种疾病的最大原因是动脉硬化。人们一直认为动脉硬化是一种老化现象，但随着研究的逐步深入，人们发现动脉硬化并不是老化现象，年轻人也会发病。

一、原因

动脉硬化症按病理学可分为以下三种：①细动脉硬化症：病变发生于细动脉处，高血压可引发本病，多侵蚀脑部或肾脏的动脉。②动脉粥样硬化症：本症属于一般的动脉硬化，因血管内壁积累粥状脂质所致。大动脉或中等粗细的动脉内膜病变引起的动脉粥样硬化，发生于脑部或心脏的动脉或大动脉处，成为脑出血和心肌梗死的病因。发病原因与血液中的脂肪含量增加有关，尤其是胆固醇和中性脂肪含量的增加。③动脉中膜硬化症：病变发生于动脉中膜，本症可引起大血管的石灰沉着，与老化关系比较大。

二、症状

由于病变部位不同，临床表现也有所不同。①脑血管硬化，可出现失眠、头重、头痛、眩晕、记忆力减退、情志变化、易兴奋等症，容易引起脑出血及脑软化症。②冠状动脉硬化，容易引起心绞痛。③大动脉硬化，可出现心悸、胸痛、呼吸困难等症。④深动脉硬化，可引起深动脉硬化症、肾硬化。⑤腹部动脉硬化，可出现鼓胀、腹痛。⑥末梢血管硬化，可导致间歇性跛行。

三、治疗

选取足三里、曲池、肩外俞、膏肓、肺俞、百会、至阳、肝俞、肾俞、中脘、气海、关元，每穴各灸5壮。

动脉硬化症患者的肩外俞或肝俞附近多出现麻木、疼痛等不适，可选用无极保养灸，配合至阳、肝俞、肾俞穴，持续施灸，便可缓解症状。需要注意的是，动脉硬化症易引发中风等心脑血管疾病。

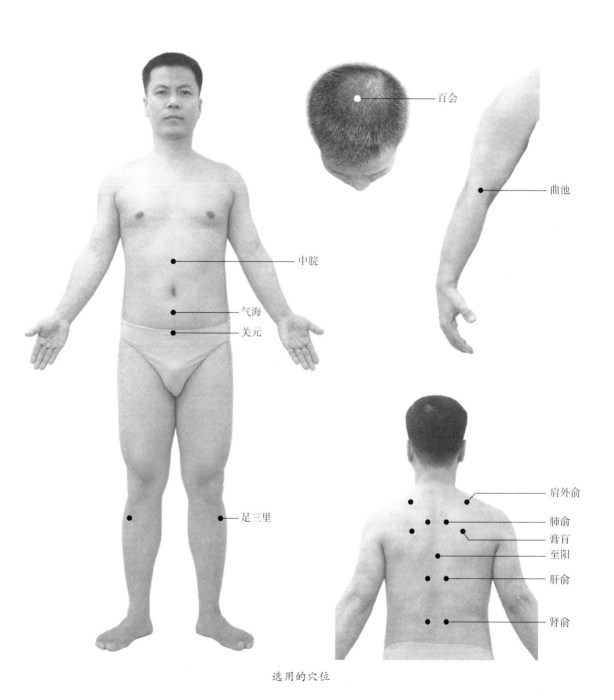

百会

曲池

中脘

气海

关元

足三里

肩外俞

肺俞

膏肓

至阳

肝俞

肾俞

选用的穴位

119

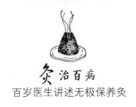

第十节 原发性低血压

一、症状

表现为无力，容易疲劳，头痛，眩晕，心悸，四肢发凉，血压低（收缩压在 100 毫米汞柱以下），脉缓。尤其是突然起身时，会出现眩晕，眼前发黑。

二、治疗

选取足三里、曲池、百会、肺俞、膏肓、肝俞、肾俞、中脘、天枢、关元，每穴各灸 5 壮，持续施灸可以改善疲劳、眩晕等症，且不易感冒。

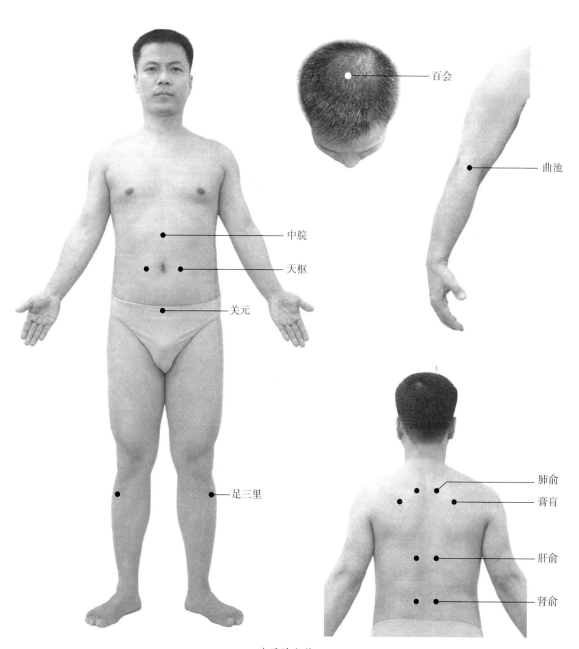

百会

曲池

中脘

天枢

关元

足三里

肺俞

膏肓

肝俞

肾俞

选用的穴位

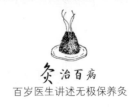

第十一节 原发性高血压

一、原因及症状

不明原因的高血压称为原发性高血压。由其他疾病导致的高血压称为继发性高血压。

只有收缩压高的情况叫收缩期高血压（收缩压大于 140 毫米汞柱），只有舒张压高的情况称为舒张期高血压（舒张压大于 90 毫米汞柱）。多数患者收缩压和舒张压均高于正常值，少数患者只有收缩压或只有舒张压高于正常值。

原发性高血压是一种症状，没有明确的病因，长期持续高血压可导致脑、心脏、肾脏的血管发生变化，进而出现相应脏器的功能障碍。因此，原发性高血压要在脏器功能发生障碍之前及早发现，并采取有效的预防和治疗措施。

二、治疗

选取足三里、曲池、中脘、关元、气海、膏肓、百会、肺俞，每穴各灸 5 壮，持续施灸，不仅可以治疗高血压，还能预防脑卒中等心脑血管疾病。

本病的病位多在心、肾、肝、脾，需要找到正确的病位对症治疗。举例来说，病位在心时，可出现头晕、易怒、上肢麻木或肿胀等症，这种情况需要治疗心，血压才会下降。因此，治疗时先选择无极保养灸，以调节五脏六腑的气血循环，再根据具体症状加减穴位。

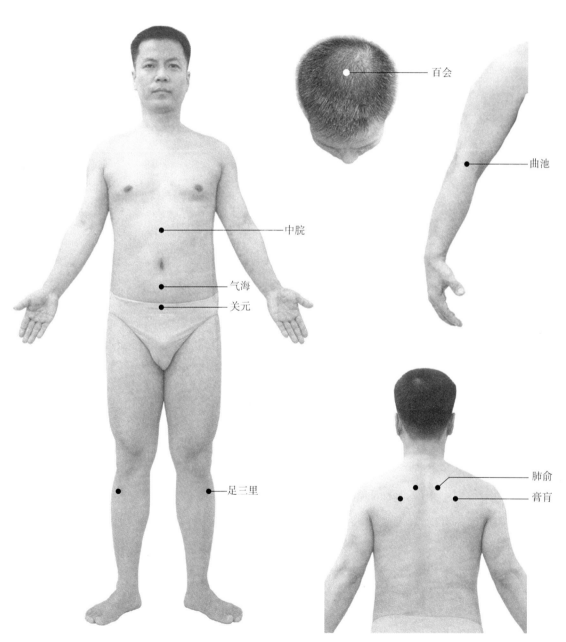

百会

曲池

中脘

气海

关元

足三里

肺俞

膏肓

选用的穴位

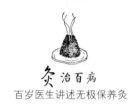

第八章 消化系统病症的治疗

第一节 口腔炎

一、原因

口腔炎指口腔全都糜烂或生成无数米粒大小溃疡的疾病，出现口腔热烫，时有臭味，口水较多的症状。俗话说的"嘴里长刺"，指的就是口腔炎。

胃肠炎、高热等全身性疾病，或因过劳而致抵抗力下降，或口腔内有伤口，导致细菌间相互牵制的能力下降，进而出现口腔黏膜发炎，这就是口腔炎。儿童的口腔黏膜较薄，更容易感染。

二、症状

常见的口腔炎有疱疹性口腔炎和口疮性口腔炎。①疱疹性口腔炎指口腔黏膜、牙龈、口周出现小水泡。多因免疫功能低下所致，免疫状态好转时不需治疗多可自愈。②口疮性口腔炎指口腔黏膜、舌、牙龈等出现米粒大小的白色小溃疡性斑点，周围发红。其表面脱落会非常疼痛，唾液增多，口臭严重。也会出现发热或颈下淋巴结肿大。甚则数月不能痊愈，扩展至小舌。稍有疲劳或精神压力过大也会长杨梅舌，吃辣的食物后嘴里火辣辣地疼。本病多为病毒性，偶因药物中毒引起。

三、治疗

口腔炎主要是因为免疫功能低下而发病。成人可施以无极保养灸，提高全身的免疫功能，口腔炎自愈。对于幼儿口腔炎，在身柱、中脘、曲池处各灸3壮，效果最佳。

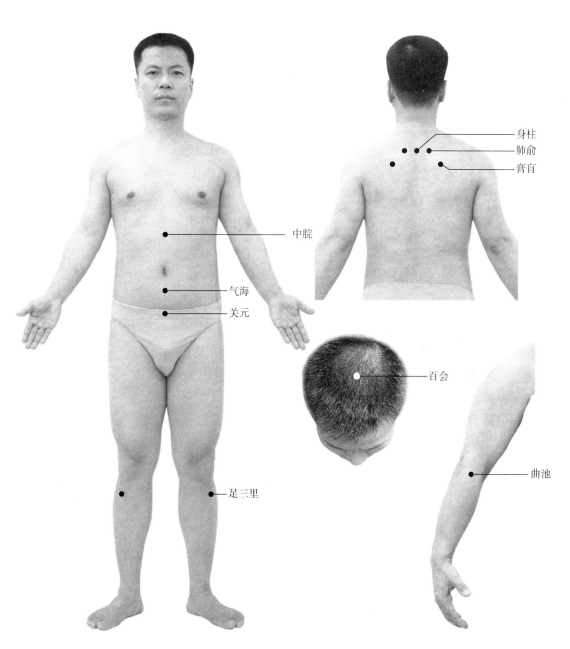

身柱

肺俞

膏肓

中脘

气海

关元

百会

曲池

足三里

选用的穴位

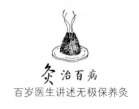

第二节　食道狭窄症

一、原因

食道一般不会出现问题，即使吃了较热的东西也不会有大碍。但先天性食道狭窄或有肿瘤时，吞咽异物可损伤食道黏膜；人为压迫颈部可致食道变窄，进而发生食道狭窄症。

二、症状

经常觉得有东西卡住喉咙，吞咽困难，时而吐出食物。由于进食困难，导致人体消瘦，营养不良。由于病因不同，有些情况治疗起来比较困难，但单纯的食道狭窄症是可以治愈的。

三、治疗

灸膈俞、至阳、膻中、鸠尾、巨阙、中脘、足三里、三阴交。一般每个穴位灸5壮，坚持施灸。

只要身体不是非常虚弱，可在至阳和中脘处重灸。灸7～10日，若还有症状可再重灸一次。

若女性有月经不调等生殖系统疾病，喉咙容易出现异物感，咽下困难，但没有实际异常，此时可加灸中极、阴交穴。

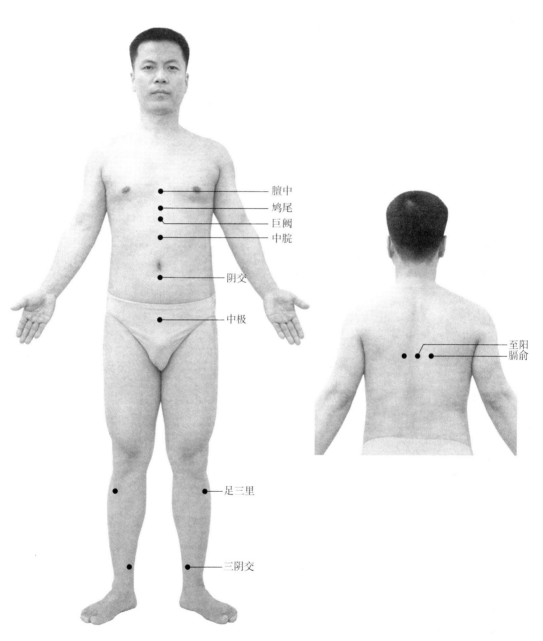

膻中
鸠尾
巨阙
中脘
阴交
中极
足三里
三阴交
至阳
膈俞

选用的穴位

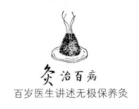

第三节　急性胃炎

一、原因

腐烂的食物、酒烟等对健康不利的情况或药物中毒，多可导致本病的发生。肠道疾病、腹膜疾病、妇科病也有可能成为发病原因。本病多发于食物易腐烂的夏季。

二、症状

胃部疼痛、恶心、呕吐是主要症状。心窝发闷、疼痛的症状也较为多见，还可出现食欲减退、口臭、头痛、眩晕、口渴、倦怠感、泄泻或便秘、苔白等症。

三、治疗

首选里内庭，灸5壮左右。感觉发热则停止灸疗，不太敏感的人一般灸20壮以上才会感到有热感，重症则需灸几百壮以上。

一般以脾胃为目标，灸足三里、中脘、梁门、巨阙、至阳、脾俞、胃仓、梁丘。恶心时灸中脘、巨阙，泄泻则以足三里、梁丘、脾俞、胃仓为重点穴位。

胃痛时，保护胃的方法是呕吐或通便。拍打至阳穴，可有效缓解胃痛。如果呕吐之后感到胃里有寒气，则必须要施灸。偶有呕吐之后出现心窝疼痛，此时需灸中脘和巨阙。

【急性胃痛的简易止痛法】

急性胃痛的原因多为气滞，为了顺气，可进行放血疗法。选取少商穴，少商是手太阴肺经结束的位置，而手太阴肺经起于中脘，所以少商放血可起到顺中脘之气的效果。如果没有针，单灸中脘穴也有效果。

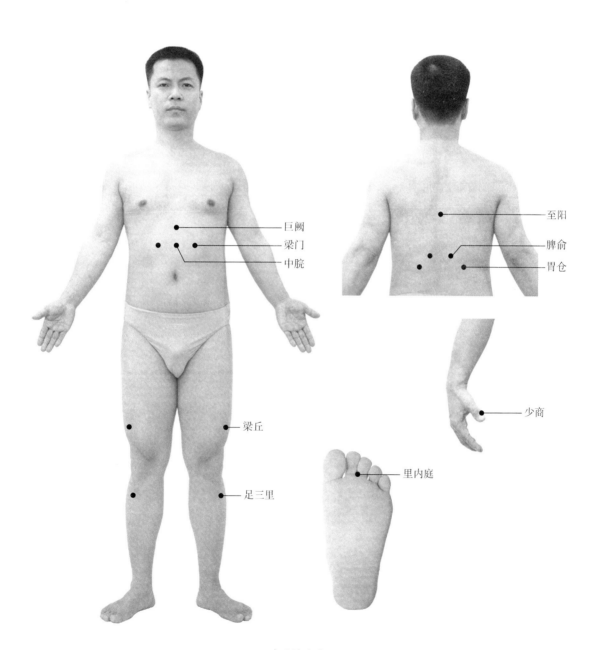

巨阙
梁门
中脘
至阳
脾俞
胃仓
少商
梁丘
里内庭
足三里

选用的穴位

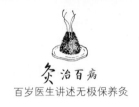
第四节　慢性胃炎

一、原因

本病可由急性胃炎转化而来，但也可因肺、大肠、肾、肝等脏器疾患所致。

手太阴肺经的起始部为中脘穴，曾经或现在患有肺部疾患的人，其胃功能往往不是很好。所以治疗因肺部疾患所致的慢性胃炎患者时，必须同时治疗肺病。

因肝脏疾患而致的慢性胃炎患者，皮肤颜色青黑，腹部触诊发现右侧肋骨下部有硬物。此类患者的特征是腹部胀满。

脾脏是造血器官，因脾脏疾患所致的慢性胃炎患者，经常吃得很多，消化不好。

由肾脏疾患所致的慢性胃炎患者，胃痛症状严重，没有食欲。

总之，导致慢性病的原因有很多，因此要掌握相关脏腑之间的关系，才能进行正确的治疗。

二、症状

食欲减退，胃部胀满，口臭，恶心，打嗝，常流口水，时而口渴，便秘或泄泻。日久慢性胃炎患者会变得神经质，伴有头重、失眠等症。

三、治疗

灸足三里、膈俞、肝俞、脾俞、胃俞、中脘、左梁门、巨阙、右滑肉门、气海、曲池等穴。

因肺部疾患所致的胃炎患者，重点灸肺俞、膏肓、足三里、滑肉门；因肝脏疾患所致的胃炎患者，重点灸肝俞；因肾脏疾患所致的胃炎患者，加灸肾俞、关元、水道。根据患者的身体状况施灸，一般灸3~5壮，虚弱者可灸1壮。

因为本病是慢性病，需要长时间持续施灸。想要痊愈，则必须坚持施灸。

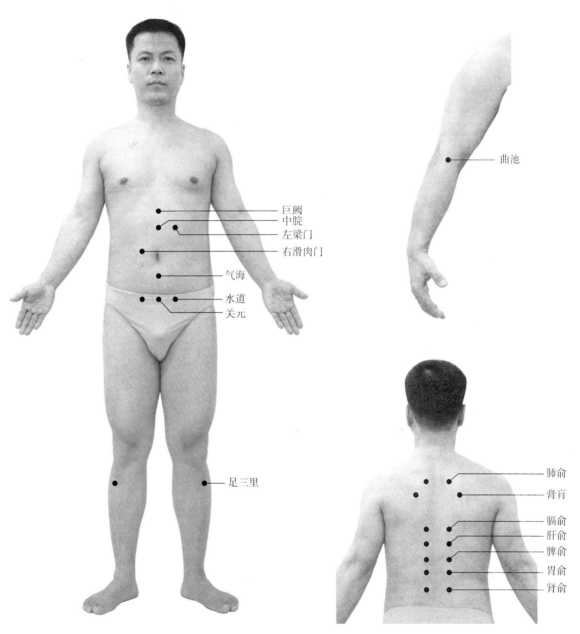

巨阙
中脘
左梁门
右滑肉门
气海
水道
关元

曲池

足三里

肺俞
膏肓
膈俞
肝俞
脾俞
胃俞
肾俞

选用的穴位

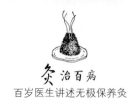

第五节　胃扩张症

一、原因

胃扩张症，指胃部肌肉紧张性降低，腹壁处于弛缓状态，是无力性体质的症候群。多见于个高、消瘦，尤其是腰部细长的人。暴饮暴食、神经症、胃病等均会引起本病的发生。

二、症状

患者易出现胃下垂。食物进入胃部后，胃扩大并下垂，胃动力减弱，食物长时间停滞在胃里。患者吃得少，胃部膨满，腹部有浊音。由于食物长时间停滞在胃里，发生异常发酵，因此常出现腹胀、打嗝、胃部刺痛或便秘等症。重者会出现食欲不振、头痛、眩晕，但不会出现呕吐。

三、治疗

灸足三里、曲池、肺俞、膏肓、至阳、膈俞、肝俞、中脘、巨阙、右滑肉门、气海、关元、水分等穴位，每天3～5壮，持续长时间施灸，可以改善全身无力的体质。

针对全身无力的状态，可以选择补养全身的无极保养灸，加灸胃部附近的至阳、巨阙、膈俞、中脘、右滑肉门等穴。灸完后敲击腹部，患者会感觉非常舒服。由于食物长时间停滞在胃里，因此灸水分穴有助于消除积滞胃内的食物。

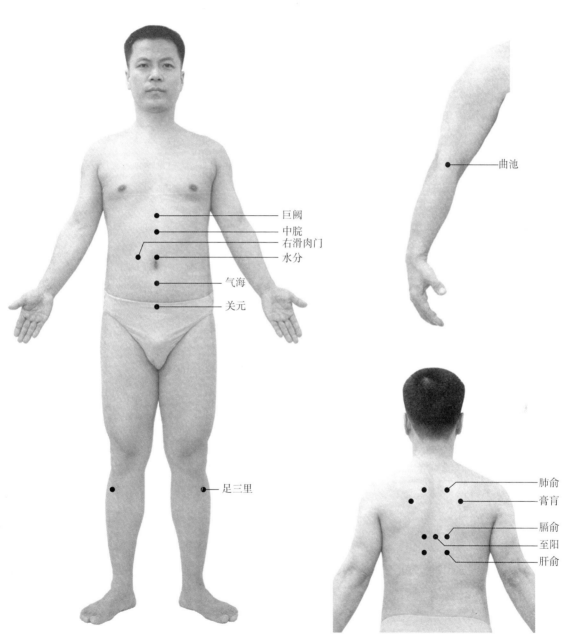

巨阙
中脘
右滑肉门
水分
气海
关元
足三里
曲池
肺俞
膏肓
膈俞
至阳
肝俞

选用的穴位

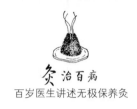

第六节　胃下垂症

一、原因

指胃呈瓶子状向下垂，下垂部位有蠕动感，多见于瘦人。本病分为先天性和后天性两类。后天性胃下垂症多见于妇女产后及男性暴饮暴食之后，或因其他脏器下垂所致。先天性胃下垂症多见于瘦人。女性妊娠4个月左右，随着胎儿逐渐长大，正好托着胃部，所以胃下垂症自愈的情况较为多见。

二、症状

胃下垂症伴有胃张力缺乏和胃扩张症。胃的紧张感减少，运动能力低下，食物长时间停滞在胃内，因此出现消化不良，空腹时有腹部膨胀感和重压感，进而食欲减退，进食减少，导致营养不良，出现头痛、眩晕、忧郁、失眠、神经衰弱等症状，有倦怠感，并觉得浑身无力。

三、治疗

取足三里、曲池、肺俞、膏肓、至阳、筋缩、三焦俞、巨阙、中脘、水分、右滑肉门、阴交、气海、百会等穴位，选用半米粒大小的艾炷，起初1～2周灸3壮，熟悉热感之后持续施灸。

对于胃部肌肉松弛的胃下垂症患者，本法可以起到收缩肌肉的作用。此类患者胃部往往下垂至与三焦俞相平的位置，故选三焦俞穴，连续在此处施灸可以增强食欲，增加体重。胃下垂症虽然不能完全治愈，但只要坚持连续施灸，就可以增加胃部肌肉的弹性，进而可以将胃托起，减少胃下垂给患者带来的痛苦，所以长期坚持施灸是最好的治疗方法。

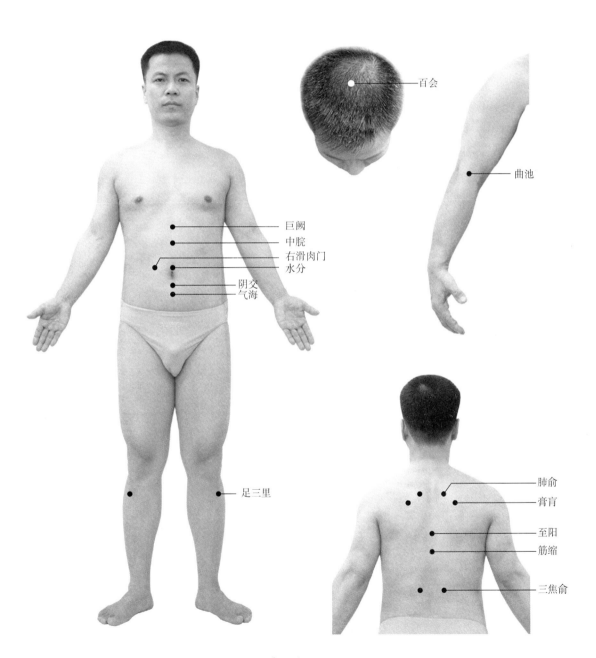

巨阙
中脘
右滑肉门
水分
阴交
气海

百会

曲池

足三里

肺俞
膏肓
至阳
筋缩
三焦俞

选用的穴位

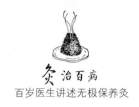

第七节 胃痉挛

一、原因

胃痉挛发生的原因多是进食了过期的食物，或是吸烟，饮酒或浓茶等。胃及十二指肠、盲肠或胆、胰脏等在胃附近的内脏有病，也会导致本病的发生。其他中枢神经系统疾病、妇科疾病、生殖系统疾病等，也可引发胃痉挛。虽有因胃部疾患所致的单纯性胃痉挛，但是极少出现。胃痉挛多为某种病症的伴随症状，也有因精神因素而发病。本病最主要的治疗方法是对因治疗。

二、症状

在心窝下的胃部发生的发作性痉挛剧痛。按之疼痛减轻，伴有恶心或呕吐。

阑尾炎、胆结石、胰腺炎、肠寄生虫病也会引起胃痉挛似的剧痛，临床要注意鉴别。

三、治疗

一开始灸里内庭，直到发热为止，可有效止痛。如果胃部疼痛不止，加灸足阳明胃经的郄穴梁丘（左侧）10～20壮，再加灸治疗胃部疾病的至阳、巨阙、中脘、胃俞穴各5壮。

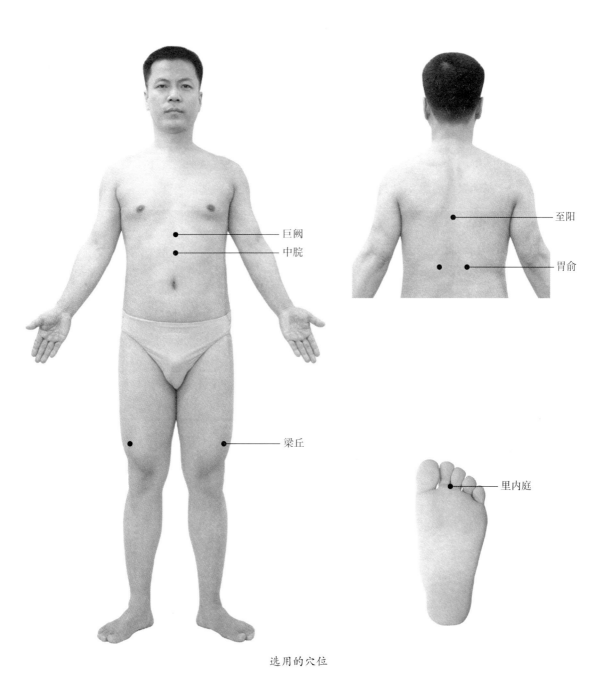

巨阙

中脘

至阳

胃俞

梁丘

里内庭

选用的穴位

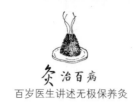

第八节　胃酸过多症

一、原因

本病多因暴饮暴食、咀嚼不完全等所致。很多女性因子宫疾患而引发本病，虽然过度疲劳也是诱因之一，但生殖系统疾患仍是导致本病发生的重要诱因。女性月经前后发病较多；男性精力消耗过度且未得到及时补充也可致病。

二、症状

胃部不适或疼痛，打饱嗝。胃痛可发散至背部或肩胛部。空腹时胃痛，进食则疼痛缓解。若不及时治疗，可引发胃溃疡。胃酸过多的人，食欲反而增强，更容易发胖。

本病需与胃溃疡相鉴别。胃酸过多症患者进食之前胃痛；胃溃疡患者进食后胃痛。胃酸过多症患者容易发胖；胃溃疡患者多消瘦，偶尔进食油炸食物则胃痛加剧。

三、治疗

灸足三里、曲池、肺俞、膏肓、至阳、肝俞、胆俞、胃仓、中脘、左梁门、右滑肉门、水分、气海、巨阙。需要注意的是，足三里穴并不适用于所有胃酸过多症患者，有的患者灸后出现胃酸增多的情况，表现为胃痛加重，此时可将足三里换成地机、上巨虚或阳陵泉穴。

按照上述方法，每日治疗1次，每穴各灸5壮，连续施灸，轻症1~2周可以治愈，重症患者需要长时间坚持治疗。

艾灸或针刺地机穴，可以抑制胃酸分泌。向上斜刺水分穴并留针，也可有效抑制胃酸分泌。胃酸过多症患者中，胖人比较容易治疗，瘦人则不易治疗。

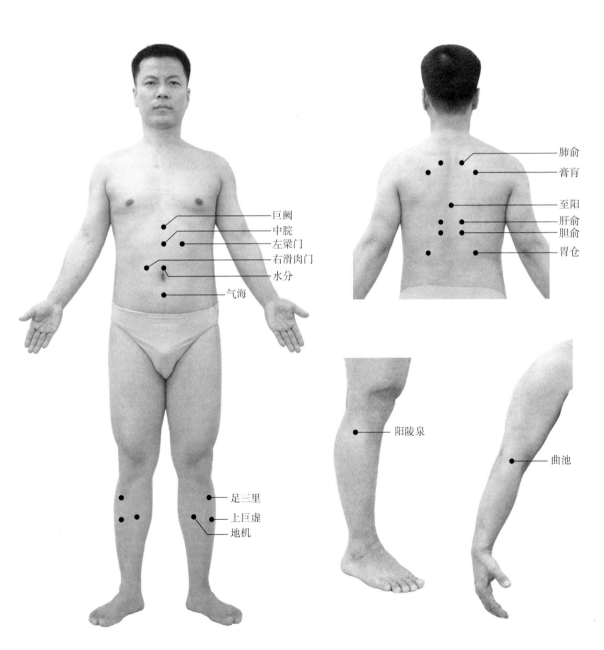

巨阙
中脘
左梁门
右滑肉门
水分
气海

足三里
上巨虚
地机

肺俞
膏肓
至阳
肝俞
胆俞
胃仓

阳陵泉

曲池

选用的穴位

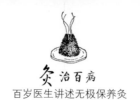

第九节　胃酸过少症

一、原因

本病多因慢性胃炎所致，精神因素或体质原因也可导致本病的发生。发病机制是胃液 pH 值低，盐酸分泌减少，导致胃部神经失调。胃酸过少症多见于瘦人。

二、症状

饭后胃部出现钝痛，腹胀，打嗝，或泄泻，也可出现神经官能症。

三、治疗

灸足三里、曲池、肺俞、膏肓、肝俞、脾俞、神门、巨阙、中脘、左梁门、右滑肉门、三阴交。每穴各灸 5 壮。

胃酸过少症属于慢性病，需要长时间坚持治疗。

研究结果表明，刺激足三里穴可以促进胃酸分泌和胃蠕动。

胃酸过少症患者多为瘦人，需要找到病因对症治疗。此类患者以前往往患过肋膜病或肺病，可选肺俞穴和阿是穴进行施灸。对于神经性胃酸过少症，可加灸神门穴，效果良好。左梁门和右滑肉门位于十二指肠处，刺激这两穴可有效缓解胃酸过少之症。女性因月经不调而致胃酸不足者，可加灸三阴交。

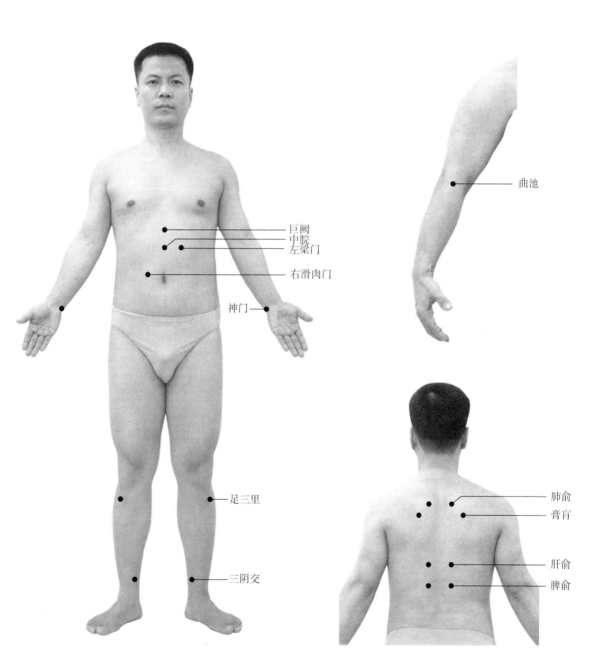

曲池

巨阙
中脘
左梁门

右滑肉门

神门

肺俞
膏肓

肝俞
脾俞

足三里

三阴交

选用的穴位

141

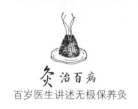
第十节　胃溃疡

一、原因

本病的病因多为暴饮暴食，嗜食过咸、过辣之品，导致胃壁的血液循环障碍。精神因素引起自律神经失调也可导致本病的发生，此类患者的病变部位往往不只是胃，还有其他脏器的损害，故要广泛寻找病因。

二、症状

饭后胃部出现绞痛或刺痛，或是痉挛性疼痛，可放散至肩部、小腹部等处，心窝下部可出现局限性压痛。胃溃疡严重者可引发头痛，疼得不能睁开眼睛。

伴随症状有吐血（咖啡色），或呕吐。嘴唇发白，眼睑没有血色，大便色黑。这是因为胃溃疡引起出血，重者会导致贫血。

患胃溃疡一段时期后，会出现胃炎或胃酸过多症等不稳定的胃部不适症状。

由于进食后胃痛，影响消化，所以此类患者往往会变瘦。触诊可以摸到胃部，仔细感觉往往能触及疼痛部位。

三、治疗

灸足三里、曲池、肺俞、膏肓、至阳、肾俞、胃俞、巨阙、中脘、左梁门、右滑肉门、气海。选择半米粒大小的艾炷，每穴各灸3壮。

有些患者治疗后反而胃痛加重，此时腹部的穴位暂停治疗，几天之后再恢复治疗。

患病人群不同，病因不同，胃溃疡的治疗方法也不相同。

老年人气弱，一般从3壮开始施灸，根据恢复的情况逐渐增加壮数。儿童的病情一般较轻，取肺俞和中脘穴多能治愈。女性患者加灸三阴交效果更佳。肺病患者多处于衰弱状态，故一开始要用弱刺激，从1壮开始施灸。对于精神因素引起的胃溃疡患者，加灸心俞、百会、神门，女性患者要加灸膻中。

人们常把胃和十二指肠合称为"胃十二指肠"，针灸治疗也一样，两者必须同时治疗，因为在胃里消化完的食物要传输到十二指肠，以进一步吸收营养。

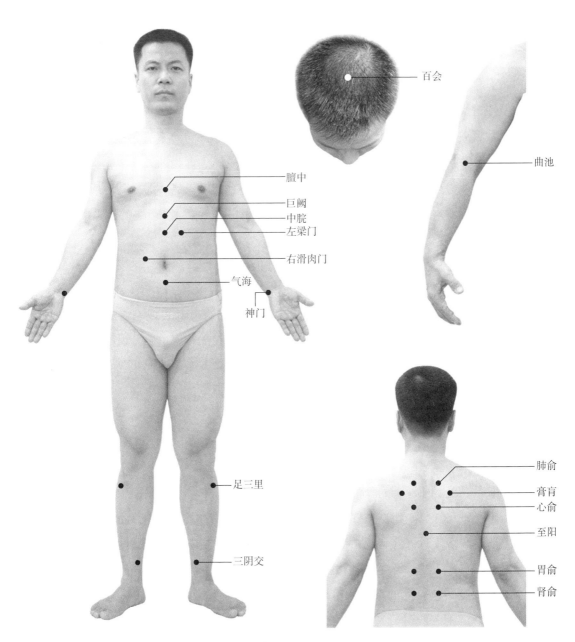

百会

膻中
巨阙
中脘
左梁门
右滑肉门
气海
神门

曲池

足三里

三阴交

肺俞
膏肓
心俞
至阳
胃俞
肾俞

选用的穴位

143

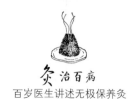
第十一节　胃癌

一、原因

慢性胃炎或胃溃疡发展成胃癌的情况较为多见。病变导致胃黏膜变弱，反复受损的胃黏膜细胞发生恶性变异而致病。准确的发病原因目前尚不清楚，有报告称与摄入过多刺激性食物有关。研究结果称，在摄入过咸或烤焦食物的人群中，胃癌的发病率较高。此外，遗传因素不能忽视。家庭成员中若有人患胃癌，那么其他成员患同种疾病的几率也较大，也许跟一个家庭的饮食习惯有关。本病多见于 40 岁以上的患者，但也有年少发病者。

二、症状

胃癌的症状变化较多，有的患者不出现症状，有的患者表现为胃部剧痛。胃癌初期多没有症状，偶尔出现食欲不振，饭后膨胀感，胸部有压迫感，讨厌吃肉食，头痛，饭后胃痛，有时伴有呕吐。随着病情的发展，身体极度虚弱，状况急剧变差。到了晚期，腹部能触摸到包块，饭后即吐。呕吐液呈咖啡色，胃部疼痛严重，患者非常痛苦。

三、治疗

选取足三里、曲池、肩外俞、肺俞、脾俞、肾俞、中脘、左梁门、水分、右滑肉门、至阳，每穴各灸 5 壮。灸疗的意义是有效止痛，提高患者的生存质量。很多患者经过上述方法治疗后，直到死亡也未出现严重的疼痛。足三里是养胃的特效穴，故灸足三里可以改善症状。胃疼可以放散至背部，导致肩胛骨周围疼痛，故灸肩外俞。临床上虽然偶有治愈癌症的案例，但总体来说并不容易治疗。针灸能够减轻患者的疼痛，胜过麻醉剂。经过针灸治疗，疼痛可以减轻 1/3 左右，疼痛的次数也会逐渐减少。针灸虽然不能治愈癌症，但减轻疼痛是不变的事实。随着疼痛的减轻，患者进食改善，病情好转。

灸疗法对胃有益，仅灸中脘穴就对胃部有很大的养护作用。足三里、曲池等无极保养灸的穴位全都可以养胃。

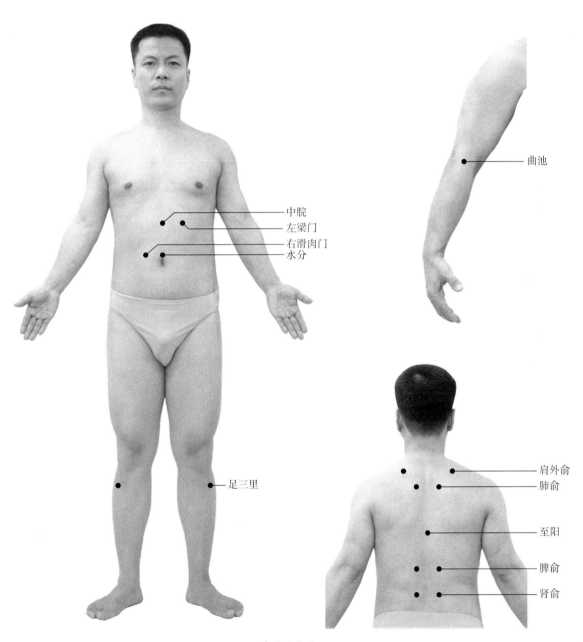

中脘
左梁门
右滑肉门
水分
曲池
足三里
肩外俞
肺俞
至阳
脾俞
肾俞

选用的穴位

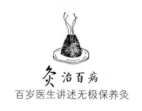
第十二节　呕吐

一、原因

导致呕吐的原因有很多，如脑病、尿毒症、胃肠疾病、肾结石、胆结石、膀胱结石、中毒、妊娠等。因肾脏、肝脏、膀胱、胆囊等脏器病变而引发的呕吐，需要找到根本病因对症治疗。

对于妊娠或胃肠疾病引发的呕吐，灸疗法有特效。

二、治疗

灸足三里、曲池、鸠尾、中脘、左梁门、中极、至阳、内庭，临床根据病情轻重，每穴各灸 5～15 壮。内庭穴是治疗呕吐的特效穴。

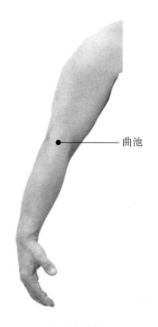

曲池

选用的穴位

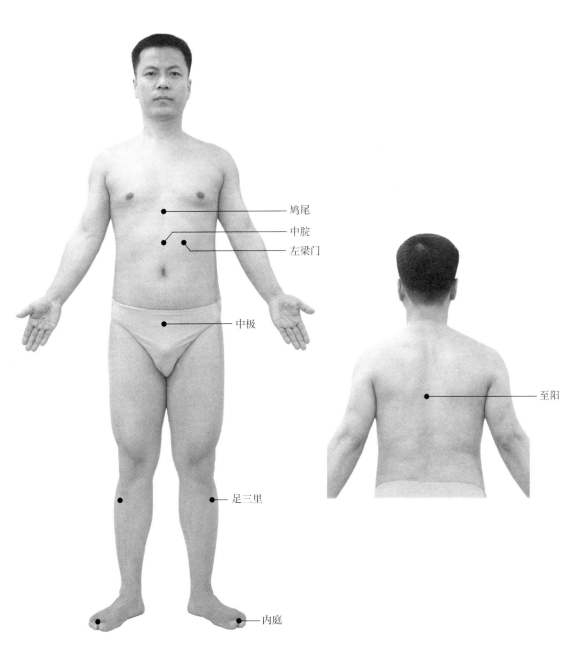

鸠尾

中脘

左梁门

中极

至阳

足三里

内庭

选用的穴位

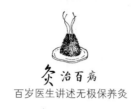

第十三节　吐血

一、原因

导致吐血的原因有很多，如食道溃疡、胃及十二指肠溃疡、癌症、胃壁瘀血、癔症、癫痫发作时、妇女月经期间代偿性胃出血、其他出血性因素。

二、治疗

应找到根本病因对症治疗。

第十四节　食欲不振

一、原因

除消化系统疾病（口腔、食道、胃肠、肝胆、胰脏、腹膜等疾病）可以导致食欲不振之外，呼吸系统疾病、药物因素、精神因素等也可引起食欲不振。此外，体力劳动或运动过度也可出现一时的食欲不振。

二、治疗

取足三里、曲池、肝俞、脾俞、胃俞、中脘、右滑肉门、气海、关元，选择半米粒大小的艾炷，每穴各灸 5 壮，坚持施灸。

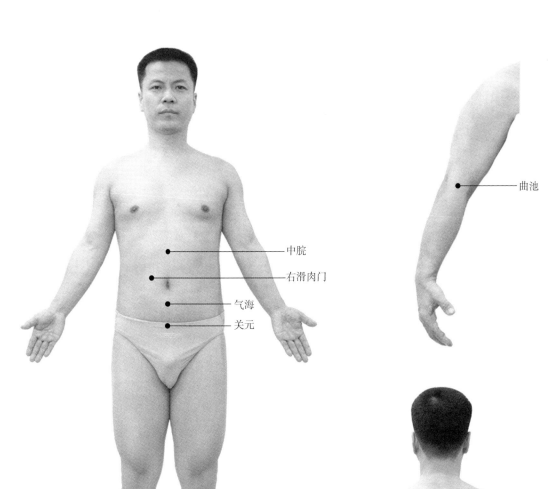

曲池

中脘

右滑肉门

气海

关元

足三里

肝俞

脾俞

胃俞

选用的穴位

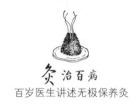

第十五节　急性肠炎

一、原因

乱吃东西、持续性精神紧张、感染细菌或病毒，均可导致本病的发生。

二、症状

开始时出现恶心呕吐和腹痛，随后出现急性泄泻，呈粥样便或水样便，色黄或绿，时而掺杂黏液或血液，含气体，有恶臭。

感染细菌或病毒而致泄泻者还伴有发热。老年人和儿童等虚弱者若泄泻不止，可出现出血和脱水，进而转为重症，病情急速恶化。

三、治疗

灸足三里、曲池、大肠俞、膈俞、中脘、天枢、气海、中极、肾俞。

严重时可灸里内庭多壮，灸至感觉到热为止，效果神奇。

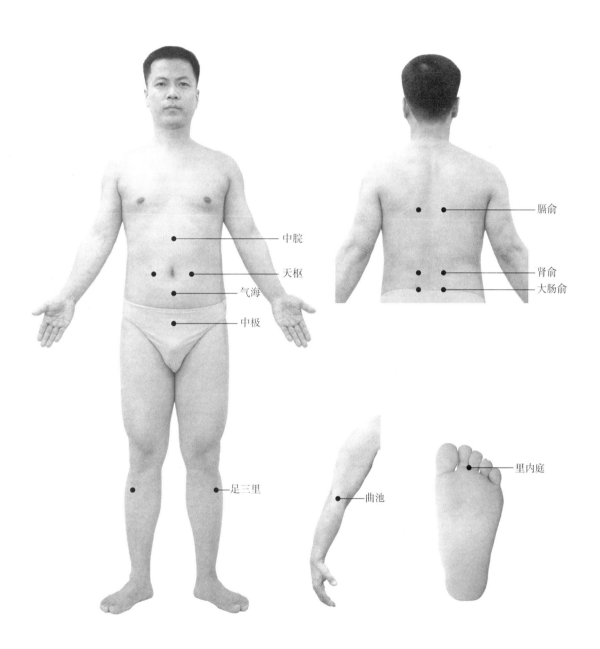

中脘

天枢

气海

中极

足三里

曲池

膈俞

肾俞

大肠俞

里内庭

选用的穴位

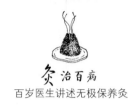

第十六节　慢性肠炎

一、原因

本病一般由急性肠炎转化而来，但也有一开始发病即为慢性肠炎者，多因肾功能衰弱所致。

二、症状

腹部有不适感和膨胀感，时而出现腹痛，肚子叽里咕噜响，泄泻或便秘，或大便稀溏。此外，还可伴有神经过敏、心悸、头痛、眩晕、失眠、胸闷、打嗝等症，严重者变得瘦弱无力。

三、治疗

灸足三里、曲池、肾俞、大肠俞、中极、水道、天枢、气海、中脘、左梁门、巨阙。

重点灸中脘、左梁门、天枢、大肠俞、肾俞，效果良好。

慢性肠炎虽是脾经、胃经出现异常的表现之一，但多从肾经论治。肾虚者易患慢性肠炎，房事后泄泻就能说明这一点。肾虚者房事后下腹部胀满、发凉，同时腹部叽里咕噜响，腰部酸重，疲倦无力。肾精消耗过度可出现上述不适症状，此时灸肾俞穴，可以有效补益肾气而见效。

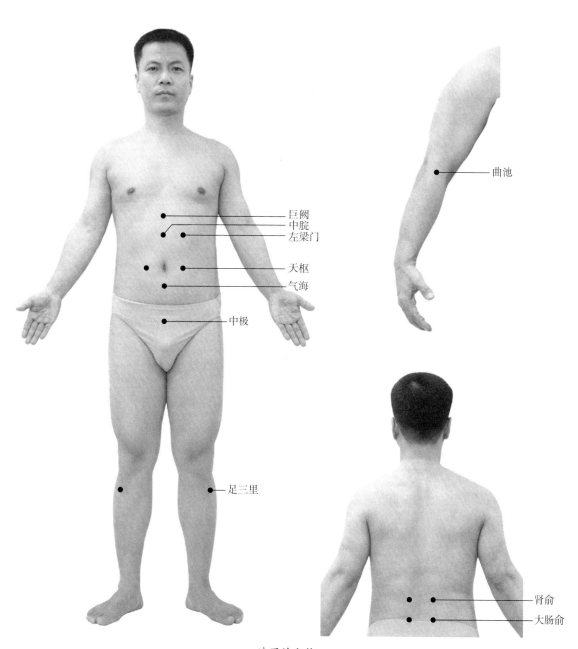

巨阙
中脘
左梁门

天枢
气海

中极

曲池

足三里

肾俞
大肠俞

选用的穴位

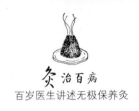

第十七节　腹痛

腹部脏器出现异常可导致腹痛的发生。其中，胃痉挛、胆结石、胰腺炎、急性胆囊炎等所致的腹痛位于上腹部，肠功能异常所致的腹痛位于中腹部，阑尾炎、肠蠕动亢进、腹膜受刺激所致的腹痛位于右下腹。此外，肾脏功能异常、女性生殖系统疾病患者，除了腰痛外，还可在下腹部出现疼痛。根据病因对症治疗。

第十八节　泄泻

一、原因

本病发生的主要原因是摄入不洁食物、暴饮暴食而致消化不良。其他原因有：食物中毒、自身中毒（如尿毒症、糖尿病性昏迷等）、体寒、蛔虫病、肠炎、肠结核等。除此之外，还有很多情况可引起泄泻，如感冒引起的泄泻、神经性泄泻、过敏导致的泄泻等。

二、症状及治疗

泄泻的同时伴有持续性腹痛，或在大便之前出现腹痛，肚子叽里咕噜响，呈粥样便，掺杂淡黄色的上皮黏液和未消化的食物。小便量少，头痛，时有微热。小儿泄泻可伴有呕吐，下腹胀满，按之疼痛，时而虚脱，可引起惊悸，需要仔细观察。

摄入不洁食物或暴饮暴食所致的泄泻：灸足三里、梁丘、中脘、左梁门、水分、中极、至阳。

肠炎或肠结核所致的泄泻：灸足三里、曲池、肺俞、膏肓、膈俞、肾俞、大肠俞、中脘、气海、天枢。

小儿泄泻：取身柱、中脘、中极，选择半米粒大小的艾炷，每穴各灸3壮，同时热敷中极穴。

老年人泄泻：严重虚脱者，轻灸膏肓、膈俞、肾俞、大肠俞、中极、中脘、左梁门、足三里，同时热敷下腹部。

其他原因所致的泄泻：蛔虫病、感冒所致的泄泻，以及神经性泄泻，需根据病因对症治疗。

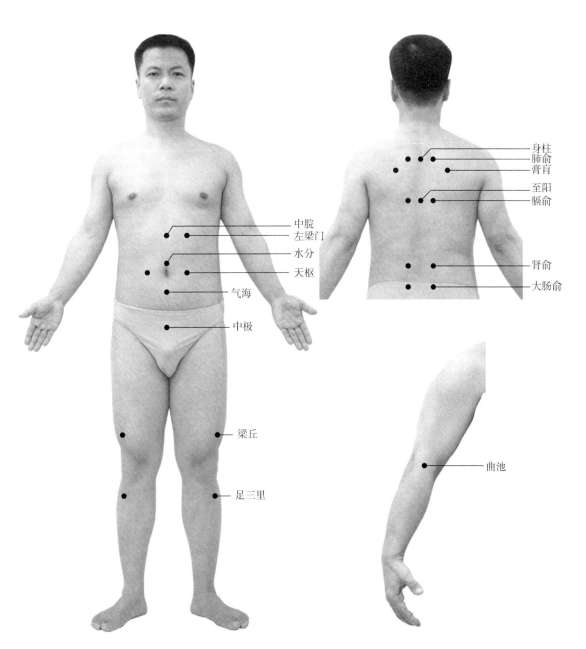

选用的穴位

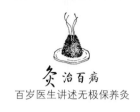

第十九节 便秘

一、原因

肠道狭窄或受到压迫可导致本病的发生。也有肠管没有特殊变化而发病者。肠壁肌肉松弛或肠麻痹也会导致本病的发生。肠痉挛可引发习惯性便秘。

女性子宫异常可引发便秘；男性前列腺炎也可引发便秘。

二、症状

便秘的同时伴有腹部重压感、腹胀、疲倦、眩晕、食欲不振、头痛、呕吐、失眠或嗜睡、高血压、心悸、痔疮、神经痛等症。

三、治疗

灸足三里、气海、肓俞、中脘、大肠俞、肾俞。

加灸左神门后边的里神门穴，效果更佳。触摸便秘者的下腹部，在左侧腹结穴和府舍穴的中间部位可触摸到长条的包块，此处施灸效果良好。加灸左侧髂嵴部位的腰眼穴 7 壮，可迅速提高疗效。

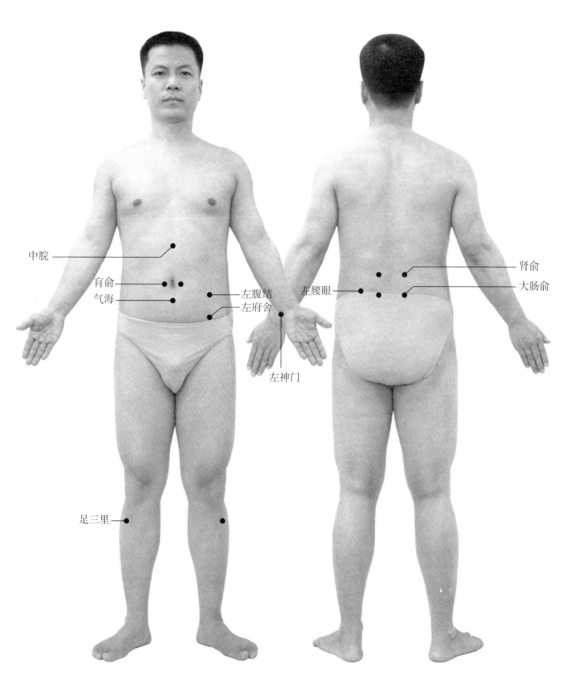

中脘

肓俞

气海

左腹结

左府舍

左神门

足三里

肾俞

大肠俞

左腰眼

选用的穴位

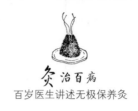

第二十节　肠出血

一、原因

外伤、溃疡、肿瘤、痔疮、肠结核、血液病、血管病、十二指肠虫病等可导致本病的发生。肉眼能看见的出血称为"下血"；用化学反应证明的微量出血叫"渗血"。

因胃溃疡而致的肠出血较为多见，其他门脉出血、肠套叠、重症黄疸、紫癜也可导致肠出血。此外，还包括无特殊原因的神经性肠出血和女性经期代偿性肠出血。

二、症状

便血颜色越鲜红，表明病症越靠近肛门。肠出血时，血液黏附于大便表面；深处出血时，血液混合于大便中。

三、治疗

灸足三里、曲池、中脘、天枢、大肠俞。每穴各灸 15 壮。

单灸百会穴，多可有效止血。若多壮施灸，则只治疗 1 次。

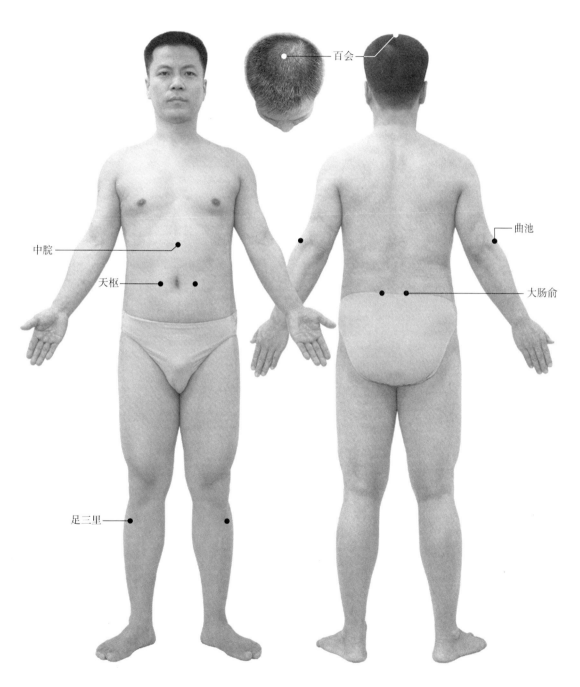

选用的穴位

百会

曲池

中脘

天枢

大肠俞

足三里

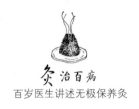

第二十一节　肠闭锁症

一、原因

由于肠的内腔变窄或堵塞，导致不能排便和排气而引发本病。俗话说的"肠扭曲"就是指肠闭锁症。开腹手术或腹膜炎常可导致本病的发生。

二、症状

本病表现为便秘，肠蠕动亢进，进而导致鼓胀。急性病症表现为发作性腹痛和呕吐，不能排便和排气，腹部能触摸到包块，病情凶险。肠闭锁症还能导致小肠出现异常，腹部出现咕噜咕噜的声音，肠运动缓慢。

三、治疗

灸三焦俞、肾俞、气海。

肠管围绕肠间膜的过程中发生扭曲的情况常见于乙状结肠。以上穴位需要进行100壮以上的多壮灸，若出现排气则说明已治愈。需要注意的是，多壮灸不可每日进行，必须一次结束。

本病多因虚证引起，因此要提高虚弱部位的功能。肠闭锁症患者可出现面部发黄，出虚汗，脸部黏腻。虚汗是身体虚弱无力时出现的现象，此时可以取无极保养灸的穴位，各灸3壮，效果良好。

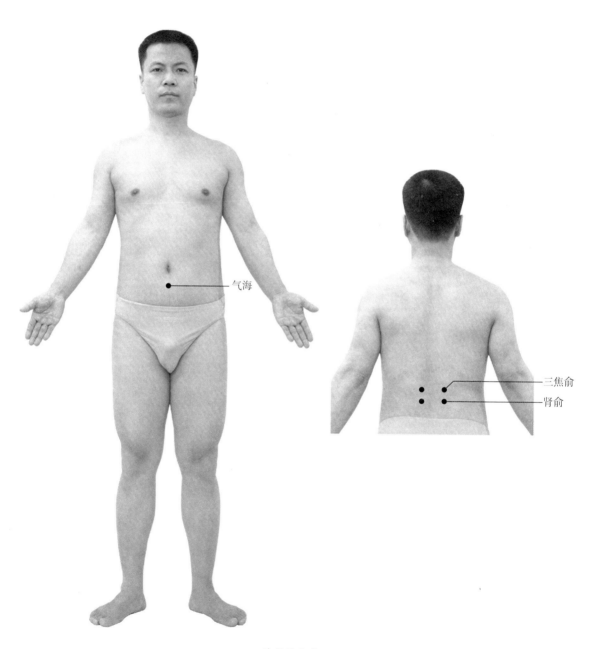

气海

三焦俞

肾俞

选用的穴位

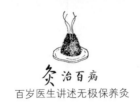

第二十二节 阑尾炎

一、原因

本病由于盲肠尾部的阑尾受到异物刺激而发生炎症，导致腹痛的发生。

二、症状

出现突发性腹痛，开始是全腹疼痛，然后逐渐集中于右侧下腹部疼痛。有时疼痛可放散至腰部和背部。

伴有恶心呕吐，发热，脉数，多数患者还有便秘。此病需要争分夺秒地进行治疗。单纯性阑尾炎由于阑尾没有化脓，所以预后较好，针灸治疗效果良好；若阑尾已化脓则预后不佳，往往会出现脓疡和穿孔，进而引起腹膜炎，情况凶险。

阑尾炎患者绝对不能吃止痛药，如果吃了止痛药，一旦转为腹膜炎则不易被发现而耽误治疗。

阑尾炎引起的腹痛注意与胃痉挛引起的腹痛相鉴别。阑尾炎引起的腹痛，其特征是腰痛且不能伸腿，诊断时要注意观察患者弯腰的同时能否伸腿。

三、治疗

灸疗的适应证是轻度单纯性阑尾炎或慢性阑尾炎，如果已经转为腹膜炎则效果不佳。

灸曲池、足三里、中脘、天枢，每穴各灸 7～10 壮。疼痛减轻后，对气海穴进行100 壮以上的多壮灸。由于对阑尾炎患者进行施灸是在疼痛发生之后，故 5 日后疼痛若不复发则说明已治愈。

急性阑尾炎发作时，针刺大肠经的郄穴孔最或脾经的郄穴地机，可有效减轻疼痛。

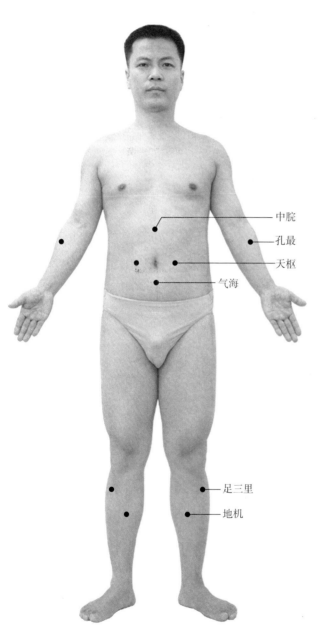

中脘

孔最

天枢

气海

足三里

地机

曲池

选用的穴位

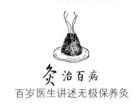

第二十三节　肠疝

一、原因

肠疝也叫"脱肠"，多因不消化或酸腐性的食物、蛔虫、铅毒、宿便、寒冷气候、胆结石、肾结石等刺激所致。女性的生殖器官分布在肠周围，因此卵巢疾患、月经不调等因素也可导致本病的发生。小儿先天性内脏器官畸形也会发生肠疝。

二、症状

发作性肠疝痛和肠痉挛，疼痛放散至腰部和下腹部。很多患者没有炎症也会出现疼痛。

小儿肠疝痛常伴有呕吐，因此如果小儿经常呕吐，则需要对腹部进行触诊，看看是否发生了肠疝。

三、治疗

灸足三里、曲池、三阴交、中脘、肓俞、气海、大巨、小肠俞、肾俞、志室、三焦俞，每穴各灸5壮。

肠疝是下腹部疾病，因此灸肓俞、大巨、小肠俞、气海、肾俞、志室等穴位，可以提高下腹部的升提之气。

灸三焦俞也非常重要。腹部触诊时，上、中、下三焦都能触到动悸，从经验来看，动悸部位对应的背俞穴多为三焦俞，此时加灸三焦俞，效果最佳。

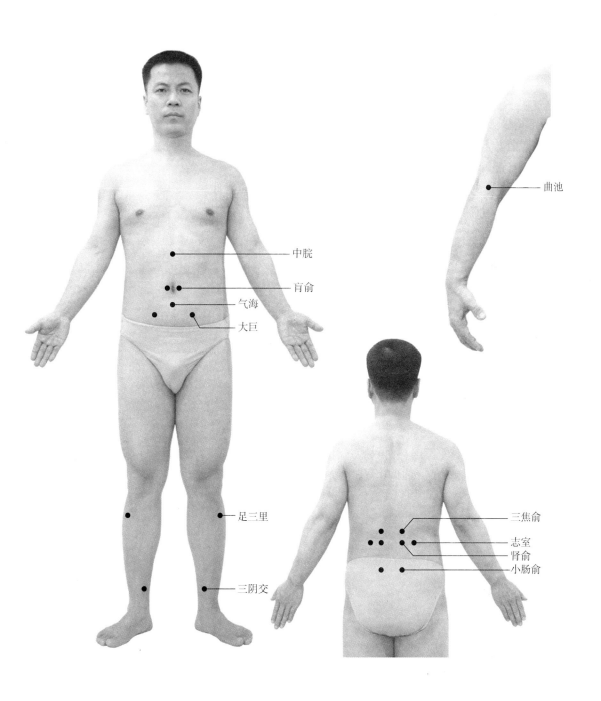

中脘

肓俞

气海

大巨

足三里

三阴交

曲池

三焦俞

志室

肾俞

小肠俞

选用的穴位

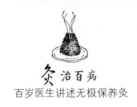

第二十四节　肠下垂症

一、原因

肠神经的调节障碍导致肠向下垂。本病多见于女性。多因腹肌无力、开腹手术、分娩后腹压下降所致。

二、症状

平时自觉症状没有异常，但肠功能低下，继而营养吸收不良，因此表现为消瘦无力。肠下垂患者与胃下垂和肾下垂患者一样，伴随无力性症状。

三、治疗

选取足三里、曲池、小肠俞、大肠俞、关元、气海、天枢、中脘。

以上穴位长时间坚持施灸，每日1次，每穴各灸5壮。

足三里、曲池、中脘是保护胃气的穴位，对这些穴位进行施灸，可以提高消化功能。消化功能好了，才能产生能量和力气，无力性症状才会消失。灸大肠俞、小肠俞、关元、气海、天枢穴，可以补养大肠之气，提升下垂的肠道。

肠下垂症是慢性病，需要长时间施灸才有效果。

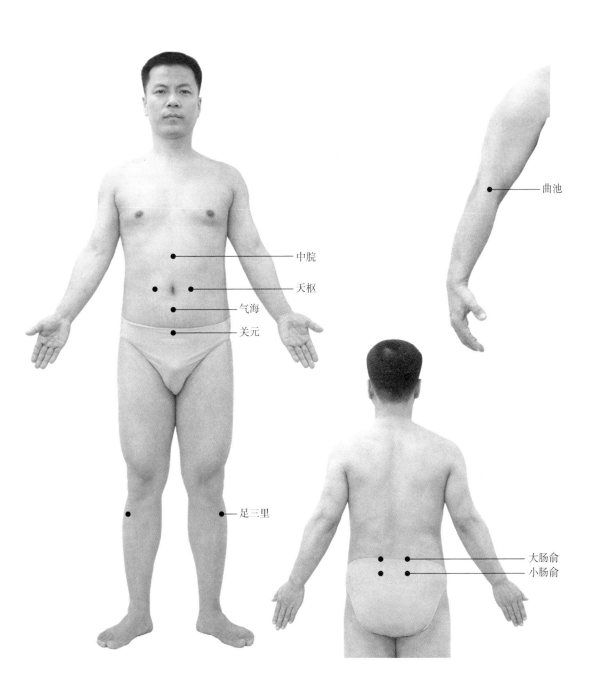

中脘

天枢

气海

关元

足三里

曲池

大肠俞

小肠俞

选用的穴位

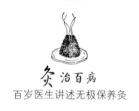

第二十五节　肝硬化

一、原因

长时间连续性肝损伤会使干细胞减少，产生瘢痕，肝脏变得凹凸不平并逐渐变硬，形成肝硬化。肝硬化初期始于肝肥大，随着病情的发展，肝脏逐渐萎缩。胆汁性肝硬化因胆汁持续积聚而产生，伴发黄疸。嗜食刺激性食物，磷、砷、铝等重金属中毒，过量饮酒，结核病等因素可引发本病。肝硬化初期灸疗有效，重症治疗起来则比较困难。

二、症状

肝脏受到一定的损伤一般不会出现明显的症状，因此肝硬化初期仅出现全身疲劳。伴有食欲不振，打嗝，吐酸水，腹部叽里咕噜响，心窝部膨胀感，大便不正常，时而便秘，吃得不多肚子却很胀。严重时脸部无光泽，发青或发黄。

三、治疗

灸足三里、曲池、肩井、膏肓、至阳、肝俞、胆俞、肾俞、巨阙、中脘、右不容、右期门、右梁门、关元、大敦，每穴各灸5壮。

肝俞、胆俞可聚集肝胆之气，灸之可保肝气。灸右侧的不容、期门、梁门穴，可疏肝气。肝脏有病必然带来消化功能的异常，因此灸足三里、曲池、中脘、至阳、巨阙穴，可以强化脾胃功能。全身疲倦是肝硬化的代表性症状，故灸关元和肾俞穴可以补元气。大部分的肝硬化患者觉得背部和肩部酸痛发沉，因此灸膏肓和肩井穴能缓解症状。

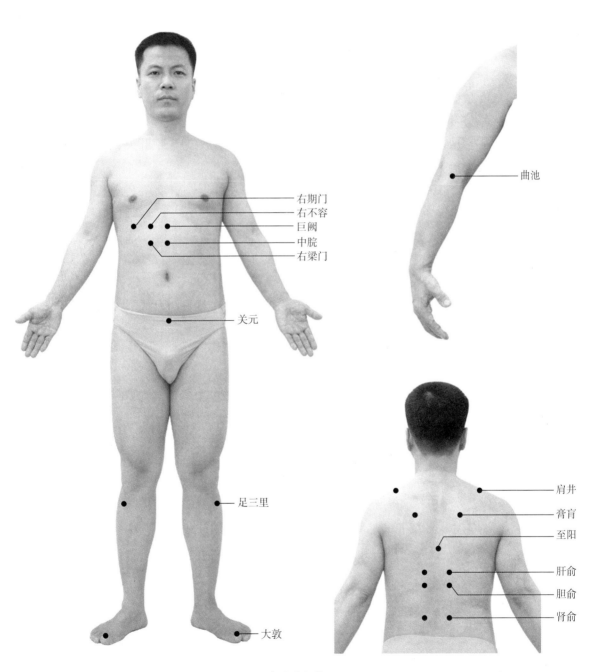

右期门
右不容
巨阙
中脘
右梁门

曲池

关元

足三里

大敦

肩井
膏肓
至阳
肝俞
胆俞
肾俞

选用的穴位

169

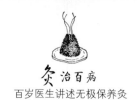

第二十六节　肝肥大

一、原因

肝肥大又称肝肿大，可以认为是肝硬化的初期状态。

本病的发病原因很多，如嗜食刺激性食物、酒精中毒、急慢性肝炎、肝癌、心脏疾患等。

二、症状

本病主要的自觉症状为右侧肋骨部位膨胀、钝痛，大便不调，胆汁分泌异常而致吐酸，重者出现黄疸。

三、治疗

灸足三里、曲池、至阳、肝俞、胆俞、肾俞、巨阙、中脘、右不容、右梁门、关元。

灸足三里、曲池、中脘穴可以调节全身气血；灸至阳、巨阙穴可以补益脾胃之气，有助于增强消化功能；灸肝俞、胆俞和局部的右不容、右梁门，可以强化肝胆之气。

大部分肝病患者多因肾气衰弱而致病，因为肝与肾是母子关系，此时灸肾俞和关元穴可以补益肾气。

肝肥大属于慢性病，需要长时间坚持施灸。

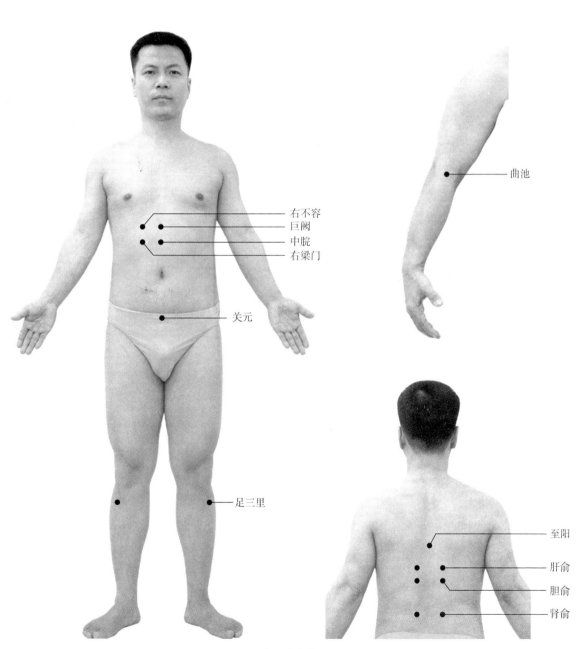

右不容
巨阙
中脘
右梁门

曲池

关元

足三里

至阳
肝俞
胆俞
肾俞

选用的穴位

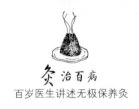

第二十七节　肝炎

一、原因

生气会影响肝脏的功能，所以癔症或神经衰弱者的肝功能多不好。过量饮酒、暴饮暴食、食物中毒和药物等因素对肝脏损害较大，可引发急性肝炎。慢性肝炎多由急性肝炎转变而来，此外，痛经、子宫肌瘤等妇科疾病也会影响肝脏功能。

二、症状

右侧肋部轻则钝痛，重则剧痛，伴有发热。疼痛严重时，注意与胃痉挛相区别。

急性肝炎患者主要表现为全身无力、头痛等类似感冒症状，如果患上感冒则症状更为严重，并且食欲不振和呕吐同时出现，泄泻和便秘交替出现。

慢性肝炎患者表现为全身无力，吃点东西就觉得肚子胀得难受，非常痛苦。腹部触诊，若按之发硬则为重症。

三、治疗

选取足三里、曲池、膈俞、肝俞、胆俞、巨阙、右不容、中脘、右梁门、右期门，轻症患者每穴各灸5壮，重症患者则增加壮数。

灸疗时不分急性和慢性。发热严重时，加灸风门10壮以上，可以有效退热，此属多壮灸，故只灸一次。肝炎患者肝脏功能不好，会出现各种胃肠功能障碍，因此以足三里、曲池、中脘为基本穴，可以强化脾胃的功能；选用肝俞、膈俞、胆俞、右不容、右梁门、右期门等穴位，可以调理肝胆功能。胃气上逆而出现呕吐时，加灸巨阙。

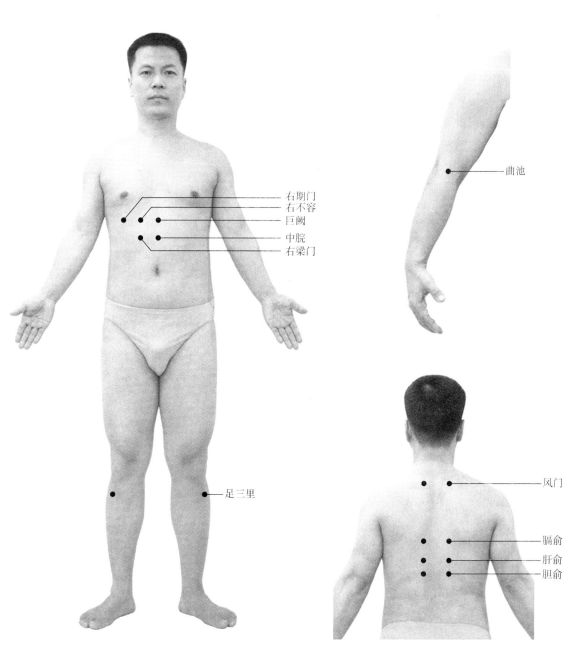

右期门
右不容
巨阙
中脘
右梁门

曲池

足三里

风门

膈俞
肝俞
胆俞

选用的穴位

173

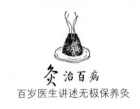

第二十八节　肝萎缩

一、原因

酒精中毒、淋病、细菌或病毒感染等因素可引发肝脏疾患，进而导致肝萎缩，若肝脏组织被破坏则成为脂肪肝。多数患者由急性肝炎转化而来。

二、症状

患者表现为食欲不振，容易疲劳，胃部有重压感，腹部有膨胀感。也会出现便秘、鼓胀和贫血症状。

三、治疗

选取中脘、巨阙、右不容、右梁门、肝俞、胆俞、脾俞、肾俞、曲池、足三里，每穴各灸 3 壮。

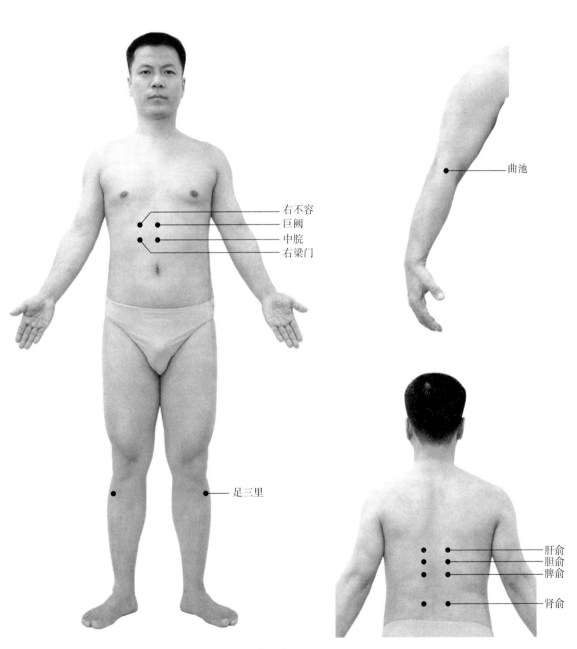

右不容
巨阙
中脘
右梁门

曲池

足三里

肝俞
胆俞
脾俞

肾俞

选用的穴位

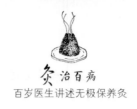

第二十九节　黄疸

一、原因

发病原因有胆道炎、胆结石、胆道周边肿瘤压迫、急性肝萎缩、肝炎导致胆总管黏膜肿胀或闭锁、胃肠障碍等。

二、症状

胃部有膨胀感，右侧肋部疼痛，并有压痛，出现轻微发热、恶心、呕吐、食欲不振、头痛、疲倦、脉缓等症。胆囊疼痛，严重时会放散至右侧肩胛部。血液中的胆色素增多，导致结膜、皮肤或黏膜发黄，尿液暗褐色且发臭，大便呈灰白色。

三、治疗

选取足三里、曲池、右肩井、至阳、肝俞、胆俞、脾俞、肾俞、中脘、右不容、右滑肉门、关元，每穴各灸5壮，直至痊愈。

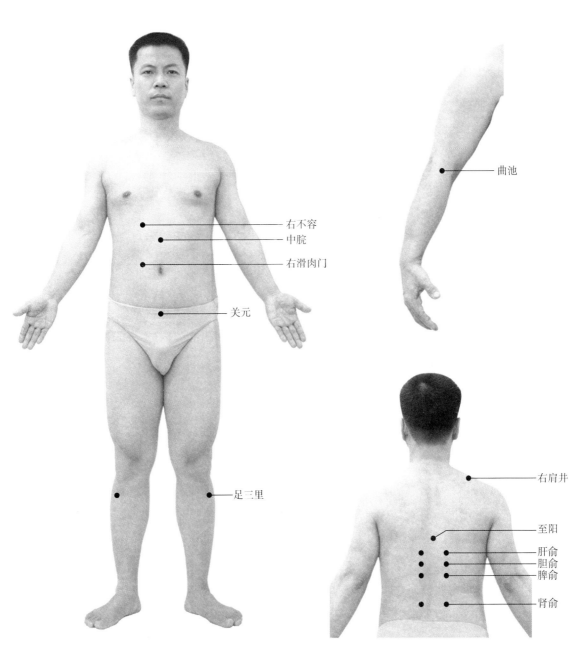

右不容
中脘
右滑肉门
关元
足三里

曲池

右肩井
至阳
肝俞
胆俞
脾俞
肾俞

选用的穴位

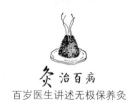
第三十节　胆结石

一、原因

发生胆结石的主要原因是胆汁郁积。此时细菌入侵容易引发胆囊和胆道炎症，胆红素和胆固醇沉淀而形成结石。除了胆外，人体内容易产生结石的部位还有肾脏和肝脏。

二、症状

本病多发于中年以上女性。有的患者即使胆囊或胆道发生了结石，也没有不适症状。一般情况下，多表现为发作性腹痛，胆囊处针刺样疼痛，或右侧肋部重压感，常伴有恶心呕吐、消化不良、发热等症。

一般发作突然出现在深夜或第二天清晨。胆结石导致的腹痛非常严重，可放散至胸部、背部、右侧肩胛部、上肢、阴部等部位。这是因为胆囊内的结石移动时刺激胆管黏膜，导致肌肉层痉挛性收缩而致疼痛。

三、治疗

如果疼痛剧烈，可多壮灸至阳和胆俞穴，直到疼痛消失为止。持续施灸，可以防止胆结石复发，维持体内阴阳平衡。对于不愿做手术的患者，坚持持续施灸，可以有效缓解症状。

选取足三里、曲池、右肩井、肺俞、膏肓、至阳、右肝俞、右胆俞、肾俞、右不容、中脘、右梁门、左滑肉门、气海、水道，每穴各灸 5 壮。

根据临床经验，胆结石患者较易患感冒，因此同时灸肺俞穴，局部灸中脘、右梁门、右不容、右肝俞、右胆俞等穴，患者会觉得很舒服，疼痛症状随之减轻。

由于胆结石多发于中年以上女性，这类患者多伴有月经不调，因此加灸水道穴。

胆结石导致的腹痛常放射至右侧肩部，故加灸右肩井。灸足三里、曲池、中脘等穴位，可以调节全身之气。

胆结石与肾结石和膀胱结石一样，没有排到体外的通道，因此治疗起来比较困难。快速去除胆结石的方法是手术治疗，但也有不手术便能治愈的方法——灸疗。

灸疗治愈胆结石的原理是去除体内多余的东西，使身体恢复阴阳平衡。不仅是人体，所有宇宙之物都需要平衡。

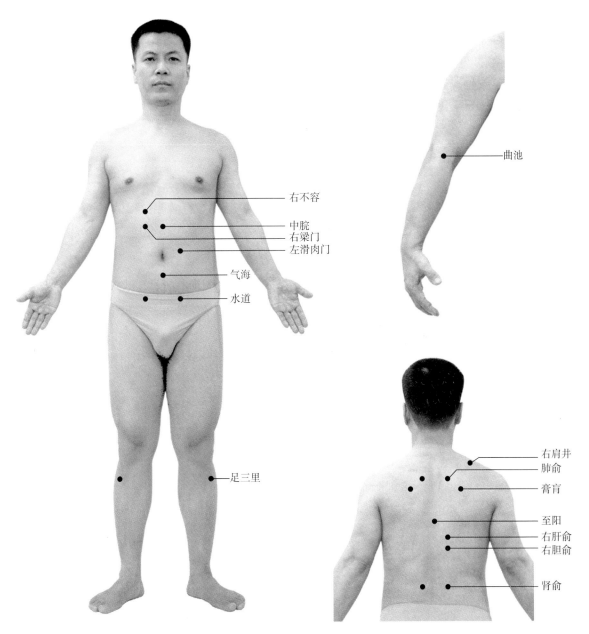

右不容
中脘
右梁门
左滑肉门
气海
水道
足三里
曲池
右肩井
肺俞
膏肓
至阳
右肝俞
右胆俞
肾俞

选用的穴位

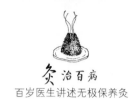
第三十一节 腹膜炎

一、原因

发病原因有卵巢或子宫等女性生殖器官化脓性炎症、外伤、胃及十二指肠溃疡急性穿孔、阑尾炎穿孔、腹腔内脏器发炎引起的破裂穿孔、坏死性肾脏炎、坏血病、结核及癌肿等。

二、症状

急性腹膜炎易发生穿孔，由于腹壁紧张而出现剧烈的腹痛，呕吐，打嗝，全身无力，四肢发凉；脉细小而快，呼吸变快；腹膜压痛，鼓胀，浊音消失，伴有恶寒、发热、烦渴、便秘。如果不及时治疗，数日内可虚脱而死。

慢性腹膜炎多由结核引起。初期症状不明显，只出现全身疲劳，头痛，恶寒，发热，食欲不振，微热，下腹痛，消化不良。没有腹膜疼痛或压痛，偶尔出现微痛。腹部膨胀，全腹部硬鼓。

多数腹膜炎患者有便秘倾向，身体逐渐衰弱，伴有发热，易引发肋膜炎。

三、治疗

选取足三里、曲池、肺俞、膏肓、至阳、肝俞、脾俞、命门、中脘、水分、天枢、阴交、水道、中极，每穴各灸 3~5 壮。

对于急性患者，针刺肺俞、太冲、筑宾、血海、合谷穴并留针，可以退热、化脓。

腹腔中的脓水也属于水，灸肝俞、脾俞、天枢、中极、水道、水分、阴交，可以利水解毒；灸足三里、曲池、中脘，可以调整全身之气。

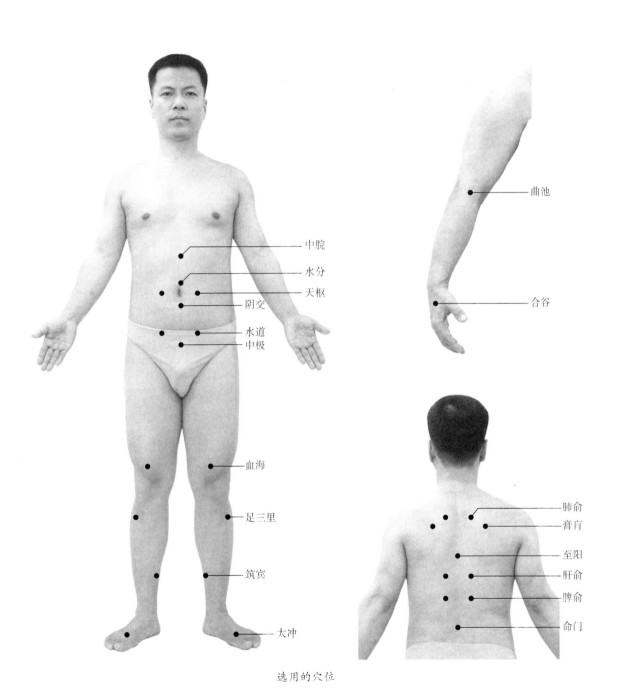

中脘
水分
天枢
阴交
水道
中极

曲池
合谷

血海
足三里
筑宾
太冲

肺俞
膏肓
至阳
肝俞
脾俞
命门

选用的穴位

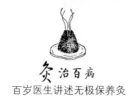

第三十二节 腹水

一、原因

产生腹水的原因很多，比较常见的有门静脉高压，肝静脉阻塞，腹膜炎，心脏、肾脏、肝脏疾病引起的血行障碍，恶病质，肺病，恶性肿瘤，全身衰弱等。腹水可与肾炎同时发生，也可与浮肿同时出现。

二、症状

由于腹水不断增多，随着体位的变化，腹部的外观也随之发生变化，肚脐消失，皮肤紧绷，呈青白色，无光泽，同时尿量减少，心脏、肺脏往上移，出现呼吸困难、腹痛。触按腹部时有波动感。

三、治疗

选取足三里、曲池、肺俞、膏肓、至阳、肝俞、脾俞、京门、肾俞、中极、水道、阴交、水分、中脘、膻中，每穴各灸3~5壮。

灸足三里、曲池、中脘、至阳、肝俞、脾俞，可以调整全身，补肝脾之元气；灸京门、肾俞，可以补肾精；灸中极、水道、阴交，可以温养胞宫；灸水分，可以消除腹水；灸肺俞、膏肓、膻中，可以强化心肺功能。

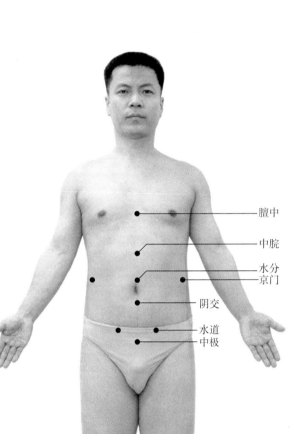

膻中
中脘
水分
京门
阴交
水道
中极
足三里

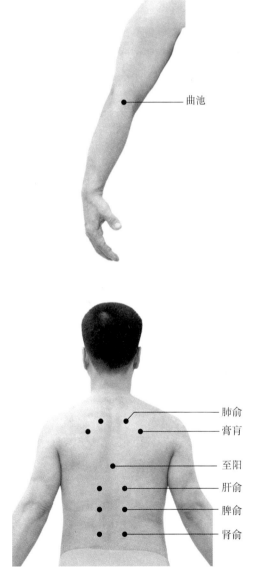

曲池

肺俞
膏肓
至阳
肝俞
脾俞
肾俞

选用的穴位

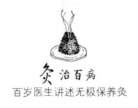

第三十三节　鼓胀

一、原因

本病可因肠道疾病而引起，其他脏器病变可引起二次发病。此外，癔症、精神压力等神经性因素可导致迷走神经性鼓胀发生。

二、症状

由于腹部有气体而呈膨胀状态，腹部呈半圆形，按之没有波动感，注意与腹水相鉴别，腹水时触摸腹部有波动感。

自觉症状有腹部不舒，膨胀感，时而疼痛，排气则舒。

三、治疗

灸三阴交、足三里、曲池、阴交、左腹结、关元、气海、中脘、大肠俞、肾俞、三焦俞、脾俞、百会。

三阴交是足三阴经聚集的穴位，灸之可有效治疗因肝、脾、肾三脏疾患所致的腹部膨胀；灸左腹结、大肠俞、阴交，可散大肠之瘀血；灸足三里、曲池、中脘、脾俞，可强化脾胃功能，调整气血循环；灸关元、气海、肾俞、三焦俞，可补充元气；百会为诸阳之会，灸之可补阳气，温养肠道。

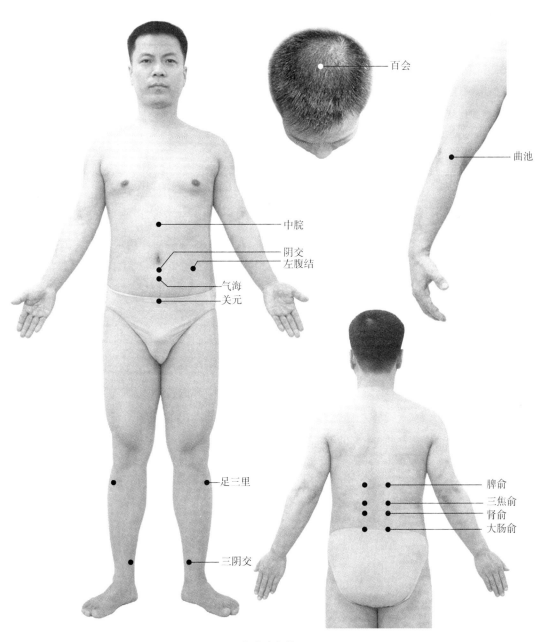

选用的穴位

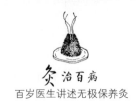

第三十四节　脾脏肥大症

一、原因

发病原因有睡眠不足、过度疲劳、神经衰弱、肝脏疾病、摄入过量糖分、传染病等。

二、症状

左侧肋骨下部钝痛，或毫无疼痛症状。伴有打嗝、记忆力减退、夜间无法入睡、严重失眠、白天嗜睡、易疲劳、消化功能低下等症。

小儿脾脏肥大以前称为"腹疟"，体温若超过39℃就会很危险。此时会出现抽搐、斜视，影响大脑功能。

成人患疟疾也可导致脾脏肥大。疟疾又叫"每日病"，每天只有下午发热，体温可达40℃以上。可寄生于人体的疟原虫有四种，即三日疟原虫、四日疟原虫、热带疟原虫、卵形疟原虫。通过疟蚊叮咬而使人体感染疟原虫，进到人体的血液而发病，在一定周期（一日、两日、三日、一周或十日）发生特有的症状，如发热、贫血、脾脏肥大，此时必须注意脾脏功能。现在已有预防和治疗疟疾的药物，但在从前缺医少药的年代，灸疗可以起到很好的防治作用。

三、治疗

选取足三里、曲池、肺俞、脾俞、中脘、百会，每穴各灸5壮。

小儿腹疟或成人疟疾的特效治疗点是拇指中节内侧横纹头部（脚踇趾的相同部位也有同样的效果），灸此处。

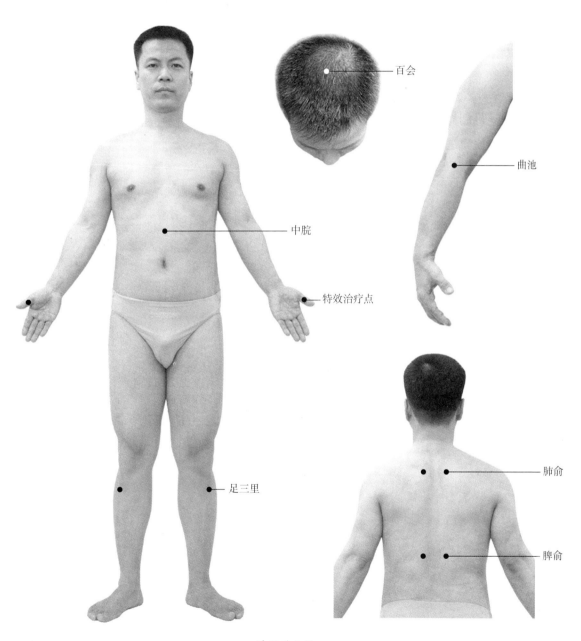

百会

曲池

中脘

特效治疗点

肺俞

脾俞

足三里

选用的穴位

187

第三十五节　胰腺炎

一、原因

发病机制尚不清楚，目前认为是肾脏及脾脏等器官之间失衡的结果。过食油腻食品或过量饮酒是导致本病发生的主要原因。

二、症状

急性胰腺炎患者可出现发热，胃肠下部钝痛，易被误诊为胃部疾病。胰腺炎所致的疼痛也可放射至左侧肩部。

三、治疗

选取足三里、曲池、肩外俞、脾俞、三焦俞、胃俞、肾俞、中脘、下脘、右滑肉门，每穴各灸 5 壮。

灸足三里、曲池、中脘，可调节全身之气。同时灸局部的下脘、右滑肉门、三焦俞，可以有效缓解疼痛。胰脏在针灸学中属于脾胃的范畴，因此灸脾俞、胃俞。若疼痛放射至左侧肩部，加灸肩外俞则效果良好。如有浮肿，可加灸肾俞、志室。

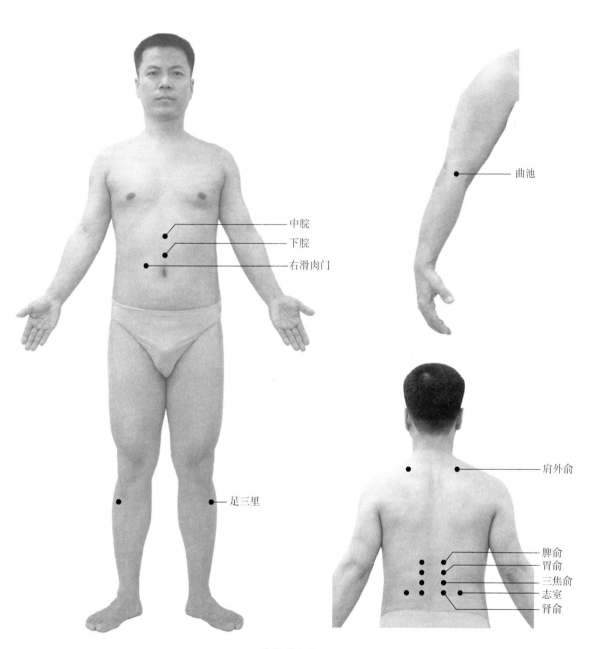

中脘

下脘

右滑肉门

曲池

足三里

肩外俞

脾俞

胃俞

三焦俞

志室

肾俞

选用的穴位

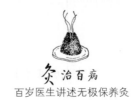

第三十六节　胰液过少症

一、原因

又叫胰液缺乏症，多因胰脏功能不全、脾脏及副肾激素分泌异常所致。此外，交感神经、迷走神经失调也会导致本病的发生。

二、症状

胰脏功能低下，消化液分泌少，导致消化和吸收功能低下，进而营养不良，日久则表现为消瘦、贫血。因慢性胃肠疾病而服用胃肠药无效时，多并发此病。

三、治疗

灸足三里、曲池、肺俞、膏肓、脾俞、三焦俞、小肠俞、气海、关元、右滑肉门、中脘、左梁门。

胰液过少症是胰脏功能低下而产生的疾病，胰脏在针灸学中属于脾胃的范畴，故先用无极保养灸调理全身，同时选择可聚集脾气的脾俞穴，以及局部的三焦俞、右滑肉门、左梁门，每穴各灸 3～5 壮。按照以上方法施灸，可有效提高消化功能，改善症状。

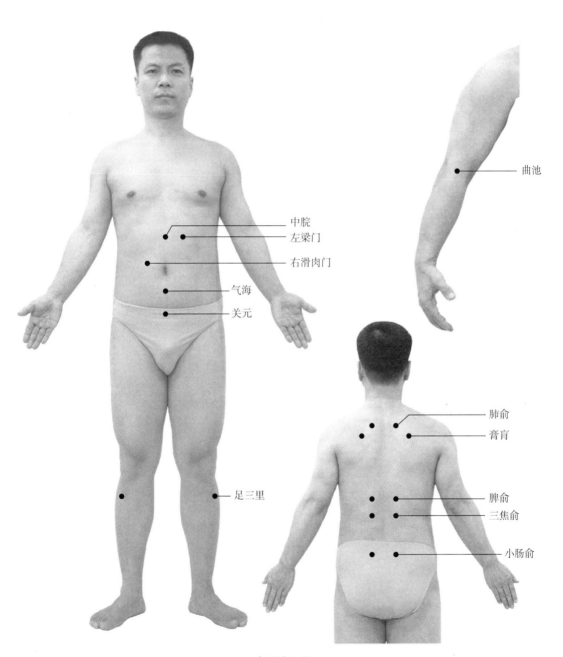

中脘
左梁门
右滑肉门
气海
关元
足三里

曲池

肺俞
膏肓
脾俞
三焦俞
小肠俞

选用的穴位

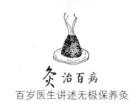

第九章　神经系统病症的治疗

第一节　脑出血

一、原因

多因血压过高而致脑血管破裂出血。突然的剧烈运动、过度兴奋、用力排便、暴饮暴食、热水澡、冷水浴、咳嗽等为诱因。本病多发生于 40 岁以上的人群。

此外，经常喝酒、肾炎、肾硬化、白血病、坏血病等也可导致本病的发生。

二、症状

脑出血的同时突然昏倒。症状轻时仅出现头痛、眩晕、恶心。严重时不省人事，脉搏缓慢，可出现鼾声，呼吸缓慢，面部变形，张嘴流涎，瞳孔反射消失，二便失禁，有时出现手脚痉挛。若能抢救过来，身体功能会逐渐恢复，但会有半身不遂、语言障碍等后遗症。

一般脑出血后 1~3 周内可出现头重、后脑发木、眩晕、耳鸣、说话难、容易兴奋、半身感觉异常或运动障碍等症状，如果不重视的话将会引发严重后果。

三、治疗

对于因脑出血而致卒中者，灸疗不太可能治愈，但可以预防。根据笔者几十年的临床经验，按照以下方法持续施灸，血压大多可以降到正常水平，即使血压没有降下来，也可以预防脑出血的发生。

脑出血预防灸：选取足三里、曲池、中脘、气海、关元、肺俞、膏肓、肾俞、百会，每穴各灸 5 壮。

持续施灸以上穴位，首先可以强化脾胃的运化功能，进食情况改善了，继而消化和吸收功能恢复正常，营养物质输送到各脏器，制造人体所需的能量和良好的血液。有了好的血液，血管也富有弹性，即使血压升高，但由于血管柔软而具有弹性，所以不易破裂，进而可以预防脑出血的发生。

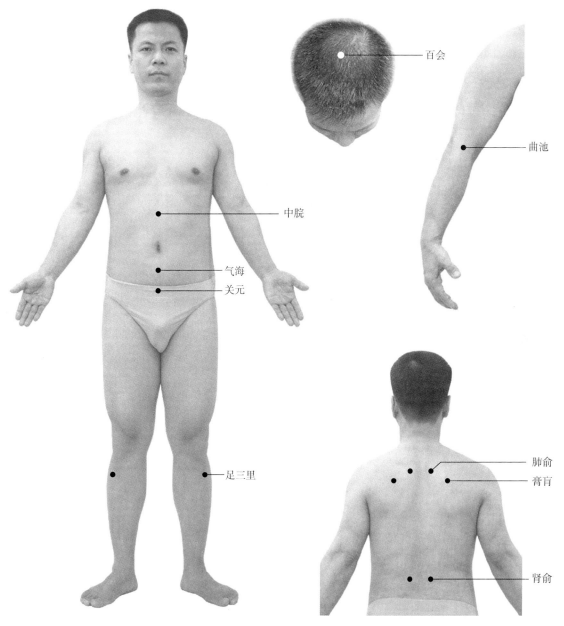

百会

曲池

中脘

气海

关元

足三里

肺俞

膏肓

肾俞

选用的穴位

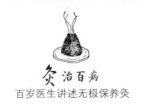

第二节 脑软化症

一、原因

因脑动脉栓塞或血栓而致脑实质软化。

尤其是心脏瓣膜症患者，较易发生栓子脱落，进而堵塞脑血管而引发疾病。

动脉硬化是引起脑血栓的最常见原因。因动脉硬化而狭窄的脑动脉附着有血块，进而堵塞血管，导致血流障碍而致病。

二、症状

突然发病，没有先兆。发病后可出现深度昏迷，也可出现痉挛。在脑血栓发生之前有动脉硬化症的表现，偶尔也会有一过性脑缺血发作。

血栓的发作多在夜间、清晨等安静的时候，发作时的反应不像脑出血那么剧烈。典型的表现是：首先不能用腿，说话困难，经过几个小时逐渐转为四肢麻痹，但意识障碍比较轻微，很少出现昏迷状态。但偶尔也会和脑出血情况一样，出现昏迷状态，这种时候很难辨别是脑出血还是脑血栓。一般来说，脑出血昏迷时脸部充血发红，这一现象可区别于脑血栓。发生脑血栓之前，多数患者血压正常，个别患者会有低血压症的倾向。

本病的后遗症状主要为半身不遂、半身无知觉、失语等。

三、治疗

灸足三里、曲池、天髎、肺俞、膏肓、心俞、至阳、肝俞、脾俞、肾俞、中脘、关元、百会。

发病后的前2～3周，每穴各灸3壮，之后每穴各灸5壮，效果明显。为了防止复发，一定要坚持施灸。

灸至阳和脾俞，可以强化脾胃功能，生成好的血液并储藏于肝脏。灸天髎和心俞，可以强化心脏功能，促进血液循环，还可补养心气。肝藏血，脾统血，灸肝俞和脾俞，可以调整血液循环。同时进行无极保养灸，可以调整全身气血。

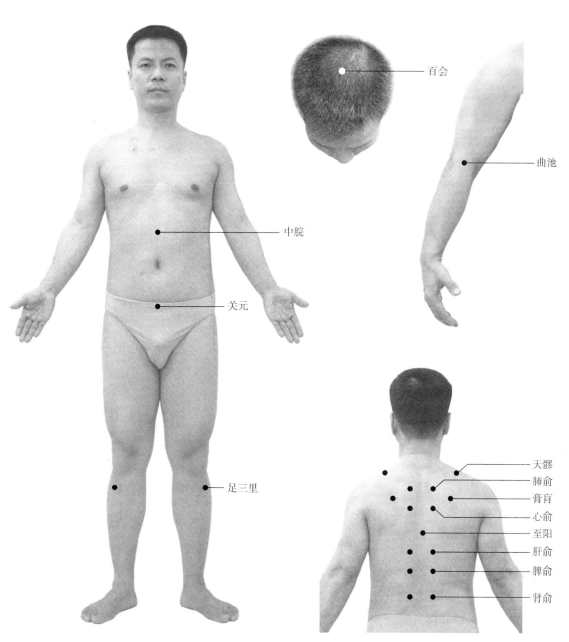

百会

曲池

中脘

关元

足三里

天髎
肺俞
膏肓
心俞
至阳
肝俞
脾俞
肾俞

选用的穴位

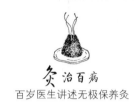

第三节　半身不遂

一、原因及症状

导致半身不遂的原因有很多。

半身不遂症状出现后，治疗固然重要，但更重要的是在出现症状之前进行预防。灸疗对半身不遂有理想的预防效果。半身不遂发生后，为了防止复发，更应该进行灸疗。

一般情况下，半身不遂刚开始出现时症状比较轻微，有时自己都感觉不到，如果此时不积极治疗，多会复发。第二次发作后，虽然行动不便，但患者多能自理。如果发生第三次半身不遂，则情况严重，患者多瘫痪在床，生活不能自理。

二、治疗

笔者 80 多年的临床实践发现，坚持施灸以下穴位，不仅可以预防半身不遂的发生，还可以有效防止其复发，即使伴有高血压也不易复发。

灸疗不需要很长时间，也不需要很多钱，只要适度施灸也不会有副作用，是很好的治疗方法。进行半身不遂预防灸，起码不用担心将来有一天会连累家人。

用于预防的穴位：足三里、曲池、中脘、气海、关元，每穴各灸 5 壮。

用于治疗的穴位（兼有预防作用）：足三里、曲池、中脘、气海、关元、百会、肺俞、膏肓、肝俞、肾俞，每穴各灸 5 壮。

半身不遂多在气虚时出现，所以治疗时需要补气。补气调血，治疗慢性病，正是灸疗的优势。

百会为诸阳之会，灸之可引阳气下行。灸足三里可提清气，降浊气，养下肢气血。灸曲池、中脘，有助于消化，调节全身气血。灸气海、关元，有助于聚集清气，排出浊气。加灸输入肺气的肺俞、输入肝气的肝俞、输入肾气的肾俞，可以提高肺、肝、肾的功能。经过上述方法的调理，全身气血顺畅，阴阳平衡，身体有力，自然可以防止半身不遂复发，恢复健康。

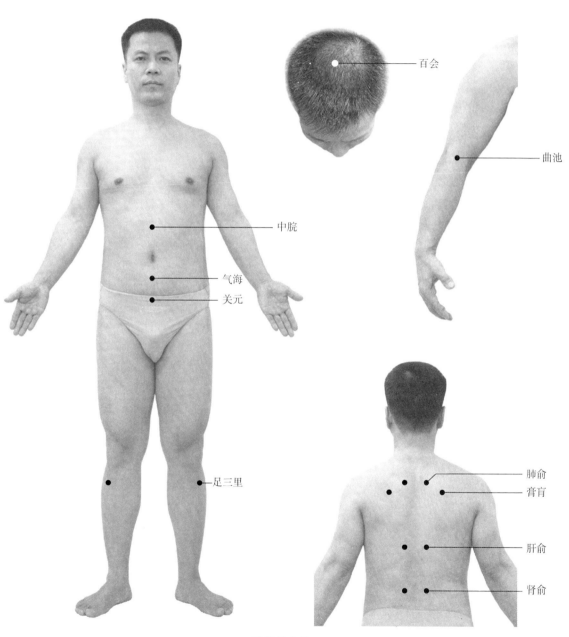

百会

曲池

中脘

气海

关元

足三里

肺俞

膏肓

肝俞

肾俞

选用的穴位

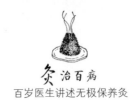

第四节 语言障碍

一、原因

多因精神压力大、过度疲劳、中毒、脑出血、脑软化等因素，导致语言中枢发生障碍而致病。

二、症状

说话需要的肌肉发生麻痹，表现为说话困难或不能说话。

语言中枢发生障碍，理解文字的能力也会消失，严重者出现失语症。

三、治疗

语言障碍或失语症，病位在脑。虽然外表看似正常，但病变在深处，不能忽视。灸疗不仅可以预防本病的发生，还可以防止病情恶化。

选取足三里、曲池、中脘、气海、关元、天髎、膏肓、心俞、肾俞、百会，每穴各灸5壮，坚持施灸。

灸足三里、曲池、中脘，在补养脾胃的同时促进全身气血循环。灸气海和关元，可以聚集清气，排出浊气。灸肾俞，以补肾气。灸膏肓、天髎、心俞，可以强化心气。灸足三里，可引气下行，使嘴唇运动顺畅。百会为诸阳之会，灸之可升清气，降浊气。

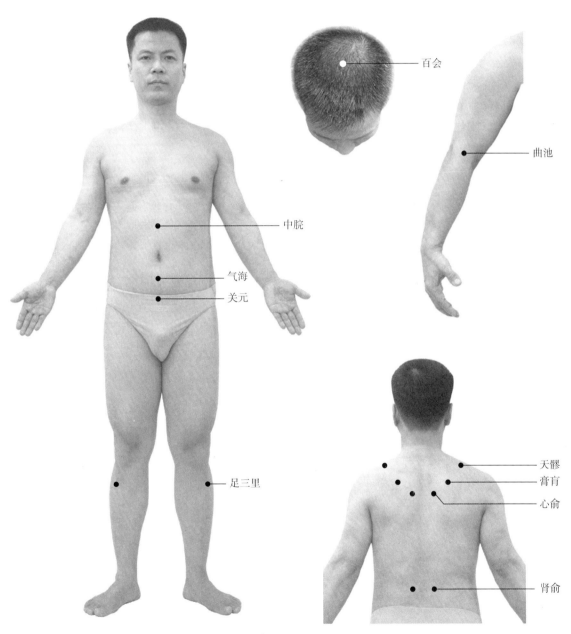

百会

曲池

中脘

气海

关元

足三里

天髎

膏肓

心俞

肾俞

选用的穴位

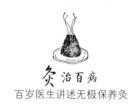

第五节　脑充血

一、原因

脑充血分为实性和虚性两类。

实性脑充血多因心悸、脑膜炎、营养障碍、卒中体质、饮酒、精神压力大、过度疲劳、便秘、胃病、闭经、侧支循环障碍等所致。

虚性脑充血多因肺气肿、肺结核、严重的咳嗽、咽喉狭窄、心脏瓣膜症、脂肪心等所致。

二、症状

实性充血表现为整个面部灼热潮红、耳鸣、结膜充血、瞳孔缩小、眼火闪发、颈动脉及太阳穴附近的颞浅动脉搏动、头痛、谵语、痉挛、脉数等类似脑卒中的症状。

虚性充血表现为头痛、耳鸣、眼火闪发、结膜充血、皮肤发凉变青，但面部没有充血。

本病一旦急性发作可能导致死亡。

三、治疗

严重者灸疗没有明显的效果，需紧急抢救。对于轻症患者，治疗方法如下：

平躺并固定头部，先灸足三里、曲池各 5 ~ 7 壮，一段时间过后，如果病情好转，再灸中脘、天柱、身柱、膏肓、肾俞，每穴各灸 5 壮。

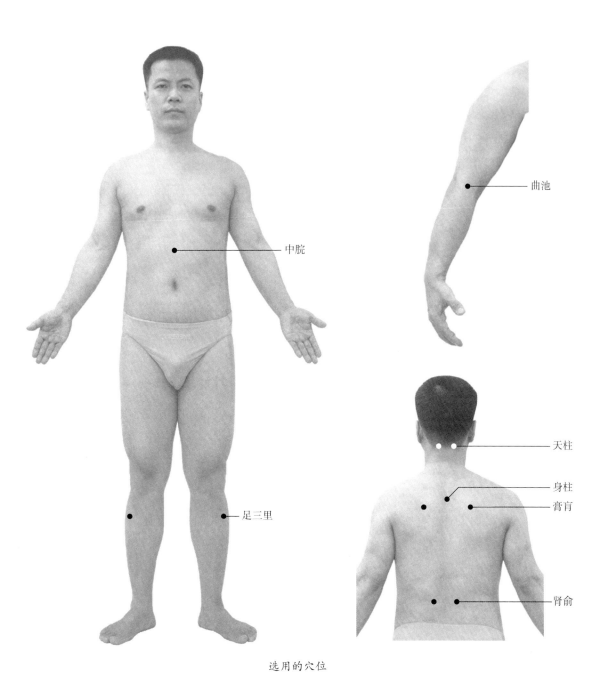

选用的穴位

曲池

中脘

足三里

天柱

身柱

膏肓

肾俞

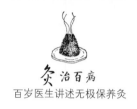

第六节 脑缺血

一、原因

精神压力大、营养不良、习惯性泄泻、过度疲劳、长时间站立、长时间洗浴、体质等因素可引起脑血管收缩或心脏功能障碍而导致本病的发生。

此外，对于害怕针灸治疗的患者，使用稍微粗的针或针刺部位较深时，偶尔也会引发脑缺血。

二、症状

脸色苍白或发青，四肢厥冷，呕吐，出虚汗，出现几秒钟或几分钟的意识不清，甚至晕倒或昏厥，呈现出轻度休克症状，这是由于脑的血液循环出现一过性障碍而发生脑缺血的结果。

三、治疗

一过性脑缺血发作时，需迅速躺下，采取头低脚高位。将患者衣服松开，如果没有意识，呕吐时异物有可能会进入气道，故要将患者头部转向一侧，并且不能给予饮食。将患者置于通风良好之处，5~6分钟后症状逐渐缓解，让其在安静的环境中保持安定。

处于暂时的休克状态时，小灸足三里、曲池、中脘、气海、膻中，每穴各灸3壮即可。

针刺强度过大时，虚弱者也有可能发生脑缺血，所以尽可能避免坐位针刺，最好在仰卧位或俯卧位针刺。针刺时，施针者应注意观察患者的反应。如果针刺后脸色发白，并且患者自述感觉异常，需立即起针。老年人或儿童等虚弱者若出现脑缺血，则不容易恢复。为了防止发生脑缺血，针刺之前可在中脘、百会处施灸，每穴各灸1壮。经常出现脑缺血的人，需要找到明确的病因对症治疗。

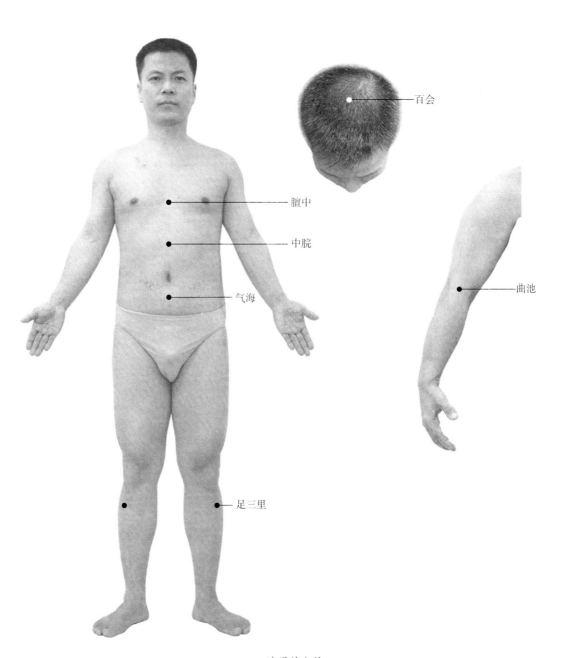

百会

膻中

中脘

气海

曲池

足三里

选用的穴位

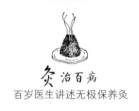

第七节　癫痫

一、原因

过度疲劳、曾有头部外伤或手术史、曾患脑膜炎的人，易患此病。此外，幼时曾有癫痫发作史者、癔症患者、慢性酒精中毒者、尿毒症患者也会发生本病。

二、症状

表现为突然失去意识，晕倒，全身痉挛，双眼无焦点，口吐白沫，反复发作。癫痫患者晕倒时头部有受损的危险。不是初次发病的患者多能预测发作时间，因此可以选择安全的场所。初次发病的患者往往会惊慌失措，晕倒场所多不安全，因此会有头部受伤、烧伤、溺水或被车撞伤等危险。疾病发作时不要慌张，应该去除周围的危险因素，避免患者受到外伤。

癫痫发作时，为了防止患者咬舌，可用布包住小木块塞在患者的上下牙齿之间。为防止发生窒息，需解开患者脖子上系的领带、围巾等，令其头部往后仰。患者意识恢复之后，也不要摇晃患者或与其说话。

三、治疗

灸足三里、曲池、百会、天柱、风池、天髎、身柱、膏肓、心俞、至阳、肝俞、肾俞、膻中、中脘、气海、关元。

本病不容易治疗，需要坚持施灸。现代医学也将其归为难治之症。

坚持施灸以上穴位，可以治疗轻微的意识不清、眩晕、头重、头痛、精神不安等症，甚至可以消除时而出现的先兆症状。对于发作频繁和病情严重者，需要坚持施灸好几年，可使每次发作的间隔时间变长，由每日发作一次变为几日或几个月发作一次，发作次数逐渐减少，最后不发作而痊愈。

很多人生病容易，让其坚持施灸几年却觉得很难，不愿意做灸疗，实在太遗憾。

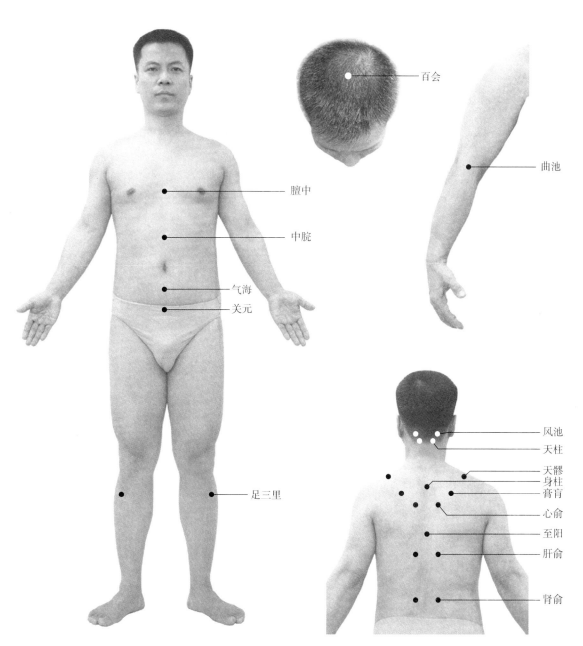

百会

曲池

膻中

中脘

气海
关元

足三里

风池
天柱
天髎
身柱
膏肓
心俞
至阳
肝俞
肾俞

选用的穴位

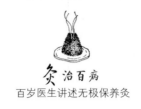
第八节 震颤麻痹（帕金森病）

一、原因

震颤麻痹即帕金森病，属于锥体外系疾病。长期情志不舒、心情抑郁者易发生本病。

二、症状

首先出现震颤的是手，波及同侧的上、下肢，继而波及对侧的上、下肢，最终引起全身震颤。步行时肌肉不能运动，不能以固定的姿势站立，不能随意迈开脚步，所以震颤麻痹患者自己过马路会非常危险，需要特别注意。

三、治疗

灸疗能很好地缓解症状。

选取足三里、曲池、百会、身柱、心俞、肝俞、筋缩、肾俞、腰阳关、膻中、中脘、关元，坚持施灸。

多数患者在发病之前精神上受了很大的打击，并且患者的痛苦在于无法消除震颤，所以更为焦虑，故灸膻中、心俞，可以静养心神，补心气。肝主筋，灸肝俞和筋缩可以放松肌肉。同时选用无极保养灸，以调整全身气血。

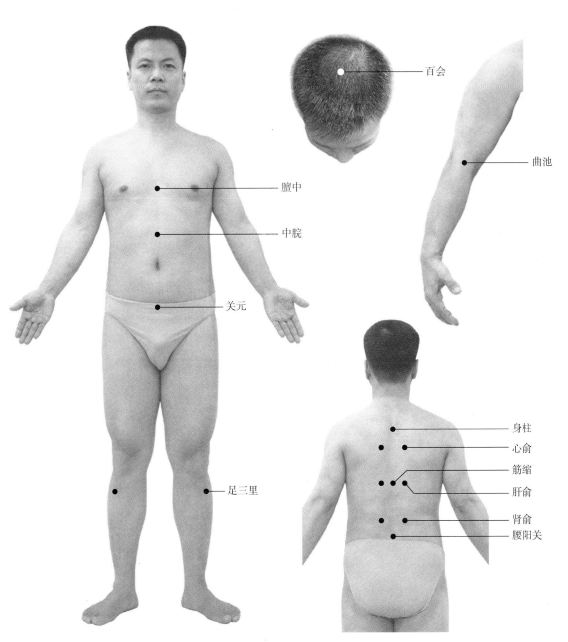

百会

膻中

中脘

关元

曲池

身柱
心俞
筋缩
肝俞
肾俞
腰阳关

足三里

选用的穴位

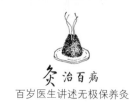
第九节　书痉

一、原因

本病多见于文字工作者，因手臂长期处于固定的姿势不动或用力过度所致。此外，精神上曾受到过严重打击也可引发本病。

二、症状

徐徐发病，一旦写字就不能随意运动，出现痉挛、震颤、麻痹、疼痛等症状。

三、治疗

灸双侧足三里、曲池、通天、身柱、灵台、至阳穴，以及患侧肩井、膏肓、天宗、四渎、阳池穴，同时让患者写字，轻症患者当场见效。

灸患侧的肩井、膏肓、天宗穴，可以消除患者项部的压痛或酸痛感，效果良好。患者头部的通天穴附近常出现压痛，故灸通天穴可缓解疼痛。患者上肢的四渎穴附近常可出现肌肉膨胀浮肿，故针刺此处并留针能解开肌肉结节，缓解痉挛症状。灸足三里、曲池穴，可以调整全身气血。灸身柱、灵台、至阳穴，可以将身体的中心轴调整到最佳状态。

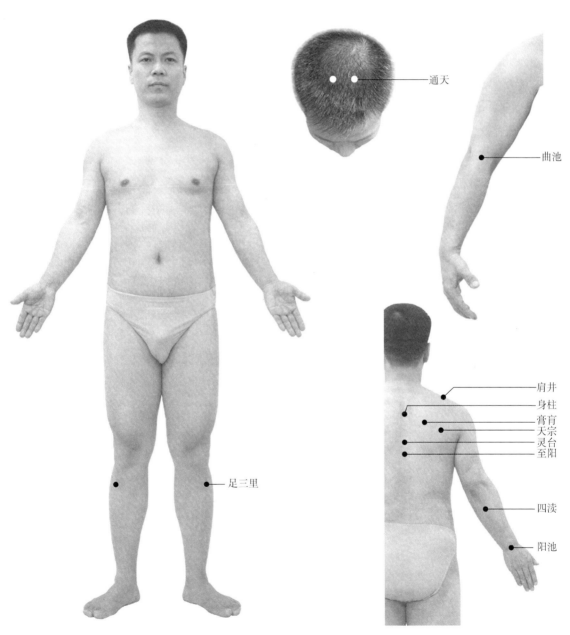

通天

曲池

肩井
身柱
膏肓
天宗
灵台
至阳

四渎

阳池

足三里

选用的穴位

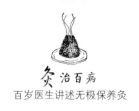

第十节 脑膜炎

一、原因

脑膜炎分为细菌性、病毒性、结核性三类。

细菌性脑膜炎是指脑膜被细菌侵入所发生的急性疾病，致病菌有流脑菌、链球菌、葡萄球菌、肺炎球菌、大肠杆菌、变形杆菌等。此外，中耳炎、副鼻窦炎、肺炎、支气管扩张症或头部外伤等因素也可导致本病的发生。

病毒性脑膜炎是一组由各种病毒感染引起的脑膜急性炎症性疾病，常并发流行性腮腺炎。

结核性脑膜炎因结核菌侵入脑膜所致。结核菌在脑髓液中很难分辨出来，并且培养时间较长，所以往往确诊之前就需要开始治疗。

二、症状

细菌性脑膜炎的潜伏期为 2～3 天，主要症状为战栗，同时突发高热，出现严重的头痛。有的患者一开始就出现呕吐，全身痉挛，说胡话，或兴奋地狂跳，逐渐出现意识昏蒙，陷入昏迷状态，1～2 周后有可能死亡。

近年来医学发达，尽早治疗症状会变轻，但治疗不当会失去视力、听力，或出现癫痫、痴呆等症状。

结核性脑膜炎不常见。小儿最先出现的症状是食欲下降，体重减轻，轻微发热。成人最开始是出现精神状态的变化或神经症的表现，2～3 周后逐渐出现头痛、呕吐、痉挛、疲倦或说胡话等症。特征为意识清晰。有时突然昏迷并死亡。

三、治疗

从前在百会穴进行多壮灸，可以起死回生，所以在年龄较大的人群当中，常能在其头顶看到很大的疤痕。从前这种病无药可救，才会尝试重灸百会的办法，但现在这样操作风险较大，而且如果患者在施灸的过程中死亡，就有杀人的罪名，所以此法现在已经不使用了。

目前使用的是全身疗法，长期坚持施灸，对缓解症状有很大的帮助，也有治愈的可能。

感冒是引发脑膜炎的主要原因之一。对于免疫力较差的小儿来说，感冒有可能成为可怕的疾病。脑膜炎若波及脊椎，则可能引发佝偻病。所以说，小儿疾病中感冒发热最可怕，灸手太阴肺经的起始点中脘穴，再灸肺俞穴，才能从根本上预防和治疗本病。

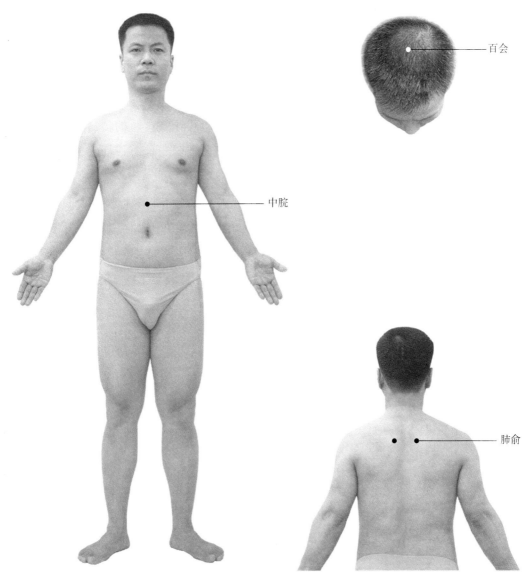

百会

中脘

肺俞

选用的穴位

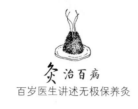

第十一节　脊髓炎

一、原因

本病是由病毒、细菌、螺旋体、立克次体、寄生虫、原虫、支原体等生物源性感染，或由感染所致的脊髓灰质或（和）白质的炎性病变。发病诱因有各种中毒、妊娠、恶性贫血、外伤出血等。

二、症状

本病属于脊髓实质发生变化的疾病。急性脊髓炎可出现严重的腰痛，后背强直，发热，下肢麻痹。慢性脊髓炎可出现腰痛，深感觉障碍，身体有蚁行感，下肢麻痹，膀胱麻痹，直肠麻痹。

病位在胸髓的患者最多，表现为双下肢麻痹，腱反射亢进，上腹部以下的知觉消失等。病位在腰髓的患者，表现为双下肢麻痹，腱反射消失，肚脐以下知觉消失。病位在颈髓的患者，表现为双下肢麻痹，上腹部以下的知觉消失，上肢知觉消失及运动麻痹等。病位在颈髓上部的患者，表现为四肢麻痹，四肢及躯干的知觉消失等。

三、治疗

采用全身疗法，同时进行局部治疗。例如胸髓炎患者，在相应的胸椎部位施灸，上下左右间隔2～3厘米，效果显著。要想治愈本病，需要长时间的努力。

全身疗法选用的穴位有足三里、曲池、肺俞、膏肓、至阳、肝俞、脾俞、肾俞、腰阳关、中脘、气海、关元或中极。开始时每穴各灸3壮，待患者耐受之后逐渐增加到5壮，持续施灸。

本法选用无极保养灸，用以调整全身气血，恢复阴阳平衡。同时加灸局部脊髓异常部位，这些部位多有隆起，持续施灸病变周围，效果良好。

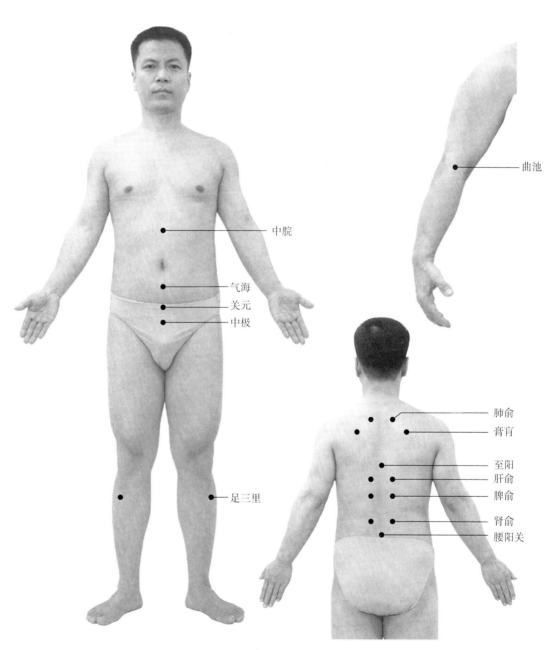

曲池

中脘

气海

关元

中极

足三里

肺俞

膏肓

至阳

肝俞

脾俞

肾俞

腰阳关

选用的穴位

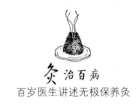

第十二节　脊髓痨

一、原因

本病分为梅毒性和非梅毒性两类。此为脊髓受损而发生的疾病，并侵害神经系统。

二、症状

第 1 期：出现下肢电击般疼痛、腰背强直、膝腱反射消失、强直性瞳孔等症状。

第 2 期：出现步行困难、鸭子步、身体僵硬、眼睛发困、身体发抖、触感及痛感减退、小便失禁、膀胱炎等症状。

第 3 期：出现下肢麻痹、阳痿、呼吸困难、肾痛等症状，身体逐渐衰弱。

三、治疗

灸足三里、曲池、灵台、肝俞、肾俞、腰阳关、三阴交、中脘、中极，一开始壮数宜少，然后逐渐增加到 5 壮，持续施灸。

灸足三里、曲池、中脘，可以调整全身气血，恢复阴阳平衡。梅毒性脊髓痨患者，加灸三阴交。有腰背强直、肾痛等症状者，灸肾俞和腰阳关。伴有小便失禁或膀胱炎，加灸中极。根据笔者的临床经验，脊椎疾病加灸灵台穴效果良好。肝主筋，故加灸肝俞有助于脊椎恢复健康，临床实践证明效果良好。

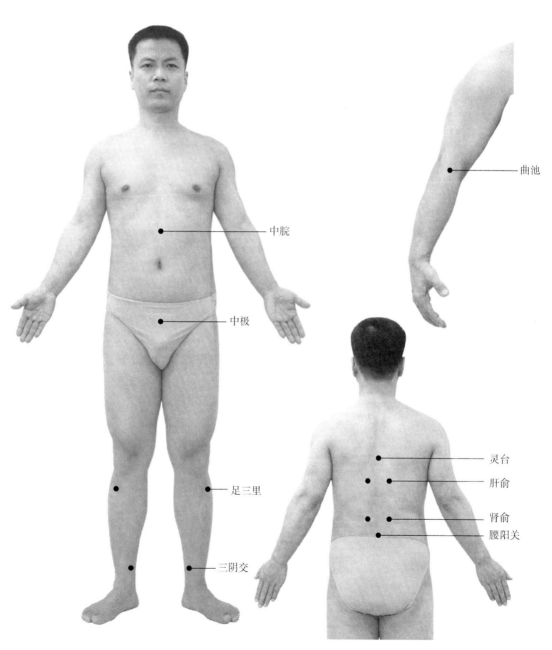

曲池

中脘

中极

足三里

三阴交

灵台

肝俞

肾俞

腰阳关

选用的穴位

215

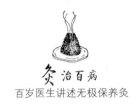

第十三节　结核性脊椎炎（脊柱骨疽）

一、原因

结核性脊椎炎又称脊柱骨疽，多发于 2~30 岁人群。随着近年来公共卫生的普及和抗结核剂的出现，本病的发病率逐渐降低。

结核性脊椎炎属于二次感染结核，结核杆菌从肺、肋膜、腹膜等处，经血液循环累及脊椎而发病。

二、症状

起初出现局部症候，原本活泼的儿童也会逐渐变得消沉，不愿意运动，走一会儿就觉得没力气，夜里睡觉时大声哭泣。走路、站立或坐着的时候，脊椎自发疼痛，将头部向脊椎方向按压，患处出现压痛。

由于脊椎体部的破坏及周围骨骼肌萎缩，导致脊椎失去正常的支撑力而向前弯，患处发生脊椎后屈，进而形成所谓的"佝偻"。脊椎后屈的同时伴有侧屈和前屈。

颈椎后屈表现为头部向后倾；胸椎上部后屈是因为肋骨的下垂而使胸廓变得扁平；胸椎下部后屈是因为肋骨的上升而使胸廓变短，出现腰椎全弯。X 线片可明确诊断。

三、治疗

治疗方法同脊髓炎。

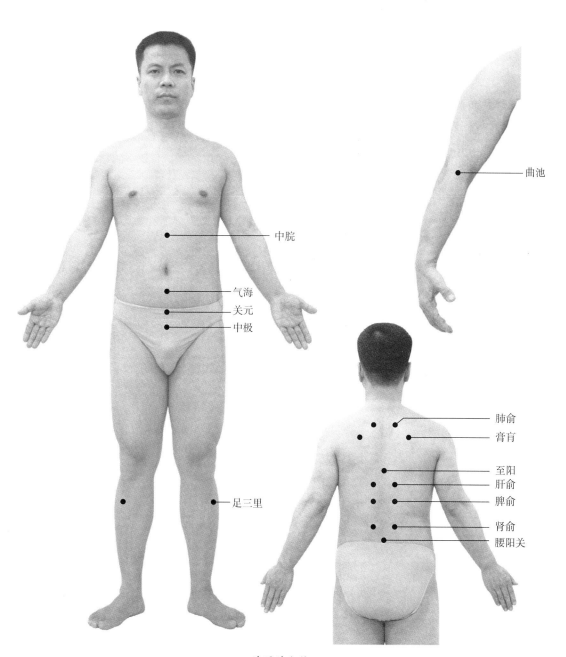

选用的穴位

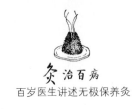

第十四节　脊椎过敏症

一、症状

脊椎棘突疼痛、敏感，按压时可出现烧灼般疼痛，棘突旁边皮肤立即变红，腱反射亢进，但脊椎本身没有任何器质性变化，是一种自律神经失调状态，表明身体状态不是很好。严重者一碰到被子脊椎就疼，但其运动性非常好。伴有肩膀酸痛、头痛、手脚冰凉、眼皮或手指痉挛等症。

本病多发于年轻女性，尤其是月经不调者。

二、治疗

选取百会、身柱、肺俞、膏肓、膈俞、至阳、肝俞、筋缩、阳陵泉、曲池、神道等较敏感的穴位，每穴各灸 3 ~ 5 壮。

灸肺俞、膏肓、身柱、膈俞、至阳，可以有效缓解背部疼痛。肝主筋，故灸肝俞、筋缩、阳陵泉，可以治疗肌肉痉挛。脊椎敏感多与精神因素有关，故灸百会、神道，可以安定心神。

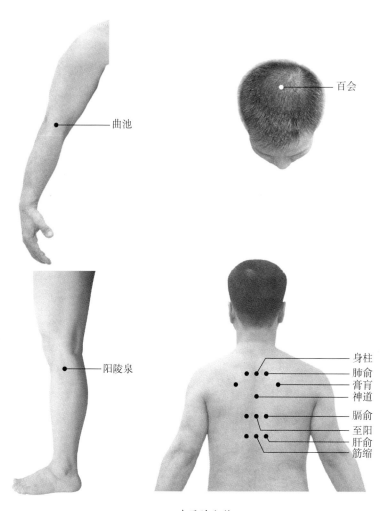

曲池

百会

阳陵泉

身柱
肺俞
膏肓
神道
膈俞
至阳
肝俞
筋缩

选用的穴位

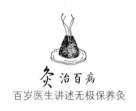

第十五节　偏头痛

一、原因

因头部一侧血管发作性痉挛而致病。发病诱因有遗传、神经衰弱、手淫、房事过度、月经不调、贫血、癔症、悲伤、生气、风湿病、便秘、耳病、鼻病、扁桃体炎、眼病等。女性月经期较易发生本病。

二、症状

发作性的一侧头痛，一般持续 6~12 小时。发病前多出现心情低落、眩晕、耳鸣、眼花、恶心等先兆症状。严重者对光线敏感，可出现恶心、呕吐等症。

三、治疗

选取患侧风门、天柱、风池、肩外俞，每穴各灸 7～10 壮，连续施灸 2～3 日。

开始时只灸患侧，不灸健侧。若不见效则采取全身疗法，加灸足三里、曲池、百会、肺俞、膏肓、心俞、肝俞、胆俞、肾俞、膻中、中脘、水道、三阴交等穴位，效果显著。

无极保养灸配伍心俞、膻中，可调整全身气血，强化心脏和脾胃功能。女性月经不调或经期较易发生本病，故加灸三阴交效果更佳。头痛的同时可伴有肩膀、肋骨疼痛，或出现鼓胀，因此要加灸肝俞穴。此外，患有耳病的人较易出现偏头痛，需要找到病因对症治疗。

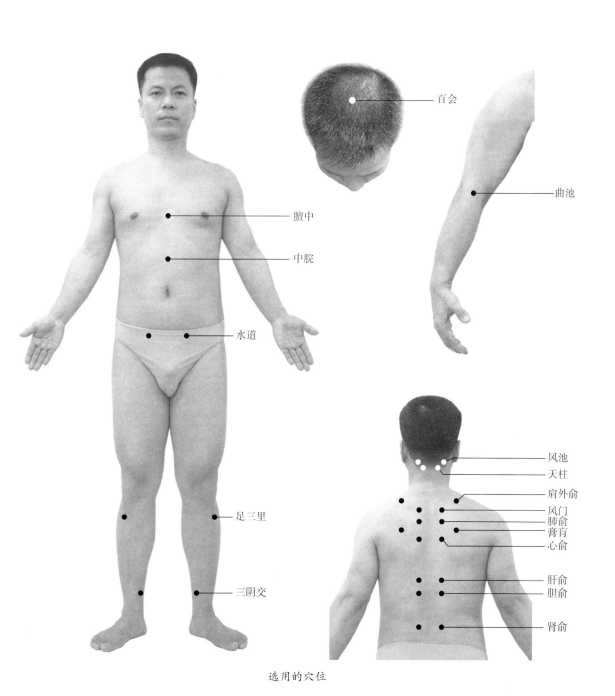

膻中

中脘

水道

足三里

三阴交

百会

曲池

风池
天柱
肩外俞
风门
肺俞
膏肓
心俞
肝俞
胆俞
肾俞

选用的穴位

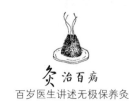

第十六节　头痛

一、原因

头痛是几乎所有的人都会经历的常见症状。发病原因主要有颅内压升高、脑外毒素、各种脏器疾患等。此外，颈椎病、眼睛疲劳、近视、急性脑膜炎、虹膜炎、急性鼻炎、中耳炎、蛀牙、脑瘤、脑出血、硬膜下出血、头部外伤后遗症、三叉神经痛等均可导致本病的发生。

二、治疗

根据笔者几十年的临床经验，针灸治疗头痛尤其是慢性头痛疗效显著，止痛效果良好。

对于严重的实证头痛，针刺合谷穴10分钟，可缓解疼痛。对于慢性头痛，选取足三里、曲池、百会、天柱、肺俞、膏肓、肾俞、中脘、关元，每穴各灸3壮，持续施灸7～10日，然后逐渐增加到5壮，持续施灸2个月多能治愈，若灸6个月以上则效果更好。眼睛周围肿胀并伴有眉棱骨痛者，多因食积或腹胀等消化功能障碍所致，针刺内庭穴便可很快消肿，头痛症状也会减轻。前额头痛多因感冒所致，治肺为根本。侧头痛多因肝胆受邪所致。后头痛和巅顶头痛多与肾和膀胱有关。

总之，头痛的部位不同，病因不同，治疗方法也不同。

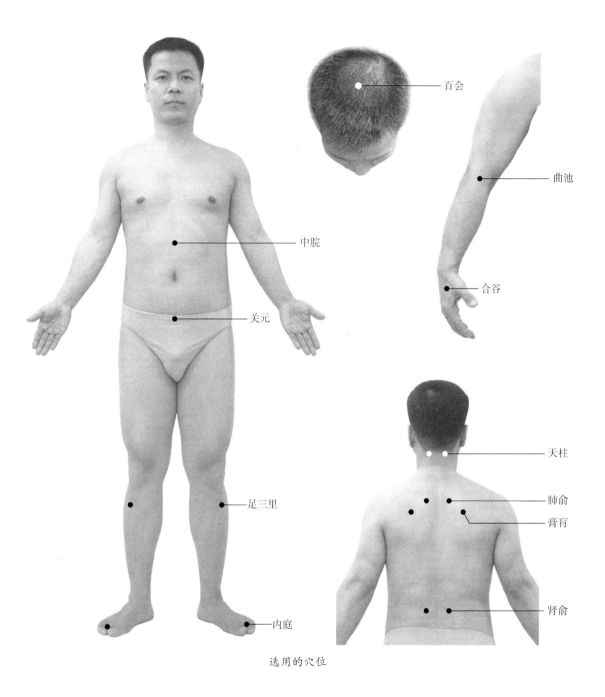

百会

曲池

合谷

中脘

关元

足三里

内庭

天柱

肺俞

膏肓

肾俞

选用的穴位

223

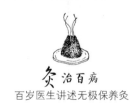

第十七节　眩晕

一、原因

眩晕不是疾病而是一种症状，主要因为维持身体平衡的中枢出现了障碍。

病因有内耳迷路及与之联络的小脑或大脑功能障碍、胃下垂、胃无力症、动脉硬化症、高血压、肾炎、更年期综合征、神经症、癫痫、脑缺血、脑出血、痴呆、脑肿瘤、多血症、白血病、近视、散光、妇科疾病、疲劳、药物因素等。

二、症状

晕得不能睁开眼睛，睁开眼睛就感觉恶心，想要呕吐，周围的东西在旋转，耳鸣，有时心跳加快。从坐位换到站位时，眼前冒金星，需要抓住东西以防摔倒，或者走路的时候感觉像地震或宇宙在摇晃。

三、治疗

选取中脘、百会、身柱、膈俞、肝俞，每穴各灸3～5壮。

根据笔者的临床经验，一般的眩晕灸两侧的头维穴，即可见效。完全治愈的时间要根据患者的病情而定。治疗时以5壮为基准。

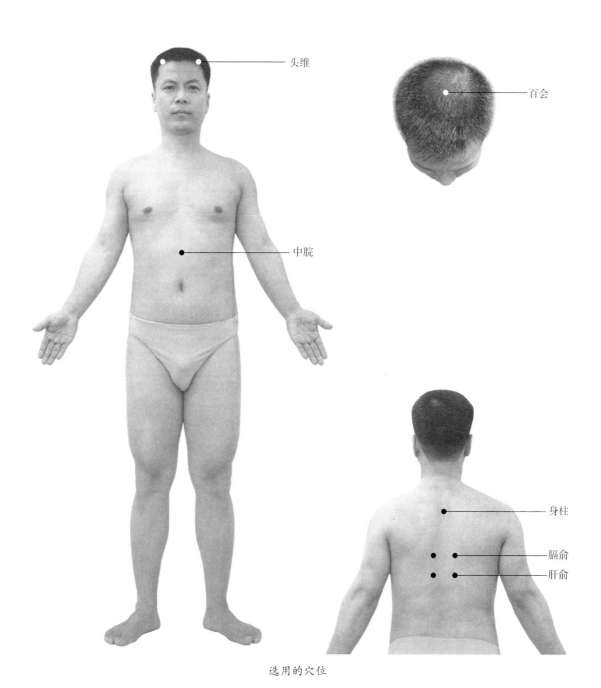

头维

百会

中脘

身柱

膈俞

肝俞

选用的穴位

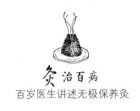
第十八节　面神经麻痹（口眼㖞斜）

一、原因

面神经麻痹导致口眼㖞斜的发生。发病原因有感冒、受风、过度疲劳、暴饮暴食、外伤、传染病、中毒、耳病、脑病、神经炎、肌萎缩等。多数患者突然发病。中耳炎或鼻窦炎手术后由于神经受损也会出现口眼㖞斜，此种情况不好治疗。

二、症状

面神经麻痹大多发生在一侧面部。麻痹一侧的额头纹会消失，表情僵硬，眼睛不能完全闭合，嘴角向健侧㖞斜，吃饭的时候东西从嘴里流出，有时说话困难，或耳朵听不清声音。由于眼睛不能完全闭合，故容易患上结膜炎和角膜炎。

三、治疗

针灸治疗本病效果良好。发病后治疗越及时效果越好，如果已经麻痹几个月了则不易治疗。

全身疗法：每天灸足三里、曲池、关元、天髎、身柱、肝俞、肾俞、中脘，可以调整全身气血。

局部疗法：选取患侧的风池、完骨、悬颅、肩井，每穴各灸5壮，连续灸3天，休息3天后再灸1次，休息5天后再灸1次，休息7天后再灸1次，之后再休息7天，单纯性面神经麻痹多能治愈。如果不能痊愈，可以与全身疗法同时应用。

面部不宜施灸，故面部针刺比艾灸更为合理。

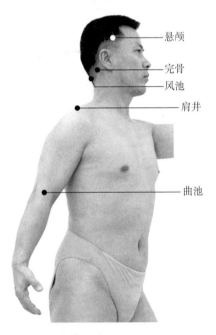

悬颅
完骨
风池
肩井
曲池

选用的穴位

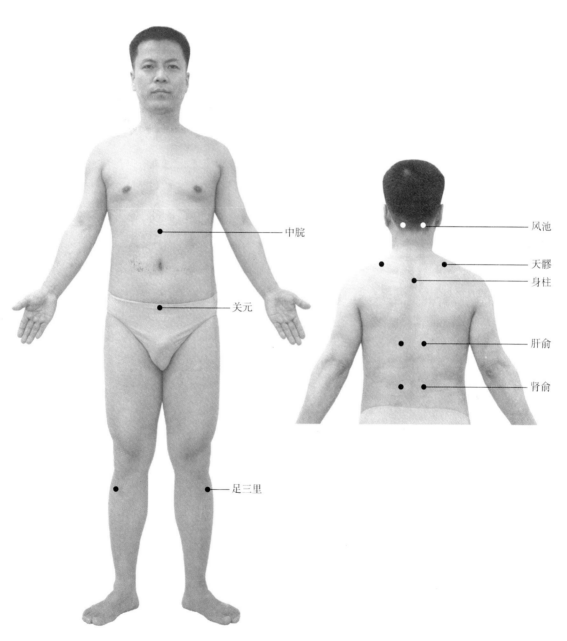

中脘

关元

足三里

风池

天髎

身柱

肝俞

肾俞

选用的穴位

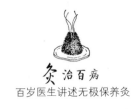

第十九节　面神经痉挛

一、原因

脑病、耳病、眼病、三叉神经痛等因素可引发本病。笔者认为，曾经患过面神经麻痹或颜面受过外伤的人多可发生本病。

二、症状

一侧颜面或全部颜面的一定肌肉出现不随意的周期运动，不受意识的控制。例如，反复眨眼睛，努嘴或歪嘴，脖子、手、脚也可出现痉挛，伴有精神紧张。

三、治疗

治疗方法同面神经麻痹。

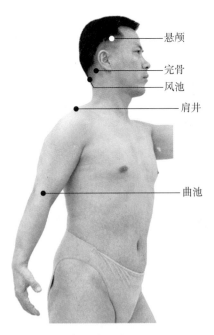

悬颅

完骨

风池

肩井

曲池

选用的穴位

228

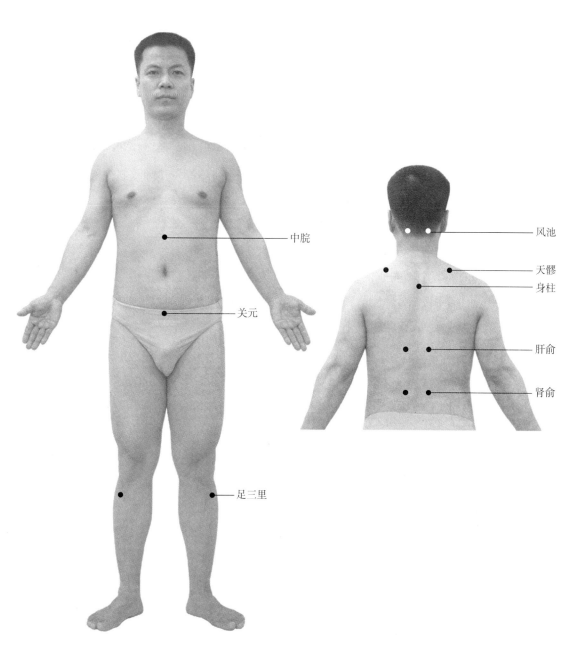

中脘

关元

足三里

风池

天髎

身柱

肝俞

肾俞

选用的穴位

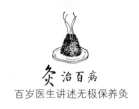
第二十节　眼肌麻痹（斜视）

一、原因

眼肌麻痹导致斜视的发生。外伤、感冒、传染病、中毒、糖尿病、脑脊髓疾病等是发病的原因。幼儿时期高热可引起惊风、眼睛㖞斜，退热后惊风症状消失，但眼肌麻痹多不消失，形成斜视。笔者临床观察发现，幼儿高热惊风是导致斜视发生的主要原因。

二、症状

看事物时一只眼睛看别的地方为斜视，看外边为外斜视，看里边为内斜视。有些患者表现为一只眼睛看上面或下面。小儿斜视大部分为假性斜视（外观上看有斜视，实际上眼位正常），真性斜视占小儿斜视的 2%～3%。

动眼神经麻痹使上眼睑向下垂，导致眼珠不能向上、向下、向内侧转动，瞳孔散大，显得眼珠外突。外转神经麻痹使眼珠不能向外转动。滑车神经麻痹使患者向下看的时候出现严重的复视。

三、治疗

小儿斜视临床上较为多见，施灸起来有些困难，但长期坚持针刺治疗疗效显著。小儿的治疗难度是成人的 2～3 倍，但作为医生，为了消除小儿的痛苦，再苦再难也要尽心治疗。

给儿童做治疗不能强制进行。笔者的要领是：跟儿童开玩笑，假装进针，最后真正进针了，儿童也会欣然接受。

治疗方法是针刺目四穴，即阳白、攒竹、瞳子髎、承泣。同时灸中脘和百会穴，效果更佳。本病需要长期坚持治疗。

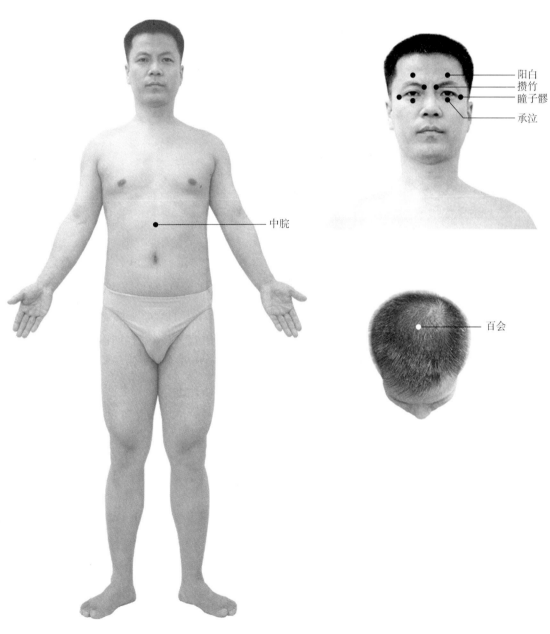

阳白
攒竹
瞳子髎
承泣

中脘

百会

选用的穴位

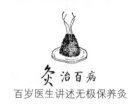

第二十一节　三叉神经痛

典型的三叉神经痛多发生于 40 岁以上的高龄者。发病率最高的部位是上颚，其次是下颚，最后是前额部。上、下颚同时发病的情况也较多见。有时即使消除了发病部位的疼痛，疼痛也会转移到其他部位。

一、原因

发病原因有风湿病、中铅毒、三叉神经受压迫、寒冷气候、贫血、癔症、感冒、外伤、脑病、牙病、鼻病、口腔疾病、耳病、眼病等。

二、症状

发生在面部的发作性剧痛，疼痛持续几秒，之后反复发作。疼痛传到三叉神经支，像放电一样呈放射状扩散。疼痛传到第 1 支，表现为前额、眼球、上眼睑疼痛；疼痛传到第 2 支，表现为下眼睑、上唇、鼻翼、上齿列疼痛；疼痛传到第 3 支，表现为下唇、下颚、下齿列、舌尖疼痛。

发作剧烈时，运动神经和分泌神经受到刺激而出现颜面痉挛、流泪、流鼻涕、流口水，还会出现结膜充血。

有时第 1 支、第 2 支、第 3 支的疼痛同时出现，有时单独出现。疼痛的部位不同，治疗方法也有所不同。

三、治疗

灸足三里、曲池、中脘、天柱、风池、大椎、完骨，但脸部不宜施灸。

第 1 支疼痛，灸头维上 3 厘米处；第 2 支疼痛，灸悬颅；第 3 支疼痛，灸曲鬓、正营、完骨。每穴各灸 7～10 壮。

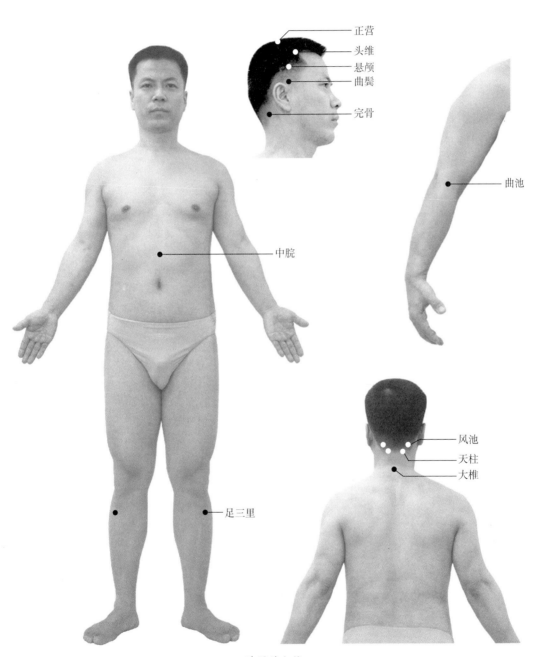

正营

头维

悬颅

曲鬓

完骨

曲池

中脘

风池

天柱

大椎

足三里

选用的穴位

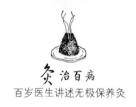

第二十二节　枕神经痛

一、原因

高血压或低血压都可出现枕神经痛，此外，过度饮酒、过度疲劳、吸烟等情况也会引发枕神经痛。

二、症状

后脑出现突发性疼痛，从颈部扩散至头部。有时出现耳后疼痛，严重时触碰头发也会引发疼痛。

以上症状都是针灸治疗的适应证，很多时候单用灸疗就能治愈。

三、治疗

灸足三里、曲池、身柱、风门、天柱或上天柱、大椎。

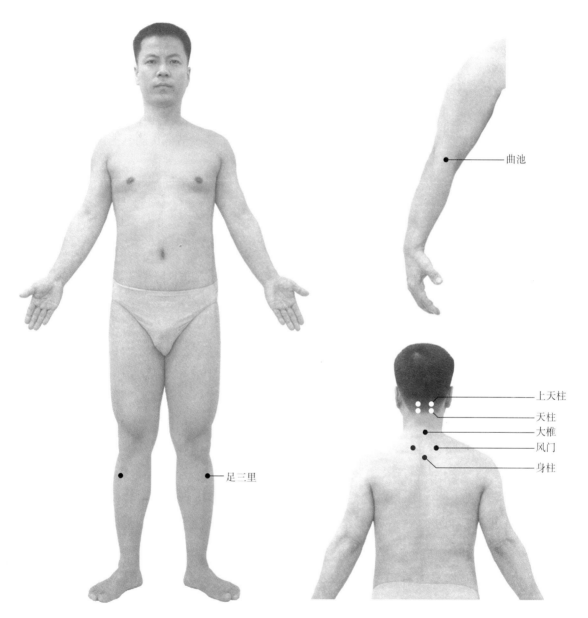

曲池

上天柱
天柱
大椎
风门
身柱

足三里

选用的穴位

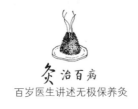
第二十三节　咀嚼肌痉挛

一、原因

主要发病原因是脑病、颞颌关节外伤、外界的加力，尤其是牙齿的咬合异常和牙齿缺损。有时矫正牙齿后仍会出现咬合异常。此外，下颌关节部位的骨形成异常也会导致本病的发生。

下颌关节韧带虚弱、风湿病、体质因素、长期用一侧牙齿咀嚼较硬的食物、打哈欠、长期的牙齿治疗、镶牙、义齿等情况成为本病发生的诱因。

还有很多患者发病原因不明。本病多发于20多岁的女性。

二、症状

强直性痉挛使两侧咀嚼肌固定，不能张嘴，言语不清，不能进食。间代性痉挛使下颌上下移动。翼状肌痉挛使下颌向侧边移动，并出现疼痛或发出声音。

三、治疗

灸足三里、曲池、翳风、肩井、大椎、肝俞。选取半米粒大小的艾炷，每穴各灸3～5壮，有时效果立竿见影。发生本病的患者身体多较虚弱，因此长时间施灸自然有好的效果。

如果不见效，可用针深刺下关穴，留针5分钟。

灸足三里和曲池，可以调整全身气血，恢复阴阳平衡。灸翳风、肩井、大椎，可以缓解局部不适症状。痉挛是肌肉的问题，因此加灸主管肌肉的肝俞。

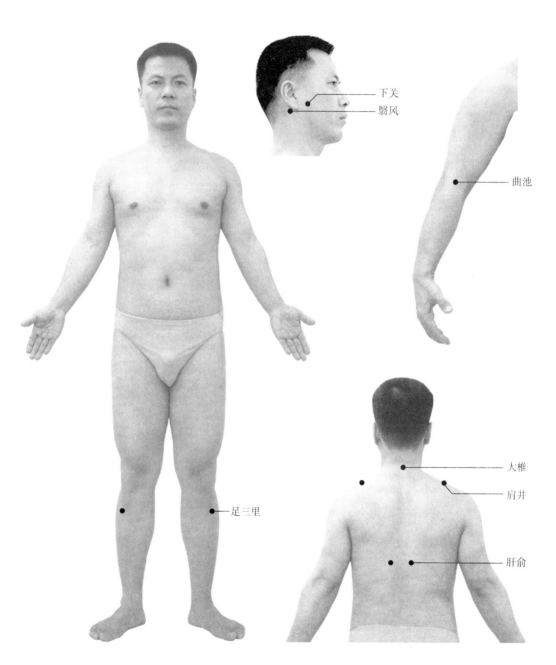

下关
翳风
曲池
大椎
肩井
足三里
肝俞

选用的穴位

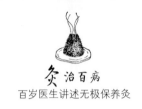

第二十四节　晕动病

一、原因

本病多见于女性。多见于胃肠功能障碍者、神经衰弱者、心脏功能较弱者。

二、症状

坐车或坐船的时候，出现类似食积的感觉，严重者出现头痛、眩晕、恶心、呕吐、口渴等症状，伴有全身无力。有些患者看到车就晕。

三、治疗

灸百会，轻者灸几次就能痊愈，重者可减轻症状。小儿有时灸一次就能根治。

对于身体虚弱的患者，灸足三里、曲池、身柱、肝俞、肾俞、中脘、天枢、中极，可有显著效果，根治则需长期坚持施灸。

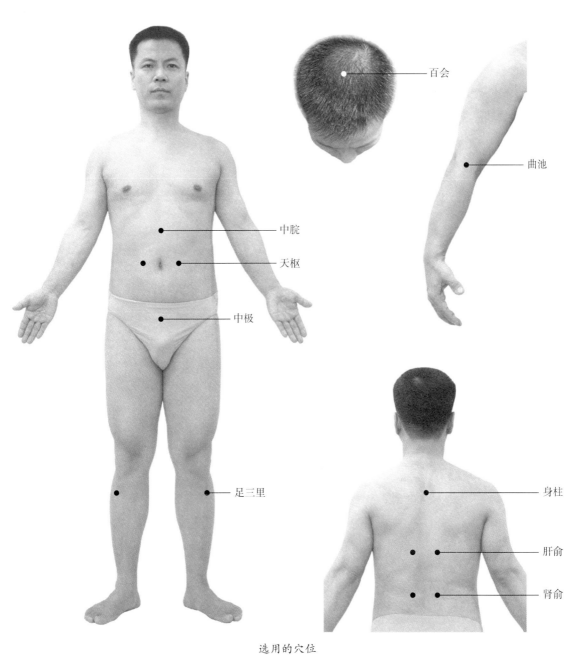

百会

曲池

中脘

天枢

中极

足三里

身柱

肝俞

肾俞

选用的穴位

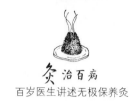

第二十五节　间歇性横膈膜痉挛（打嗝）

一、原因

本病俗称"打嗝"，因横膈膜受到刺激所致。精神紧张、疾病等因素可引发本病。

二、症状

有的患者打嗝可在短时间内停止，严重者打嗝不止，持续好几天，患者非常痛苦。

三、治疗

先灸少商、肺俞、至阳、鸠尾，每穴各 10～20 壮。若尚未止住，加灸足三里、百会、膈俞、肝俞、胃俞、中脘、不容、日月、期门，往往在施灸的过程中就能将打嗝止住。即使当天没有止住，灸 2~3 天多能见效。

笔者在综合医院看到打嗝患者痛苦不堪，有的人打嗝已 7 天，有的人甚至超过了 10 天，笔者对他们进行灸疗，有的患者灸一次就能治愈，有的患者需要灸 2～3 天。很多患者非常高兴，感谢灸疗解除了他们的痛苦。

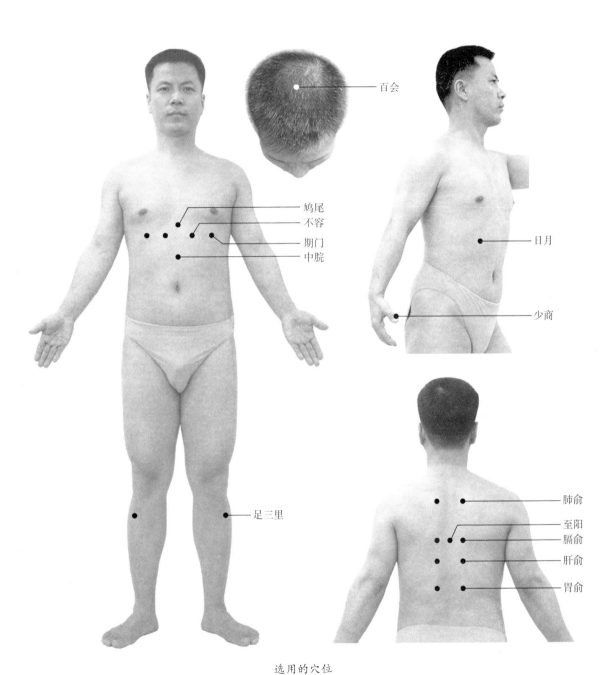

百会

鸠尾
不容
期门
中脘

日月

少商

足三里

肺俞
至阳
膈俞
肝俞
胃俞

选用的穴位

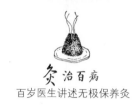

第二十六节　上腕神经麻痹

一、原因

发病原因有感冒、外伤、睡眠中上腕神经受压、中铅毒、注射失误等。

二、症状

上臂水平放下，手无力奋拉，上腕不能外展，肘关节不能屈曲或上举。

桡骨神经麻痹，导致上肢不能伸展，小臂后侧、拇指出现知觉障碍。正中神经、尺骨神经麻痹，引起全部上腕肌肉或手掌肌肉的萎缩麻痹。

三、治疗

治疗本病需要的时间较长，一般需要 6 个月。

灸大椎、膏肓、天宗、天髎、肩中俞、肩井、肩髃、曲池、孔最。根据病情需要，可选用少海、支正、神门、外关、内关、大陵等穴位。开始时每穴各灸 3 壮，待患者耐受后逐渐增至 5 壮。

对于因注射失误而致上肢麻痹者，直接灸注射的位置，效果会更好。

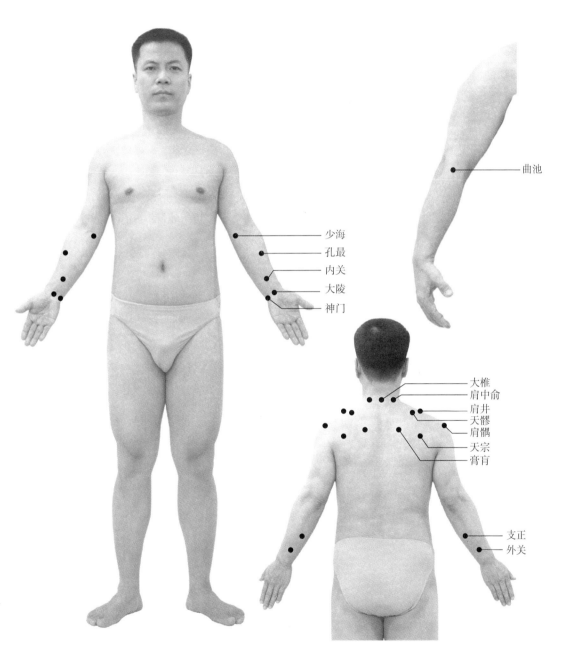

曲池

少海
孔最
内关
大陵
神门

大椎
肩中俞
肩井
天髎
肩髃
天宗
膏肓

支正
外关

选用的穴位

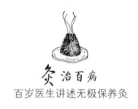
第二十七节　肋间神经痛

一、原因

发病原因有感冒、外伤、贫血、癔症、恶病质、风湿病、中毒、脊椎疾病、肋骨疾病、女性生殖系统疾病等。

二、症状

疼痛突然发作，发病部位多在 5～9 肋间神经。脊椎和胸骨尾之间的侧胸部有压痛点，深呼吸、咳嗽时疼痛加重。

三、治疗

急性病症容易治疗，直接灸疼痛部位，同时进行深呼吸，立即见效。

若不见效，转为慢性病症后，需加灸对侧的阳陵泉、丘墟，每穴各灸 7～15 壮。若还不能痊愈，加灸足三里、曲池、肺俞、膏肓、肝俞、胆俞。

肋间是肝经和胆经循行的部位，故治疗时注意选取肝、胆相关的腧穴。例如，选取胆经的合穴阳陵泉和胆经的原穴丘墟，可以疏通气血。选取肝的背俞穴肝俞和胆的背俞穴胆俞，可以疏肝胆之气。

肋间神经痛常伴有胸闷症状，令人无法呼吸，因此加灸肺俞和膏肓，以调畅气机。加灸足三里和曲池，可以调整全身气血，恢复阴阳平衡。

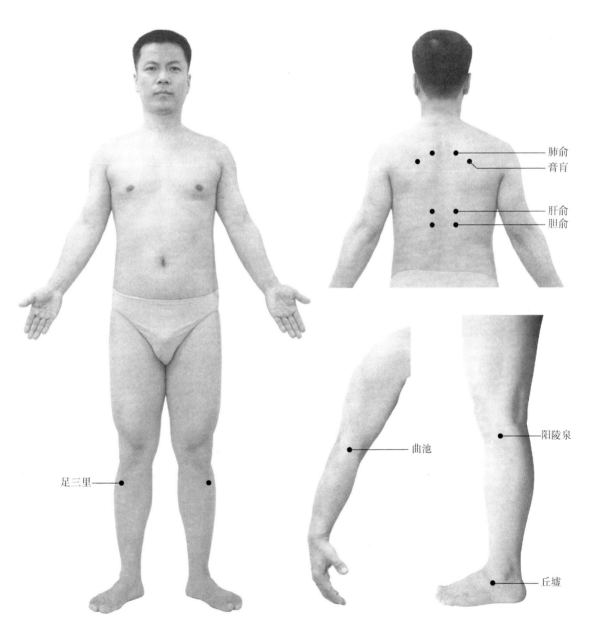

肺俞
膏肓
肝俞
胆俞
阳陵泉
曲池
足三里
丘墟

选用的穴位

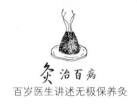

第二十八节 坐骨神经痛

一、原因及症状

疼痛多从腰部传至腿部甚至足底。本病不仅发生于老年人，也可见于青壮年。发病原因有脊髓疾病、糖尿病、贫血、妊娠、卵巢肿瘤、子宫及周围炎症、膀胱疾病、癔症、扭伤、感冒、过度疲劳、痔疮、习惯性便秘、酒精中毒等。

有时自发痛是唯一的症状。自发痛的性质是平静的时候也会出现刺痛、绞痛或撕裂痛。疼痛程度也有不同，有的患者是无法动身的剧痛，有的仅在运动的时候疼痛。共同点是持续有重压感。用拇指和食指轻压脊椎两侧并向下行，出现疼痛或感觉异常之处便是病变部位。若出现严重的知觉障碍，可因脊髓肿瘤、脊髓炎、脊髓损伤等所致。

二、治疗

选取足三里、曲池、中脘、气海、关元、天枢、肾俞、腰阳关、腰俞、胞肓、环跳、殷门、承筋，所有类型的坐骨神经痛都可以灸以上穴位，即全身疗法。

最重要的治疗点是上面提到的 3 个病变部位，要以此为根本治疗点，再配合其他穴位一同治疗。

第 1 种情况：疼痛从足背小趾传到小腿后外侧，病变部位是第 5 腰椎和第 1 骶骨之间。将第 5 腰椎和第 1 骶骨之间作为根本治疗点进行施灸，加灸阳陵泉、悬钟、承山、昆仑。

第 2 种情况：疼痛从足背小趾传到小腿前外侧，病变部位是第 4 腰椎和第 5 腰椎之间。将第 4 腰椎和第 5 腰椎之间作为根本治疗点进行施灸，加灸解溪和中封。

第 3 种情况：疼痛在小腿前内侧，病变部位是第 3 腰椎和第 4 腰椎之间。将第 3 腰椎和第 4 腰椎之间作为根本治疗点进行施灸，加灸阴陵泉和三阴交。

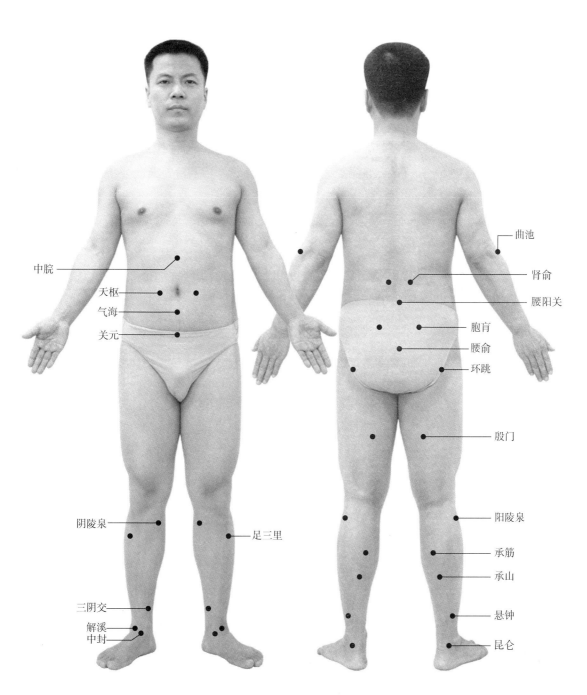

中脘
天枢
气海
关元

曲池
肾俞
腰阳关
胞肓
腰俞
环跳

殷门

阴陵泉
足三里

阳陵泉
承筋
承山

三阴交
解溪
中封

悬钟
昆仑

选用的穴位

247

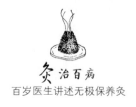
第二十九节　坐骨神经麻痹

一、原因

发病原因有骶骨或骨盆疾患、骨关节脱臼、大腿骨折、骨盆内肿瘤、难产、脚气病、感冒、传染病、进行性肌萎缩、脊髓性小儿麻痹等。手术失误也会导致两侧坐骨神经麻痹。

二、症状

大腿外展、小腿屈曲不畅，脚尖发沉并向下垂，小腿出现感觉麻痹。

腓骨神经麻痹，表现为马蹄足，足部内翻，小腿外侧、足背出现感觉麻痹。胫骨神经麻痹使脚腕弯曲，脚掌、脚外侧出现感觉麻痹。

三、治疗

手术失误导致的麻痹不能根治，但灸疗可以有效缓解症状。

治疗方法同坐骨神经痛，但需要长时间坚持施灸。

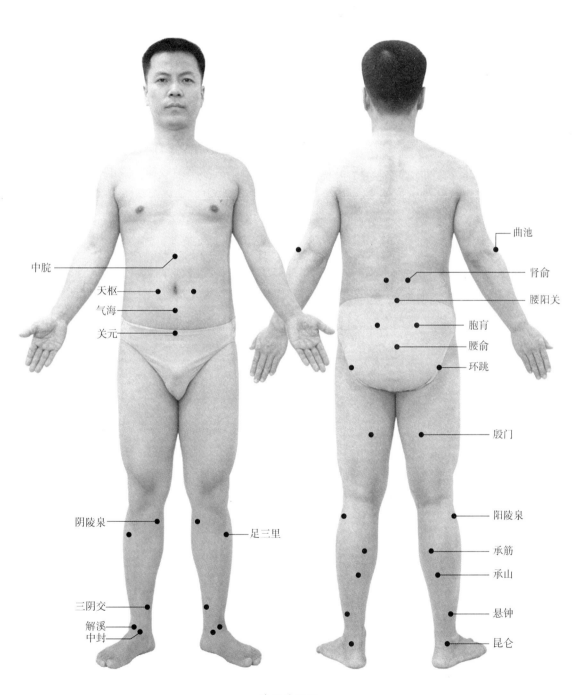

中脘
天枢
气海
关元
阴陵泉
足三里
三阴交
解溪
中封

曲池
肾俞
腰阳关
胞肓
腰俞
环跳
殷门
阳陵泉
承筋
承山
悬钟
昆仑

选用的穴位

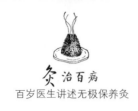

第三十节　腰痛

一、原因

最常见的发病原因是半蹲的姿势抬东西时突然闪腰，造成急性腰痛，年轻人和老年人均可发生。椎间盘问题、后方小关节的亚脱臼、滑液膜的嵌顿、脱出棘突的韧带损伤、肌肉损伤、筋膜损伤、脂肪组织损伤、神经炎等因素，均可导致本病的发生。

二、症状

急性腰痛患者往往疼得不能转身，严重者咳嗽、打喷嚏或小腹用力就会疼，有时既不能笑也不能大声说话，甚至连治疗都有困难。

过了一段时间若未治愈便转为慢性腰痛。一活动腰就会发酸，虽然没有剧烈的疼痛，但浑身不舒服，坐着的时候不舒服，走路和弯腰时疼痛，从站位换到坐位的时候也不舒服。如果在治愈之前复发的话，可变为急性腰痛，比第一次腰痛还要严重。如果多次复发，治疗几个月也不一定能根治。

三、治疗

灸足三里、曲池、中脘、天枢、肾俞、大肠俞、腰阳关、腰俞。有时加灸肺俞、肝俞、上髎、次髎、三阴交。

灸足三里、曲池、中脘，可以调整全身气血，恢复阴阳平衡。腰为肾之府，肾虚则腰痛，所以灸肾俞，以补肾气。局部选取大肠俞、天枢、腰阳关、腰俞，可以缓解疼痛。

腰痛严重时，加灸肺俞、肝俞，可以缓解肌肉酸疼。骶骨发凉和疼痛，加灸上髎、次髎。三阴交是足三阴经交汇之处，因此妇科疾病导致的腰痛患者可加灸此穴。

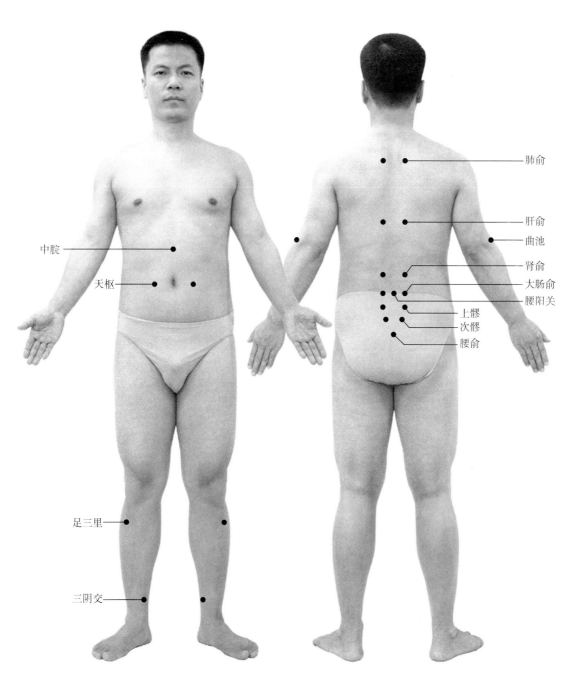

中脘

天枢

足三里

三阴交

肺俞

肝俞

曲池

肾俞

大肠俞

腰阳关

上髎

次髎

腰俞

选用的穴位

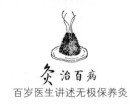

第三十一节　腰腹神经痛

一、原因

肠骨下腹神经病变、髂腹股沟神经病变、泌尿生殖系统疾病、从腰部下来的阴部神经病变等因素可导致本病的发生。

二、症状

疼痛部位是腰部、臀部、下腹部、外阴部、腹股沟及大腿部等。

三、治疗

从中脘、天枢、中极、肾俞、大肠俞、腰阳关、次髎、胞肓、冲门、箕门、三阴交、足三里等穴中选择施灸。大腿内侧穴位需从 3 壮（半米粒大小的艾炷）开始施灸。

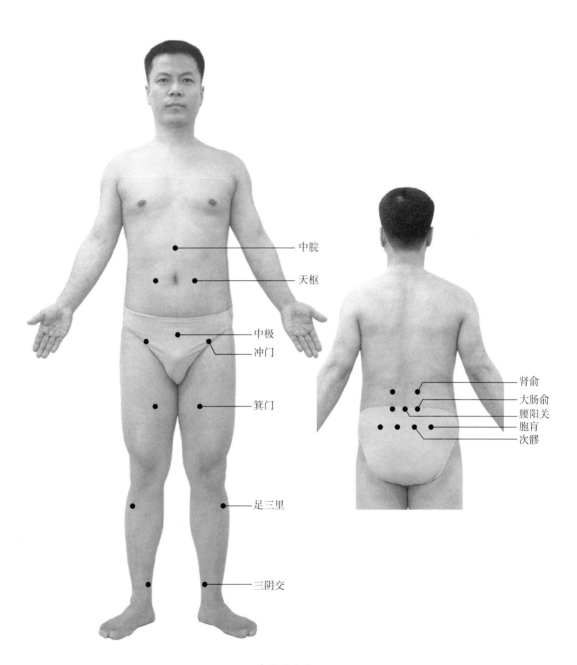

中脘

天枢

中极

冲门

箕门

足三里

三阴交

肾俞

大肠俞

腰阳关

胞肓

次髎

选用的穴位

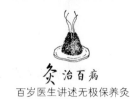

第三十二节 股神经痛

一、原因

发病原因有风湿病、结核性股关节炎、跌打损伤、长期姿势不当、膝关节炎等。

二、症状

疼痛从大腿前侧和内侧传到膝盖，或从小腿内侧传到脚姆趾，走路时疼痛明显。

三、治疗

选取肾俞、大肠俞、环跳、伏兔、血海、曲泉、阳陵泉、三阴交，每穴各灸 3 壮，严重者可增加到 15 壮。

壮数超过 10 壮则为多壮灸，多壮灸只灸一次，7~10 天后若还有症状，可再灸一次。

灸伏兔、血海、曲泉、阳陵泉、三阴交，可以缓解大腿或小腿的局部疼痛。

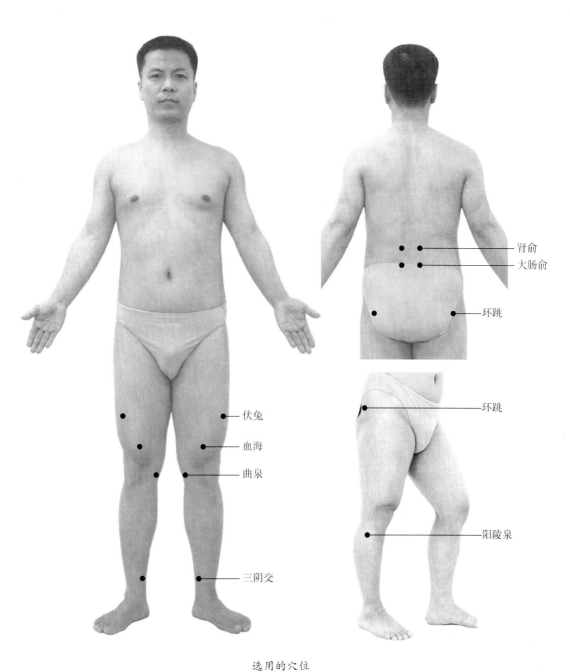

肾俞

大肠俞

环跳

伏兔

血海

曲泉

三阴交

环跳

阳陵泉

选用的穴位

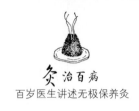

第三十三节　精神神经症

一、原因

所谓"神经质"的人因为精神压力和情感因素加重了不快、不满、不平、担心、烦闷、愤怒、惊讶、恐怖、悲伤、苦恼等情绪而发病。

二、症状

临床表现分为身体症状和精神症状两部分。

身体症状各式各样，轻症有头痛、食欲不振、身体无力等；重症有胸闷、憋气、手脚发麻等。

精神症状有失眠、记忆力减退、焦虑、缺乏自信等。

很多人常把精神神经症当成精神病，其实它们是两种不同的病。精神神经症患者自己知道自身有问题，而精神病患者不知道自己有病。仔细调查还能发现，精神神经症有一定的发病原因，而精神病的病因复杂或不明确。

三、治疗

选取足三里、曲池、中脘、关元、百会、囟会、天柱、身柱、神道、灵台、心俞、肝俞、肾俞、神门，每穴各灸 3～5 壮。

首先要开导患者，解开心扉。心主神明，灸百会、囟会、天柱、神道、灵台，可以提神醒脑。同时灸心俞和神门，可以缓解精神紧张。肝主魂，肾主志，灸肝俞和肾俞，可以缓解精神紧张。灸足三里、曲池、中脘、关元，可以调整全身之气。

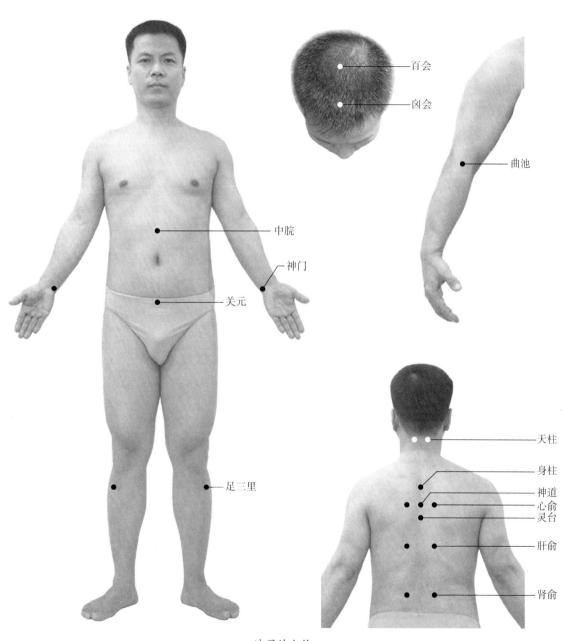

百会

囟会

曲池

中脘

神门

关元

足三里

天柱

身柱

神道

心俞

灵台

肝俞

肾俞

选用的穴位

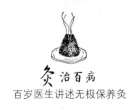

第三十四节 神经衰弱

一、原因

本病分为先天性和后天性两种。先天性指发生于神经质的人，即有体质性神经衰弱的人。后天性指单纯的神经衰弱，发病原因有过度疲劳、饮酒、吸烟过多、手淫、房事过度等。

二、症状

头重或头痛，健忘，精神不能集中，工作无精打采，失眠，情志变化，甚至有恐怖感。多数患者伴有便秘，食欲不振，身体疲劳。有的患者出现下肢异常感，骶骨疼痛。有的患者出现脊椎骨压痛。有的患者出现手抖，食欲亢进，膝跳反射亢进等。

三、治疗

治疗方法同精神神经症。

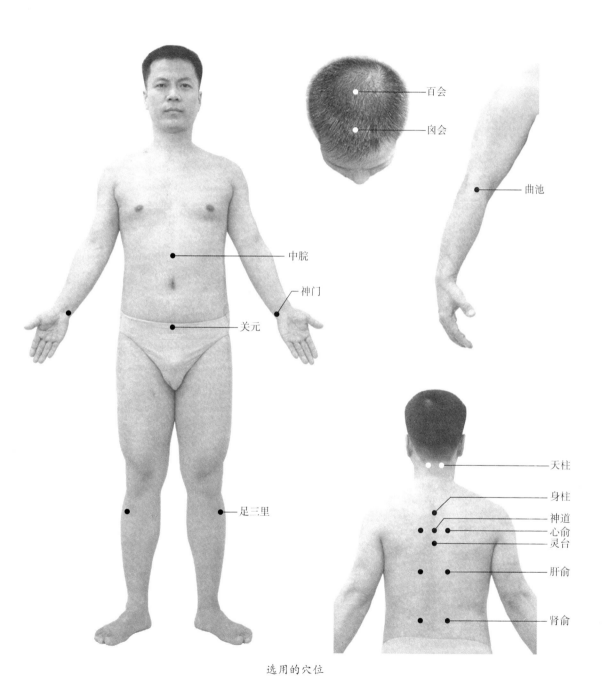

选用的穴位

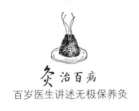

第三十五节　癔症

一、原因

精神不安和纠结积累到一定程度无法处理的时候，可引起严重的身体反应，总想逃避现实。本病不局限于女性，男性也会发病。

二、症状

本病表现为各式各样的身体症状，但都具有以下共同特征。

此类患者有希望患病的倾向，因为成为患者可以得到同情，暂时不用面对麻烦的事情。叙述症状的样子和痛苦的表情很夸张，像在演戏。此时如果对患者太好可导致其症状加重，相反，严厉对待则有可能导致患者悲观而自杀。患者容易受到暗示，就算是小事情也容易引起不同的症状。即使患者自述有症状，但医学上检查不出阳性，反而不符合解剖学或生理学上的身体结构特征。

主要症状有运动性麻痹（手、脚麻痹最为多见），声带有时失声，有时出现感觉异常（没有疼痛感或感觉过敏），胸闷，头痛，乳房痛，腹痛，一过性失明或耳聋，味觉和嗅觉消失等。

本病不好与癫痫性朦胧状态、精神分裂症的紧张病型区分。本病的特点是：行为举止像小孩子一样，回答问题很荒唐，不管什么时候都记不住当时的事情。

三、治疗

治疗方法同精神神经症。

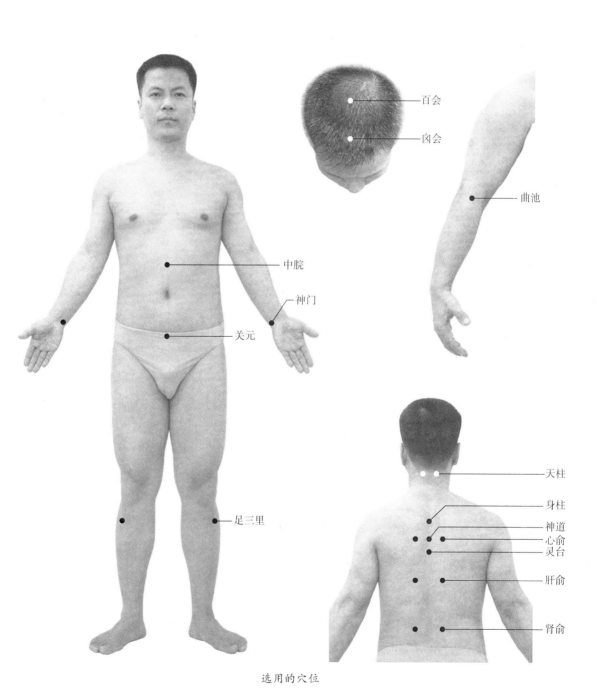

百会

囟会

曲池

中脘

神门

关元

足三里

天柱

身柱

神道

心俞

灵台

肝俞

肾俞

选用的穴位

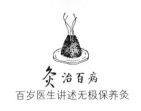

第三十六节　失眠

睡眠非常重要。如果说食物是肉体的营养，那么睡眠则是精神的营养。

睡眠的重要性可以从每天需要的睡眠时间看出。成人一般一天需要保证8小时的睡眠时间，即一天时间的三分之一。婴儿则是不分昼夜地睡觉。

睡一觉其实有4次左右的起伏。前3个小时左右进入深睡眠，然后转换为浅睡眠，再过20分钟又进入深睡眠，再转换为浅睡眠。

一、原因及症状

失眠又称睡眠障碍，分为入睡障碍（入睡困难）和熟睡障碍（早醒或睡眠质量差）两种。

睡眠不好的时候，白天精神会一直紧张，难以集中注意力。严重者晚上睡觉老做噩梦。

失眠的原因有疼痛、瘙痒、咳嗽、呼吸困难等。因神经症、神经衰弱、癔症等而致睡眠不好的情况称失眠神经症。

二、治疗

要想有个好睡眠，不是硬要努力睡觉，而是要在思想上完全放松。

灸足三里、曲池、百会、完骨、天柱、肝俞、肾俞、巨阙、中脘、关元。开始的前3周，每穴各灸3壮，然后逐渐增加到5壮，多能见效。

失眠的原因有很多，需要找到病因对症治疗。肝经兴奋易导致失眠，为了抑制肝经的兴奋，可灸头顶的百会穴，因为百会穴经过肝经，所以灸之有调节肝经的作用，并且还能促进头部的血液循环。同时，施灸流入肝气的肝俞、流入心气的心俞、心的募穴巨阙、有安神作用的天柱和完骨等基本治疗点，可以有效改善睡眠质量。灸足三里、中脘、关元、肾俞，可以调整全身气血。

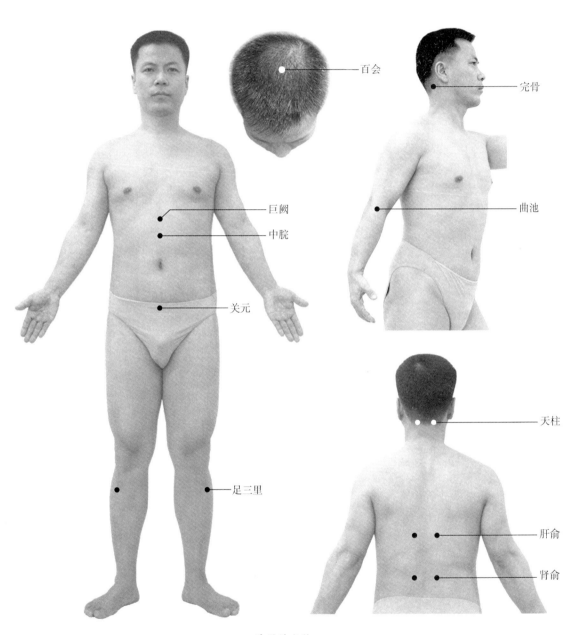

百会

完骨

巨阙

中脘

曲池

关元

天柱

足三里

肝俞

肾俞

选用的穴位

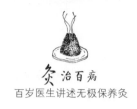

第三十七节　日射病和热射病（中暑）

一、原因

日射病和热射病是由纯物理性原因引起人体体温调节功能障碍的一种急性病。因不戴帽子，穿戴整齐地长时间待在强的太阳光线下，致使脑及脑膜充血、出血，引起神经系统功能障碍的称日射病。因外界温度高，湿度大，如在通风不好的锅炉房等地方长时间工作，致使产热或吸热增多或散热减少，进而引起体内积热的称热射病。两者发病的环境不同，但临床统称为中暑。

睡眠不足、过度饮酒、身体虚弱、穿紧身且不透气的衣服等因素可成为本病发生的诱因。

二、症状

突然出现心情不好，头痛，恶心，眼睛充血，不出汗，脉搏每分钟 90～100 次以上，体温达到39℃～40℃，脸发红，重者意识不清。

三、治疗

灸足三里、曲池、身柱、肺俞、肾俞、百会。

发热严重时灸风门 10～20 壮，但此属多壮灸，故只灸 1 次，待热退后改灸3～5 壮。

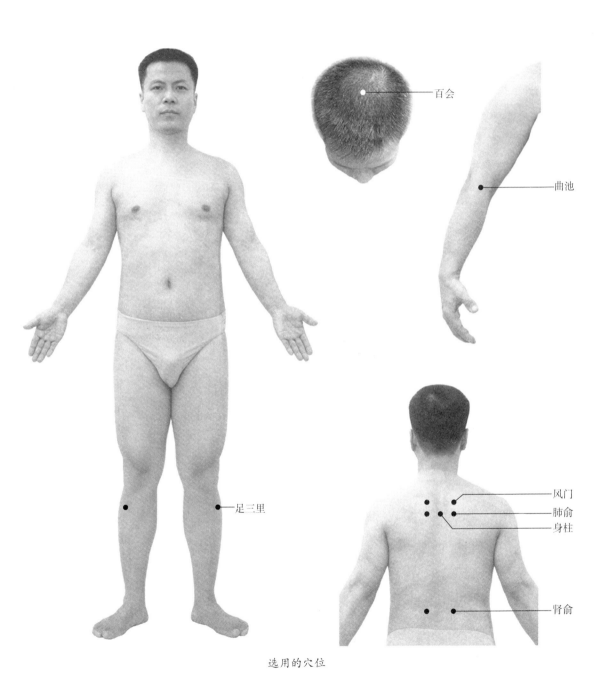

百会

曲池

足三里

风门
肺俞
身柱

肾俞

选用的穴位

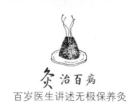

第十章　肌肉骨骼系统病症的治疗

第一节　肩周炎

一、原因

肩周炎又称肩关节周围炎，俗称"凝肩""五十肩"。以肩部逐渐产生疼痛，夜间为甚，逐渐加重，肩关节活动功能受限而且日益加重，达到某种程度后逐渐缓解，直至最后完全复原为主要表现的肩关节囊及其周围韧带、肌腱和滑囊的慢性特异性炎症。

本病的好发年龄是 50 岁左右，做了稍微重的体力活或受外力碰触可发生本病；或毫无原因地肩周出现疼痛，上臂不能抬到脖子或背部。

二、症状

本病特征是经常感觉肩部麻木、不自在，上臂抬高或外展很费劲，穿脱衣服的时候上臂疼痛。这种不适持续很长时间，有时可自然好转。

多数患者起初服用或注射药物止痛，或进行电疗和湿敷等物理治疗，但都不能治愈，最后还是回来接受针灸治疗。

三、治疗

选取肩井、天髎、膏肓、天宗、肩髃或前肩髃、臑俞、曲池，每穴各灸 5 壮，持续施灸。

颈椎间盘脱出引起的手指发麻与肩周炎有根本的区别，因此治疗方法也不同，即持续灸颈椎周边，治疗几次即可见效，但想治愈则需要坚持施灸几个月。

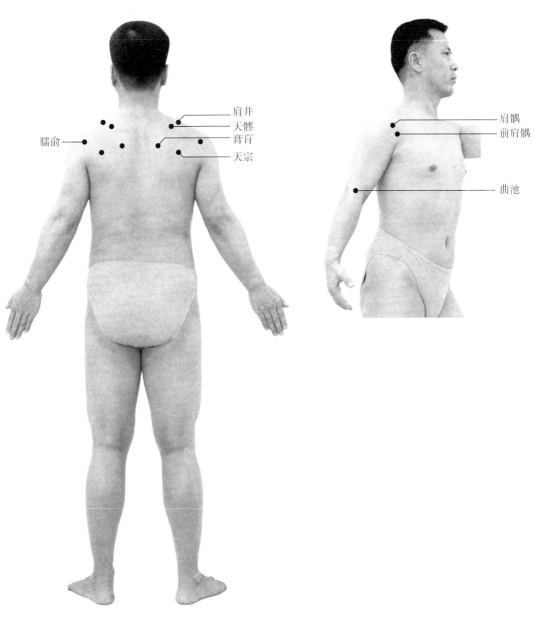

肩井
天髎
膏肓
天宗
臑俞

肩髃
前肩髃
曲池

选用的穴位

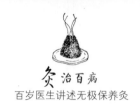

第二节 关节炎

一、原因及症状

肾脏疾病、蛋白质代谢异常、饮食因素、酒精中毒、中铅毒等可诱发本病。

关节炎主要有风湿性关节炎和骨关节炎两种。骨关节炎多见于老年人，多发生于使用过多的关节或支持体重的关节。

老年人出现膝盖疼痛，日常活动或上、下楼梯比较困难，稍微活动症状有些好转，但过度疲劳仍会疼痛，此时应该怀疑是骨关节炎。若有肺结核或腹膜炎病史，还应考虑结核性关节炎。此外，关节受外伤也会引起关节炎。

化脓性骨髓炎等关节异常、扁桃体炎、蛀牙或关节周围的化脓性疾病，可导致细菌进入关节而引起化脓性关节炎，此属急性病症。

风湿性关节炎属于全身性的慢性消耗性疾病，所以治疗时包括用药需谨慎，运动也要适度。急性期需要静养，但长时间不动会使组织贫血、纤维粘连、钙质沉着，最终形成骨性粘连。

适当运动有助于血液循环，还可预防肌肉萎缩，但一定要适度，过度疲劳可导致关节浮肿，需要特别注意。

二、治疗

灸足三里、曲池、中脘、关元、肺俞、膏肓、肝俞、脾俞、肾俞及疼痛部位。每穴各灸 5 壮，持续施灸。

采用无极保养灸，可以调整全身气血，恢复阴阳平衡。关节由肌肉和骨组成，而肝主筋，肾主骨，所以灸肝俞、肾俞。关节炎多因关节积水所致，灸脾俞可以祛湿。

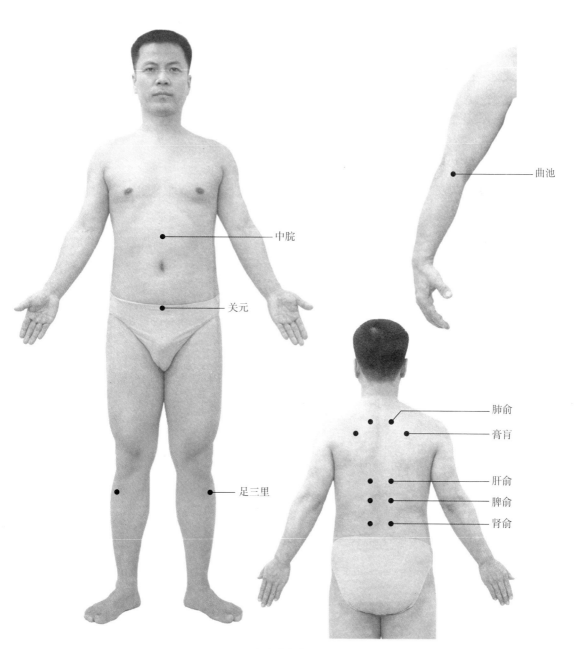

曲池

中脘

关元

足三里

肺俞

膏肓

肝俞

脾俞

肾俞

选用的穴位

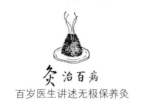
第三节　膝关节炎

一、原因

发病原因有外伤、风湿病、寒冷气候、肾脏疾病、结核病、淋病、骨关节炎等。

二、症状

膝关节肿胀、疼痛、灼热，有波动感，膝盖骨跳动，屈伸不利，强直畸形。若为化脓性关节炎，可出现寒战，同时体温急剧上升，腿部因为疼痛不能弯曲。

开始时只有一侧膝盖疼痛，最后另外一侧也会出现疼痛，所以一侧疼痛时需要尽早治疗。另外，活动过多的话，积水也会增多。

三、治疗

以关节炎的治疗为基准。膝盖肿痛严重时，可在两侧膝眼处进行多壮灸，过 1 周再灸 1 次。

这是需要长时间治疗的疾病，一般要灸 6 个月到 1 年，有时需要终身灸。

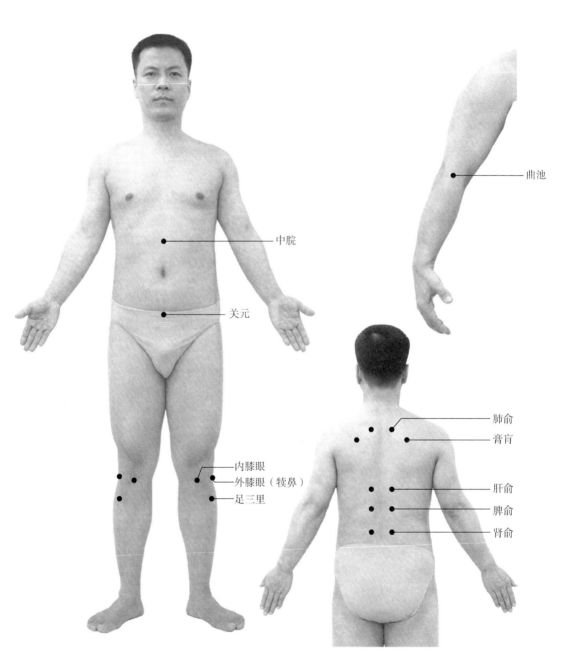

选用的穴位

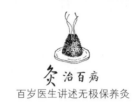

第四节　类风湿性关节炎

一、原因

类风湿关节炎是一种病因未明的以炎性滑膜炎为主的慢性系统性疾病。其特征是手、足小关节的多关节、对称性、侵袭性关节炎症，经常伴有关节外器官受累及血清类风湿因子阳性，可导致关节畸形及功能丧失。

其发病可能与遗传、感染、性激素等有关。本病女性好发，发病率为男性的 2～3 倍。此为慢性病，不易治愈，需要长期坚持灸疗。

二、症状

初期症状为全身无力，体重减轻，贫血。也有手脚发麻且不听使唤、容易出汗等症状。早上起床时左右相同的手指发麻，有时出现肌肉疼痛，或以腱鞘炎的形态发病。

过几周或几个月之后，左右关节对称性浮肿，肘、手、膝关节等出现肿痛。

有的患者直接从膝关节或手的大关节开始发病，起床时有关节发硬的感觉，两处以上的关节肿痛 3 周以上，全身状态变得不佳。

本病与骨关节炎、痛风的症状类似，容易混淆。

骨关节炎多见于中年以后的女性，多从手指末端开始发病。

痛风多见于中年以后的男性，以喜食肥甘厚味的胖人居多，多从脚踇趾末端开始发病，出现发作性疼痛。

三、治疗

治疗方法参看膝关节炎。

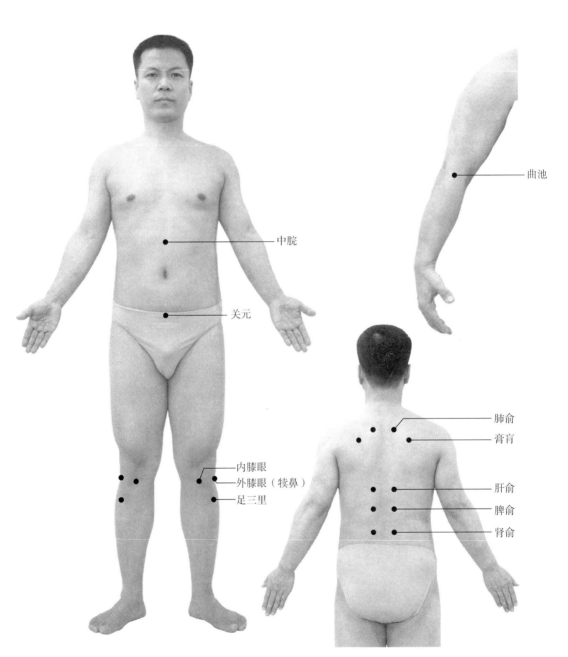

曲池

中脘

关元

肺俞
膏肓

内膝眼
外膝眼（犊鼻）
足三里

肝俞
脾俞
肾俞

选用的穴位

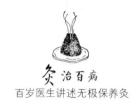
第五节　肌肉风湿病

一、原因

本病是肌肉、筋膜、肌腱等产生的风湿性疼痛，肌肉发生类似结节的硬结和萎缩。针灸学将本病称为"风湿""历节风""湿痹"等。

发病原因有肝脏疾病、肾脏疾病、过度疲劳、寒冷气候、酒精中毒、淋病、感冒等。

发病部位多在僧帽肌、三角肌、胸锁乳突肌、肩胛肌、胸肌、肋间肌、腰肌等处。

二、症状

开始时出现肌肉肿痛，发热，肌肉可变肥大或萎缩，其他症状同风湿性关节炎。

本病灸疗可获得显著的疗效。即使不能根治，只要坚持施灸就能够减轻症状。

三、治疗

灸足三里、曲池、中脘、关元、肺俞、膏肓、肝俞、脾俞、肾俞，对症加灸异常的肌肉部位，或加灸有压痛的部位（阿是穴）。选择半米粒大小的艾炷，一般初期每穴各灸 3 壮，待患者耐热后增加到 5 壮。疼痛严重时，以两日为间隔进行多壮灸。

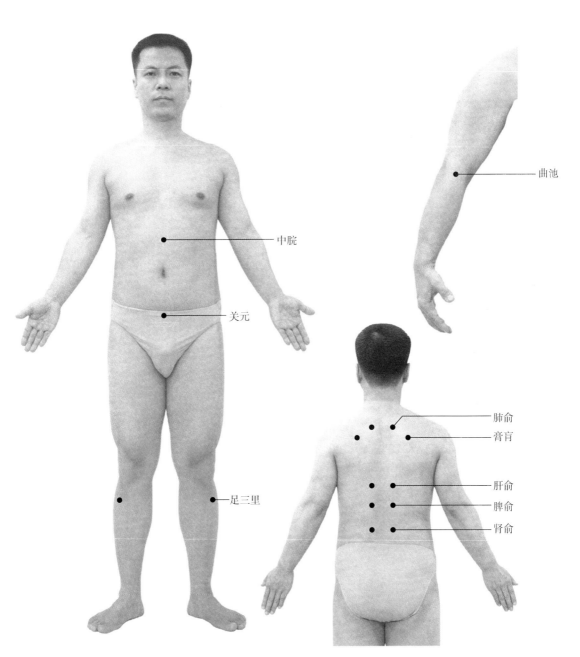

曲池

中脘

关元

足三里

肺俞

膏肓

肝俞

脾俞

肾俞

选用的穴位

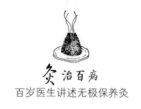

第六节　腓肠肌痉挛

一、原因

发病原因有肌肉过度疲劳、中毒、水分缺乏、下肢静脉疾患、脚气病、坐骨神经痛等。

二、症状

小腿的腓肠肌（小腿肚）出现剧痛的同时诱发强直性痉挛。长途跋涉、跑步、游泳可使肌肉疲劳，容易发生腓肠肌痉挛。此外，痉挛好发于夜间睡觉或打哈欠的时候。

三、治疗

如果是突然发作，选取承山穴多壮灸。

如果是不定时发作（慢性），可持续施灸肾俞、大肠俞、腰阳关、承筋、承山、昆仑穴。

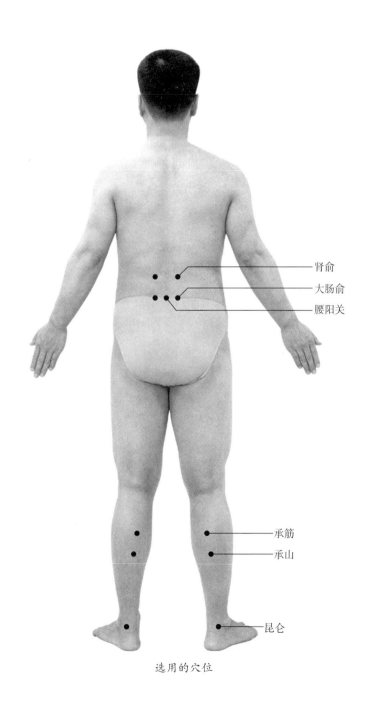

肾俞

大肠俞

腰阳关

承筋

承山

昆仑

选用的穴位

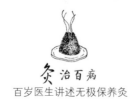

第七节　腱鞘炎

一、原因

腱鞘炎指肌肉末端附着于骨的部分肌腱和围绕它的腱鞘发生了炎症。急性腱鞘炎主要有化脓性、淋毒性、风湿性三类，慢性腱鞘炎主要有单纯性、结核性两类。

本病多发于女性的手背腕关节和拇指方向，长期活动劳损是主要的发病原因。

二、症状

发生在手腕的腱鞘炎：手腕转动时发酸，时间长了，手背的阳池穴处会出现豌豆大小的肿块，不使用手腕时，肿块会消失，使用时还会变大。

发生在拇指的腱鞘炎：因使用剪刀或针织等拇指活动而引起，可从太渊肿到阳溪、列缺，动则更疼。

发生在跟腱的腱鞘炎：脚踝发酸，昆仑与申脉之间产生类似肿块的东西，脚后跟经常疼，走路非常不方便。

三、治疗

发生于手腕的腱鞘炎：阳池穴灸 30 壮，此属多壮灸，故只灸一次。2～3 周后症状仍不缓解，再进行一次多壮灸。

发生于拇指的腱鞘炎：选取大椎、肩髃、曲池、阳溪、太渊、经渠、列缺，每穴各灸 5 壮。局部最疼处灸 30 壮，此属多壮灸，故只灸一次。

发生在跟腱的腱鞘炎：灸肾俞、腰阳关、足三里、承山、昆仑、申脉、太溪。脚后跟进行多壮灸，直到感觉发热为止。申脉处若有肿块，则选用米粒大小的艾炷，在此处灸 50 壮左右，2～3 周后疼痛若未消失，再进行一次多壮灸，直到痊愈为止。

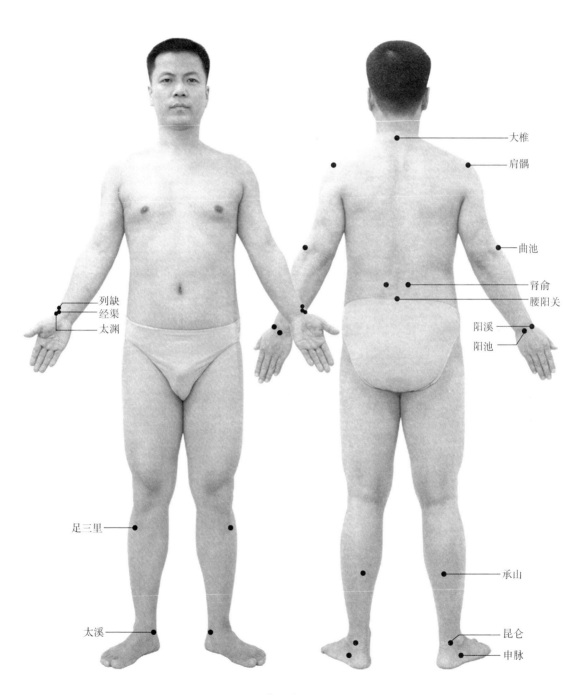

选用的穴位

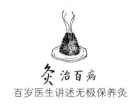
第八节　骨结核

一、原因

骨结核指结核杆菌由原发病灶流出，进入血液循环和淋巴循环，二次侵犯骨膜、骨髓，进而发生脊柱骨疽、肋骨骨疽、骨盆骨疽、股关节结核以及其他骨和关节的疾病。

二、症状

本病发展缓慢，除了出现骨头疼痛、关节浮肿、跛腿、压痛、功能障碍外，还会出现低热、消瘦、食欲不振等全身症状。其中，脊柱骨疽最为多见，可出现自发痛、打压痛、外形变化、运动限制，有时可发展成神经痛和麻痹。

骨结核出现炎症后可自愈，若复发可再次出现发热，并且病情加重，之后再自愈，结果剩下烟嘴大小的孔，流出透明的液体，味道很重，像尸体腐烂的味道，此时只能用灸法治疗。

三、治疗

骨结核中最常见到的是肋骨骨疽、脊柱骨疽、骨盆骨疽三种。这些疾病全都适用于灸疗。结核性疾病必须灸肺俞，此外，一定要灸压痛部位。

1. 肋骨骨疽

灸足三里、曲池、肺俞、身柱、膏肓、膈俞、肾俞、中脘、关元，同时灸肿痛部位以及肋骨附着部分的背部压痛点。

2. 脊柱骨疽

灸足三里、曲池、肺俞、膏肓、膈俞、肾俞、中脘、关元，同时灸脊柱中央以及压痛部位。

3. 骨盆骨疽

治疗方法同脊柱骨疽。

若自然破溃而形成脓水孔则不易愈合，甚至持续几十年不见好转。此时在病变周边施灸，长时间坚持施灸可增强体质，不用动手术也可治愈，所以最重要的是要有战胜疾病的信心。

治愈本病有时需要灸 2 年左右。如果使用药物治疗，同时进行灸疗效果更好。

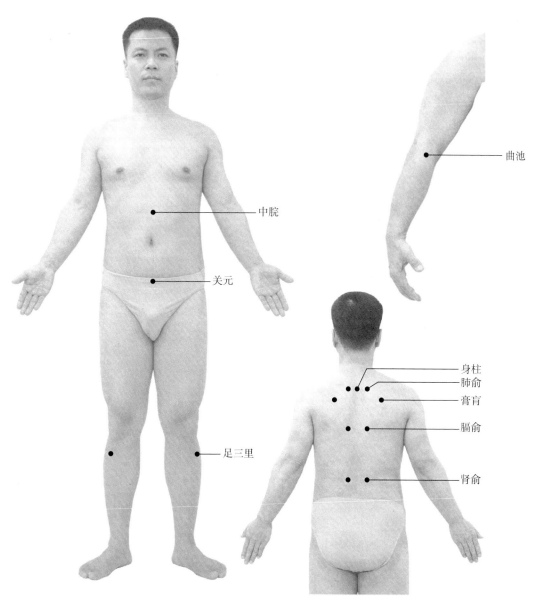

选用的穴位

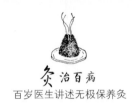

第九节　骨髓炎

一、原因

因细菌感染了有造血功能的骨髓而发病。细菌侵入途径有扁桃体、鼻、喉咙，或因皮肤化脓性疾病而侵入血液，或复合骨折时从伤口直接侵入。

本病多发于年幼者。发病部位有大腿骨下端、大腿骨上端、胫骨、上腕骨、腓骨、桡骨。

二、症状

开始时出现高热和严重的四肢疼痛，疼痛导致四肢完全不能动，进而出现浮肿和严重压痛，起初像败血症。

骨髓和骨膜之间产生脓疡，有时破溃而形成脓水孔，有的患者10～20年都不愈合，发恶臭和流脓水。

抗生素的出现抑制了骨的反应性增殖，但副作用是易引发病理性骨折。

三、治疗

治疗方法同骨结核。

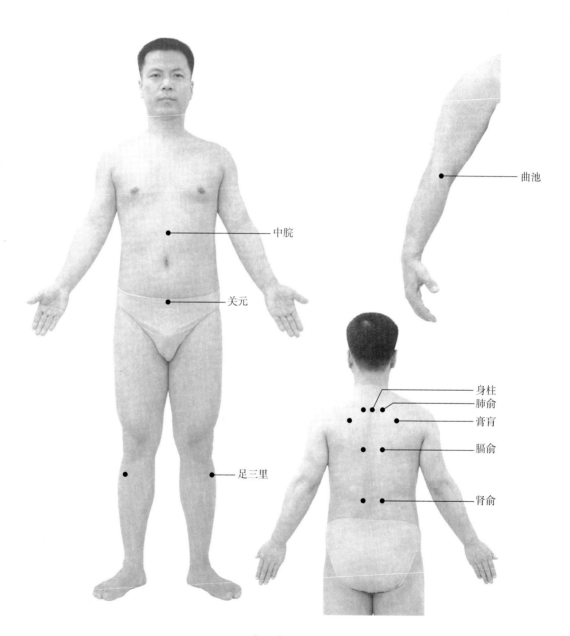

曲池

中脘

关元

足三里

身柱
肺俞
膏肓
膈俞

肾俞

选用的穴位

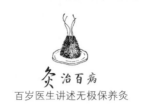
第十节　关节扭伤

一、原因

关节使用不慎导致关节周围的软组织、韧带、关节囊等受伤叫"扭伤"。关节脱出叫"脱臼"。与骨折、肌腱断裂、挫伤等比较，扭伤是损伤较轻的。

没有经验的人不容易区分扭伤、脱臼和骨折。扭伤时，关节在瞬间脱臼之后很快回复到原位。

二、症状

扭伤最常发生的部位是脚腕、手腕、膝盖、手指关节。

扭伤后关节处肿痛严重，不能弯曲关节。关节若有裂痕或合并骨折，患者当场会出现严重的眩晕和恶心，脸色苍白，肿痛严重。

三、治疗

在扭伤部位周边找出最疼的地方，进行多壮灸，多可一次见效。同时灸浮肿的部位，可以很快消肿，瘀青也能很快消失。

扭伤脚腕后，用凉水泡脚比较好。扭伤当时就可扎针，治疗 3 天左右可消肿，扭伤部位有些皱皱巴巴的，可在上面直接扎针。扎针不见效就施灸，施灸后如果疼痛消失，浮肿也会随之消失。某患者脚腕扭伤 30 年，选择最疼的部位进行多壮灸，现已成功治愈。再次强调，多壮灸仅限一次使用，过半个月后若还有疼痛，才考虑再灸一次。

对于脚腕扭伤患者，要多注意丘墟部位，其次注意解溪、中封、太溪、申脉、照海等穴，这些部位多有异常。同时，一定要对扭伤部位进行施灸，这样才能彻底治愈。

脚趾或手指扭伤，相对来说不容易治愈。重要的是要找到最疼的部位进行施灸。脚背扭伤时，足临泣部位受伤最多，针刺此处，针感多可传到脚掌。

因交通事故等外部冲击导致脖子向后翻而产生的扭伤，依然要找到最疼的部位进行施灸。尤其是颈椎以上的部位，如果是轻症则不易被人察觉，手臂前后、左右回转也没有任何异常，多数患者在事故发生一段时间后才出现症状，如肩膀疼痛、手麻、手痛。这种情况采用无极保养灸进行治疗，同时按压颈椎，找出最疼的部位并灸此处，再以此处为中心，找到上、下两个与其相邻的棘突间隙并施灸。

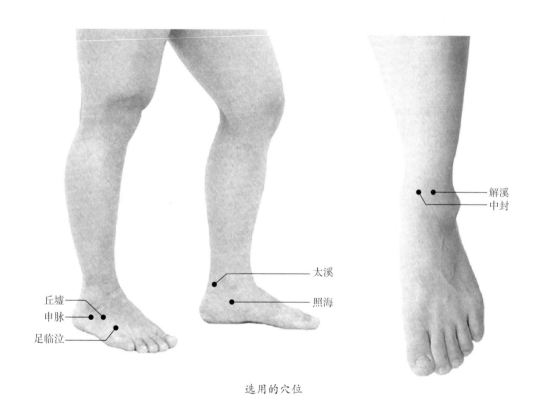

解溪
中封
太溪
照海
丘墟
申脉
足临泣

选用的穴位

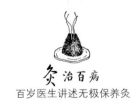

第十一节 肘关节疼痛（网球肘）

对于肘关节疼痛（网球肘），灸最疼的部位，往往可以一次治愈。开始时可以用小艾炷灸，逐渐将艾炷加大至豌豆大小，若患者感觉很热就不需要加大艾炷了。

或者采用质量稍差的青色艾草，将其捏成硬团，让患者稍微忍耐一下，连续灸15壮，多可一次见效，如果无效则再灸一次，多在灸后1周痊愈。

另外，还可以在最疼处扎针。一般针刺不超过0.5厘米，选择2～3个治疗点进行针刺，患者会觉得比较舒服。

第十一章　内分泌系统病症的治疗

第一节　糖尿病

一、原因

现代医学认为，糖尿病是因为胰脏中负责内分泌的胰岛细胞功能减退所致，多发生于喜食肥甘厚腻的胖人，且多发于中年以后，近年来小儿糖尿病多发与摄入高糖分食物有关。针灸学将本病称为"消渴"。

很多糖尿病患者称，流很多汗之后出现口渴，口渴就喝一大瓶汽水或可乐等饮料，无形中就摄入了过多的糖分。总之，摄入过多的糖分是引发糖尿病的主要原因。其他发病原因还有过量饮酒、长期服用皮肤病的药物、精神压力过大等。

二、症状

"三多一少"症状，"三多"指多饮、多食、多尿，"一少"指消瘦。尿频症状夜间尤甚，类似清水的尿液中含有大量的糖分，有烂苹果味。有的患者呼吸时也可闻到烂苹果味。有的患者因分泌酸性唾液而发生蛀牙。

伴随症状有口渴、疲倦、头痛、失眠、皮肤干燥、瘙痒、坏疽、左侧坐骨神经痛、白内障、视网膜炎、手脚酸麻、神经痛、膝腱反射消失、血压异常、昏迷等。男性患者可出现性欲减退或淋病。女性患者可出现月经不调或严重的阴部瘙痒症。

本病容易并发肺结核、动脉硬化症、肾脏炎，严重者可因肠结核而发生泄泻，最后死亡。

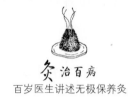

三、治疗

选取足三里、曲池、肺俞、膏肓、至阳、肝俞、脾俞、肾俞、京门、中脘、左期门、左梁门、关元、地机，采用半米粒大小的艾炷，前10天每穴各灸3壮，待患者耐受后逐渐增至5壮，坚持每日施灸。

若口渴症状严重，可加灸太溪，女性患者可加灸三阴交。糖尿病患者抵抗力差，施灸部位容易化脓，所以开始时必须小灸，然后逐渐增加到5壮。

现代医学认为糖尿病无法根治，但灸疗可以有效改善糖尿病患者的各种不适症状。例如，灸治伴有坐骨神经痛或手指尖发酸发凉的糖尿病患者时，疲劳和各种症状逐渐消失，患者做综合检查发现各项指标均有好转，高兴地跑来告诉笔者，这个时候患者的身体健康和好心情对医生来说是最有意义的事情。

根据临床经验，治疗中需要注意的一点是，糖尿病患者的膝盖下部如果出现灸痕则不容易愈合，因此施灸时要谨慎，避免在膝盖下部做重灸（多壮灸）。

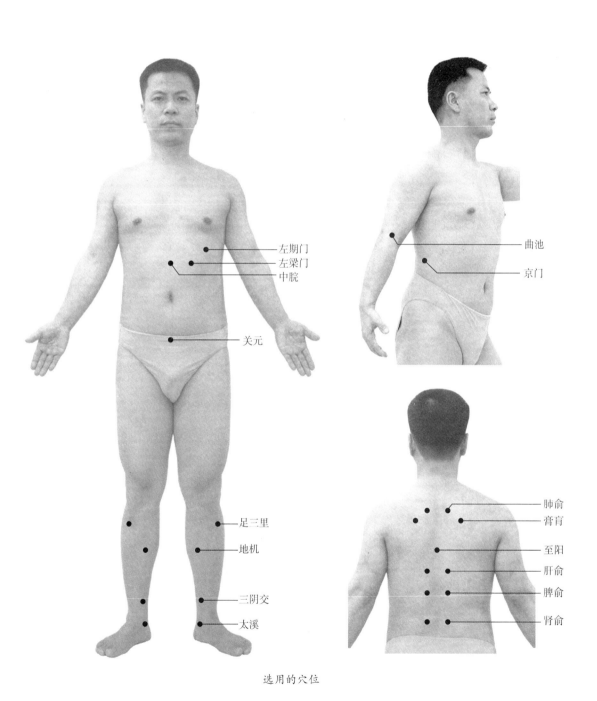

左期门
左梁门
中脘
关元
足三里
地机
三阴交
太溪

曲池
京门

肺俞
膏肓
至阳
肝俞
脾俞
肾俞

选用的穴位

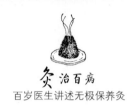
第二节　胰岛素分泌异常

胰岛素是促进肝脏和机体的外周组织将摄入的葡萄糖进行利用的主要激素，机体血糖的稳定有赖于体内胰岛素的作用。当体内的胰岛素分泌减少或胰岛素在组织的作用降低时，血糖将不可避免地升高，就可能发生糖尿病。

治疗方法同糖尿病。

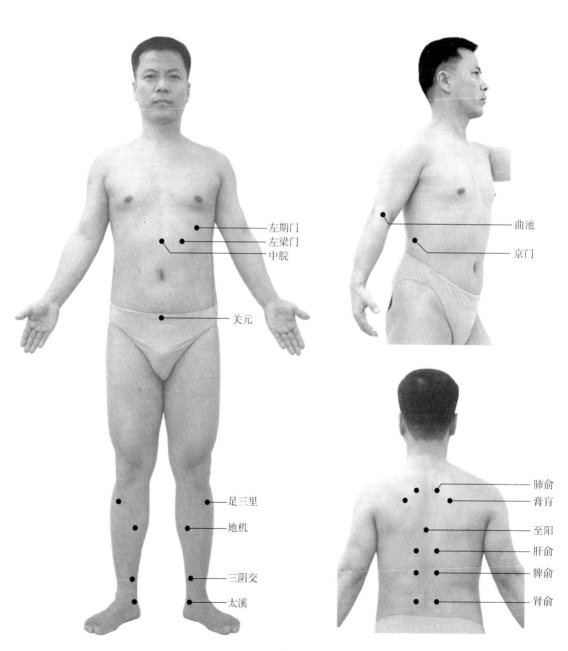

左期门

左梁门

中脘

关元

曲池

京门

足三里

地机

三阴交

太溪

肺俞

膏肓

至阳

肝俞

脾俞

肾俞

选用的穴位

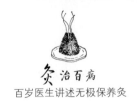

第三节　甲状腺功能亢进

一、原因

本病的病因尚不清楚，多认为是体内产生了刺激甲状腺的异常物质，导致分泌大量的甲状腺激素，出现眼球凸出。本病女性多发。

二、症状

本病有三个突出的症状：甲状腺肿大、眼球凸出、脉数。

甲状腺肿大是指颈部甲状腺肥大鼓起，软硬程度不同。

眼球凸出患者轻则看似有魅力，但多数患者眼眶发红，眨眼时很不自然，露白眼珠。

脉数者多伴有心悸，有时脉搏极不规律。

此外，伴随症状有多汗、低热、皮肤色素增加、饭量大但体重减轻、手抖、神经质、没有耐性、便溏、肌张力减少等。

三、治疗

选取足三里、曲池、肺俞、膏肓、心俞、肝俞、肾俞、三阴交、中极、水道、阴交、中脘、膻中、天突，每穴各灸 5 壮。长时间施灸效果更佳。

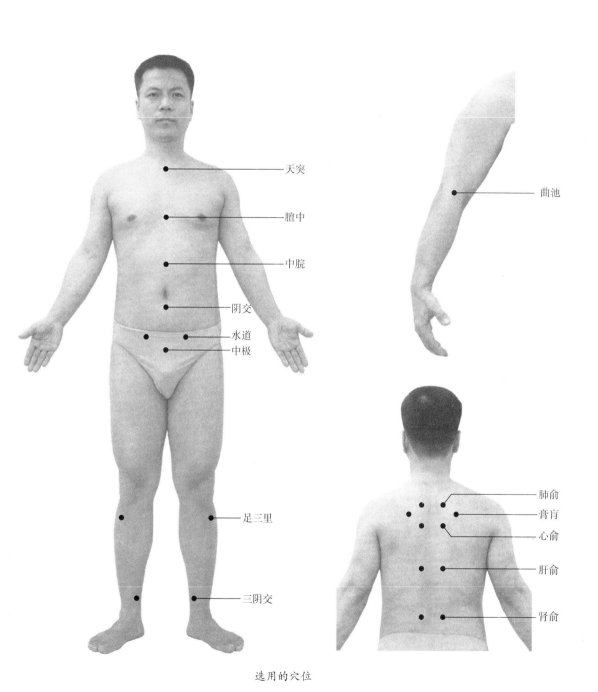

天突

膻中

中脘

阴交

水道

中极

足三里

三阴交

曲池

肺俞

膏肓

心俞

肝俞

肾俞

选用的穴位

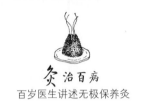

第十二章　泌尿系统病症的治疗

第一节　肾萎缩

一、原因

衰老而致肾脏功能低下或疾病可引发肾萎缩，主要有动脉硬化性肾萎缩、继发性肾萎缩、真性肾萎缩三类。本病多发于脂肪肝、糖尿病、淋病患者。

诱因有饮酒、吸烟、梅毒、中铅毒、房事过度、手淫等。

二、症状

动脉硬化性肾萎缩患者多没有自觉症状，可出现高血压、心脏肥大、脉实，继续发展可出现心脏功能障碍，夜间尿量增加。

真性肾萎缩比前者严重，白天多尿加重，出现视力障碍、性能力减退、疲倦、记忆力下降、失眠、营养障碍，若出现恶病质可发展成尿毒症，错过治疗时期则有可能导致死亡。

三、治疗

选取足三里、曲池、肺俞、膏肓、肝俞、脾俞、肾俞、志室、中脘、水分、肓俞、关元、百会，采用半米粒大小的艾炷，每穴各灸5壮，可减轻患者的痛苦。严重虚弱患者隔日灸。

进行无极保养灸，可以调节全身气血，恢复阴阳平衡。灸肾俞、志室、水分、肓俞，可以补肾气，解水毒。肾俞和脾俞相配，可以调养元气，解水毒。肾俞和肝俞相配，可以补精血。

本病属于慢性病，需要长期坚持施灸。

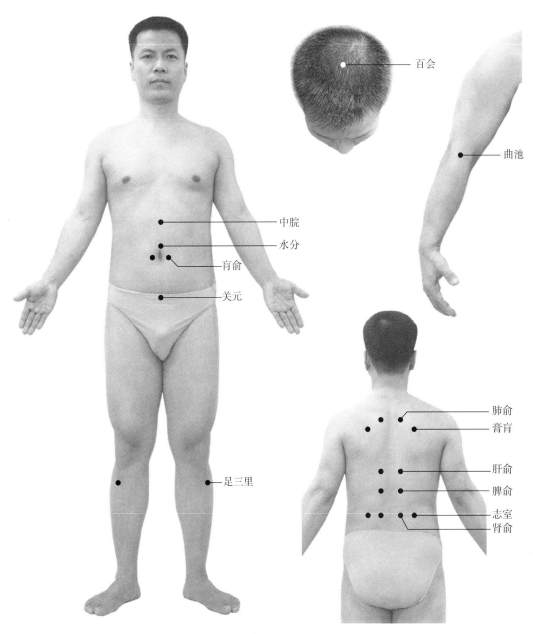

选用的穴位

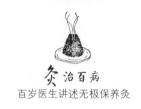

第二节 急性肾炎

一、原因

本病多因感冒、寒冷气候、过度疲劳等而发病。急性肾炎若不及时治愈可转为慢性，或转为继发性肾萎缩。

二、症状

主要症状是浮肿，高血压，心脏肥大，尿量减少，严重者出现无尿，呈深赤褐色，尿液混浊，有大量蛋白。

首先出现眼皮浮肿，继而扩散至下肢及全身浮肿，疲倦，同时肾脏部位或腰部出现疼痛。伴有发热、便秘、呕吐、头痛等症，可并发尿毒症、肋膜炎、肺水肿等。

若治疗不及时，或养生方法不当，有可能转为慢性肾炎，甚至死亡。

三、治疗

选取足三里、曲池、肝俞、肾俞、京门、肺俞、膏肓、中脘、水分、肓俞、气海、中极，每穴各灸5壮。

灸足三里、曲池、中脘、气海、肺俞、膏肓，可以调整全身气血，恢复阴阳平衡。灸肾俞和京门，可以补肾气。肾俞和水分、肓俞、中极相配，可以消肿。肝俞与肾俞相配，可以解水毒，益气养血。

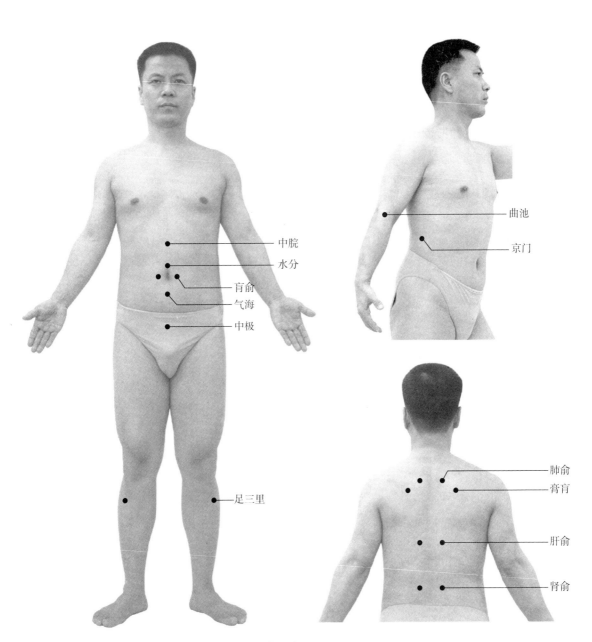

中脘
水分
肓俞
气海
中极
足三里

曲池
京门

肺俞
膏肓
肝俞
肾俞

选用的穴位

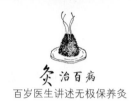

第三节　慢性肾炎

一、原因

多由急性肾炎转化而来。尿毒症或心脏衰竭也可导致本病发生。另外，女性子宫位置异常也可引发本病。

二、症状

症状轻微，若未出现水肿，则症状不太明显。最轻的症状是只有轻微的蛋白尿。

随着病情的发展，可出现浮肿，高血压，尿液混浊，多尿，可发展为继发性肾萎缩。或者长时间没有症状，偶尔出现急性肾炎的症状，伴有尿血。

三、治疗

治疗方法同急性肾炎，需要持续施灸。

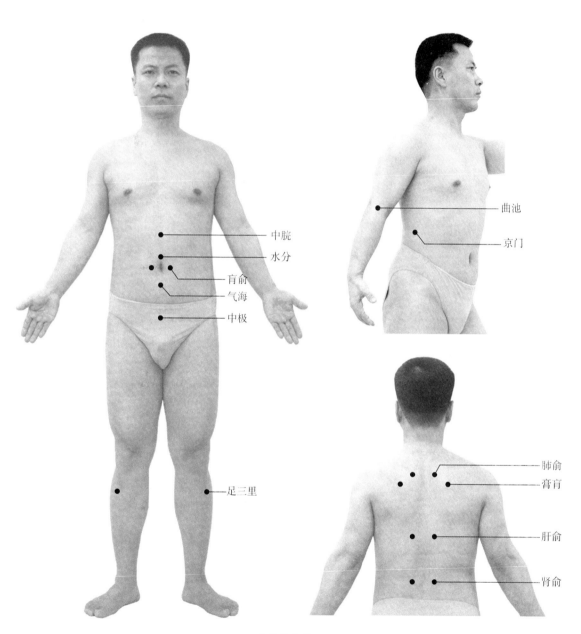

中脘

水分

肓俞

气海

中极

足三里

曲池

京门

肺俞

膏肓

肝俞

肾俞

选用的穴位

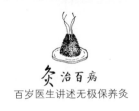
第四节　急性肾盂肾炎

一、原因

发病原因有膀胱炎、感冒、寒冷气候、肾结石、妊娠、子宫位置异常、产褥期、肠炎等。

二、症状

肾脏部位出现疼痛，恶寒，发热，呕吐，尿频，尿量减少，尿中发现脓血和蛋白。

三、治疗

选取足三里、曲池、太溪、肾俞、志室、天枢、巨阙、中脘、阴交、中极、水道，每穴各灸 5 壮。

灸足三里、曲池、中脘，可以调整全身气血，恢复阴阳平衡。灸肾俞、太溪、志室，可以补肾气。灸阴交、中极、水道，可以利小便。灸天枢、巨阙，可以止吐。

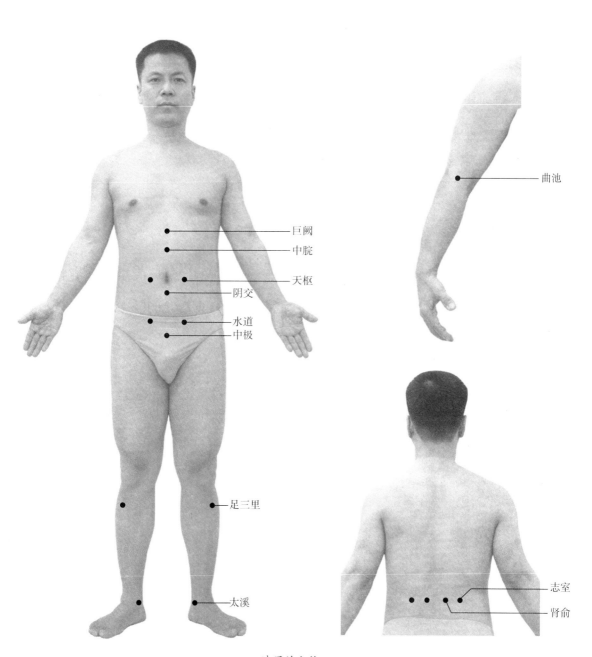

曲池

巨阙

中脘

天枢

阴交

水道

中极

足三里

太溪

志室

肾俞

选用的穴位

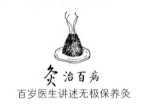
第五节　慢性肾盂肾炎

一、原因

多由急性肾盂肾炎转化而来。

二、症状

尿量增加，尿液中有大量脓水，尿道口瘙痒，尿意频繁。

三、治疗

治疗方法同急性肾盂肾炎，需要坚持施灸。

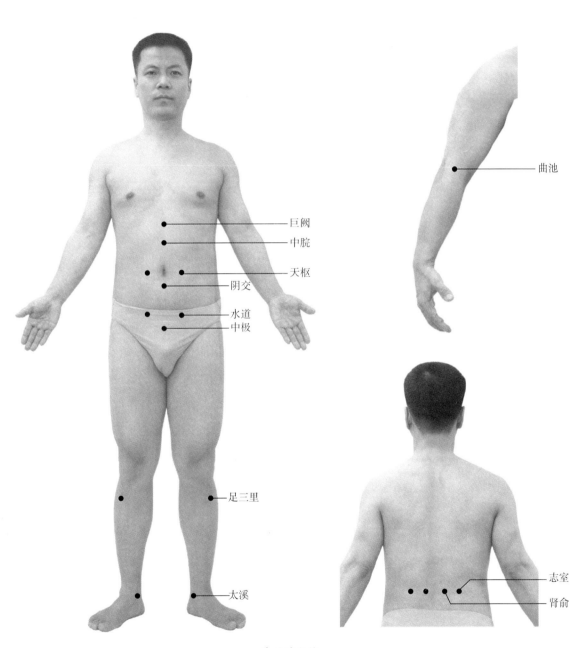

巨阙
中脘
天枢
阴交
水道
中极
足三里
太溪
曲池
志室
肾俞

选用的穴位

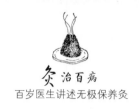

第六节 浮肿

一、原因

心脏病或肾病是主要的发病原因。此外，肝病、脚气病、贫血、营养失调、癌症等因素也会导致本病的发生。

二、症状

按压皮肤后出现凹陷，此为体内水分异常积聚的状态。

如果心脏有问题，脸部会出现浮肿。

如果肾脏有问题，下肢会出现浮肿。

如果胃肠有问题，脸部和手部可同时出现浮肿。

三、治疗

对于浮肿的治疗，最重要的是去除水分，因此灸三阴交、水分、肾俞、中脘、中极、水道，可有利尿作用。心脏问题引起的浮肿，加灸心俞、膈俞、神门。肝脏问题引起的浮肿，加灸肝俞、胆俞、足三里、右期门。肾脏问题引起的浮肿，加灸天枢、志室、涌泉。营养失调和贫血引起的浮肿，加灸百会、肺俞、膏肓、肝俞、脾俞、中脘、右滑肉门、左梁门、气海、足三里。根据病情选取穴位，每穴各灸3壮，持续施灸。

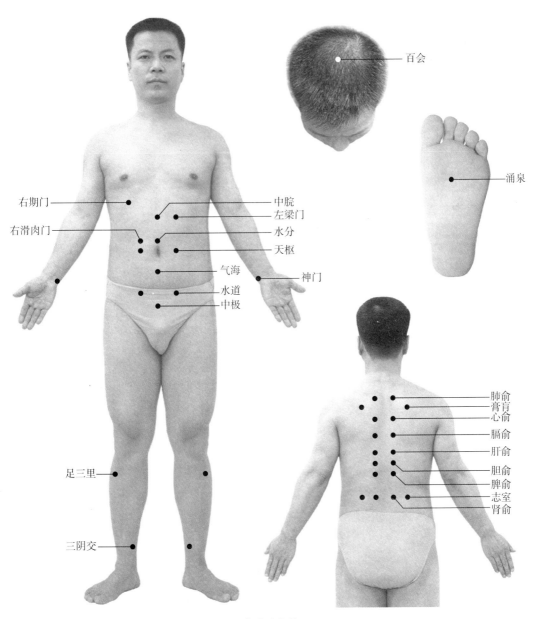

右期门
右滑肉门
中脘
左梁门
水分
天枢
气海
神门
水道
中极

百会

涌泉

足三里
三阴交

肺俞
膏肓
心俞
膈俞
肝俞
胆俞
脾俞
志室
肾俞

选用的穴位

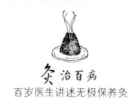

第七节　游走肾

一、原因

指肾脏从正常位置偏向一侧，再回到正常位置。本病多发于女性，子宫位置异常也是发病原因之一。

二、症状

多数患者无自觉症状，严重者剧烈运动后出现疝痛、呕吐，诱发间歇性肾水肿。俯卧位时可以恢复正常。

三、治疗

选取中脘、肓俞、阴交、上髎、命门、肾俞、志室、筋缩、足三里，每穴各灸5壮。

灸中脘、足三里，可以补中益气，防止内脏下垂。灸命门、肾俞、志室、肓俞、阴交、上髎，可以补肾，将肾脏固定在正常位置。灸筋缩，可以收缩肌肉，使固定肾脏的肌肉力量变强，这样肾脏就不会来回移动了。

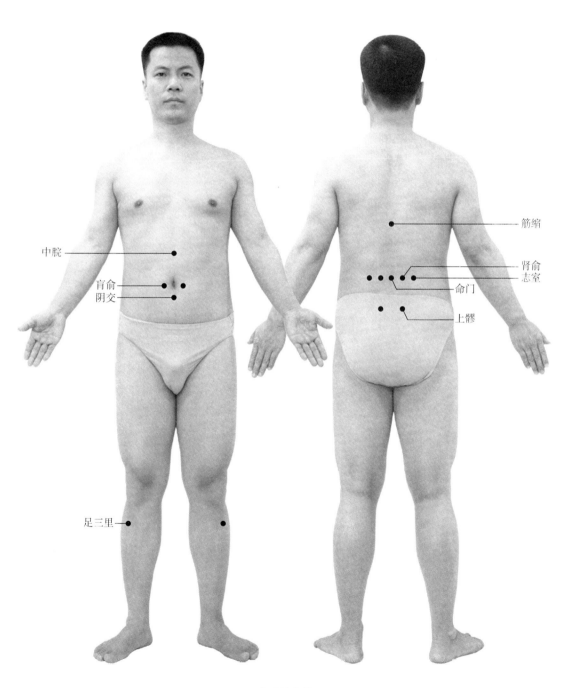

中脘

盲俞
阴交

足三里

筋缩

肾俞
志室
命门

上髎

选用的穴位

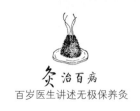
第八节　尿毒症

一、原因

肾脏疾病、肾盂以下的尿道疾病导致尿液排泄障碍而发病。本病多发于尿液排泄减少或无尿时，有时尿液排泄过多也会发生。

二、症状

急性尿毒症患者有头痛、眩晕、视力模糊、耳鸣、嗜睡或失眠、食欲不振、恶心、呕吐、癫痫发作等先兆症状。多数患者一天之内出现不省人事或间歇性痉挛，醒来后还会复发，然后转为慢性病症。

急性发作时眼睛无焦点，或瞳孔缩小，体温上升，但很快恢复正常或出现下降。有时出现昏迷或谵语，癫狂发作，不能说话，兼半身不遂，时而出现肾炎性视网膜炎。此外，还可出现丘疹，多发于舌、嘴唇、喉黏膜等处。

慢性病症表现为消化不良、头痛、呕吐、泄泻、嗜睡、精神恍惚、耳聋、昏迷、哮喘。呼吸时有尿味，有时出现皮肤瘙痒。

三、治疗

选取足三里、曲池、天髎、膏肓、肝俞、脾俞、肾俞、志室、中脘、水分、阴交、中极、水道，每穴各灸3~5壮。

灸足三里、曲池、中脘，可以调整全身气血，恢复阴阳平衡。灸天髎，可以强化心脏功能，心主神明，可治疗癫痫发作、精神异常、昏迷等症。精血同源，肾俞和肝俞相配，可以养血益精。灸脾俞，可以祛湿。灸水分、中极、水道、阴交，可在除水毒的同时补肾气。

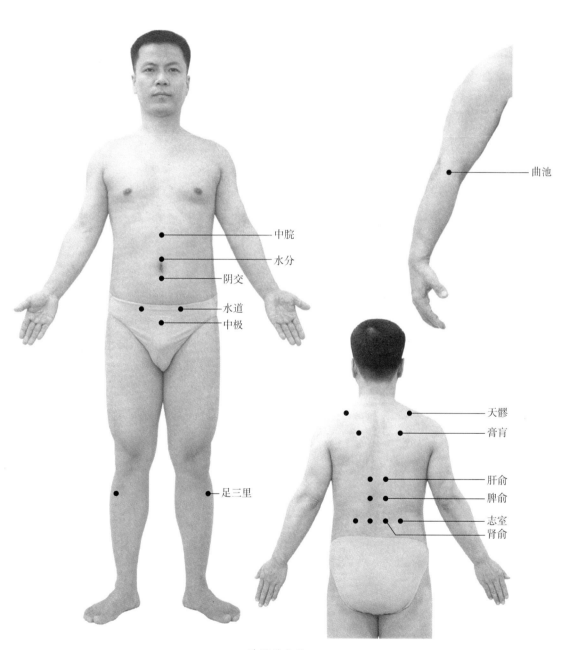

曲池

中脘

水分

阴交

水道

中极

足三里

天髎

膏肓

肝俞

脾俞

志室

肾俞

选用的穴位

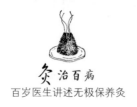

第九节　肾结石

一、原因

肾脏功能减退，尿液中的盐类沉淀而产生结晶，导致肾结石的发生。

二、症状

有的患者没有先兆症状，或结石卡在尿道，排尿时剧痛，膀胱处疼痛，波及阴部或肛门，或腰部剧痛，发热，尿液减少，尿频，时有尿血。

三、治疗

灸三焦俞、肾俞、膀胱俞、腰阳关、京门、带脉、京骨、血海、天枢、水道、中极、气海。若带脉附近出现剧痛，可以灸带脉。若出现尿血，灸血海。

很多患者按照以上方法治疗 1～2 次就能排出结石，但也有不能排出结石者。

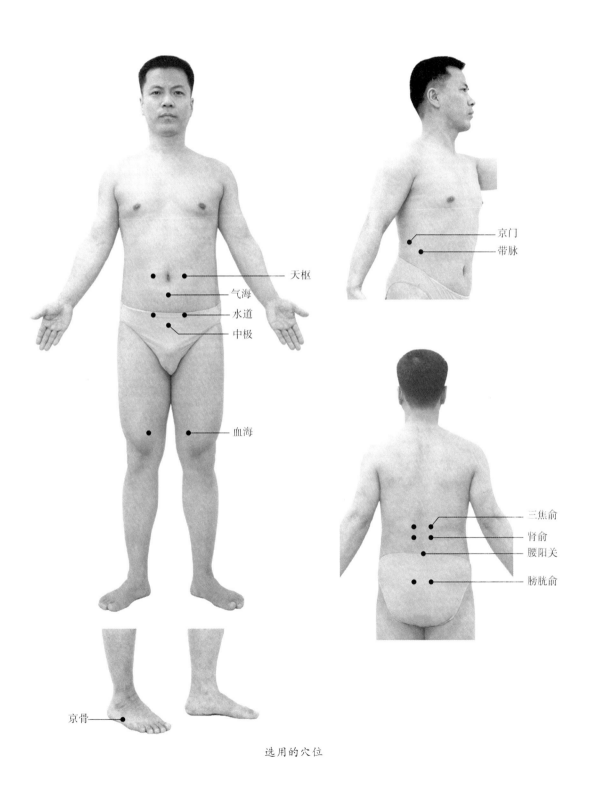

京门
带脉
天枢
气海
水道
中极
血海
三焦俞
肾俞
腰阳关
膀胱俞
京骨

选用的穴位

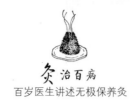
第十节　尿血

一、原因

多由肾炎、肾结石、膀胱黏膜损伤、膀胱结石、肾结核、肾脏肿瘤、肾寄生虫等引发。此外，特发性肾出血、中毒、烧伤、阑尾炎、胆囊炎、肝炎也可引发尿血。

二、症状

肾炎、肾结石、膀胱结石等引起血尿的特点是：在排尿开始和结束时出血。血尿分为镜下血尿（通过病理检查才能确定出血）和肉眼血尿（肉眼能见到出血）两种。

三、治疗

选取足三里、曲池、肺俞、膏肓、肾俞、中脘、天枢、中极、水道、三阴交，持续施灸。结石碎后随着尿液排出，此法还能治疗炎症，故能止血。

结核性血尿肉眼看不到出血，多见于女性患者，需要长时间施灸（1年以上）才能见效。

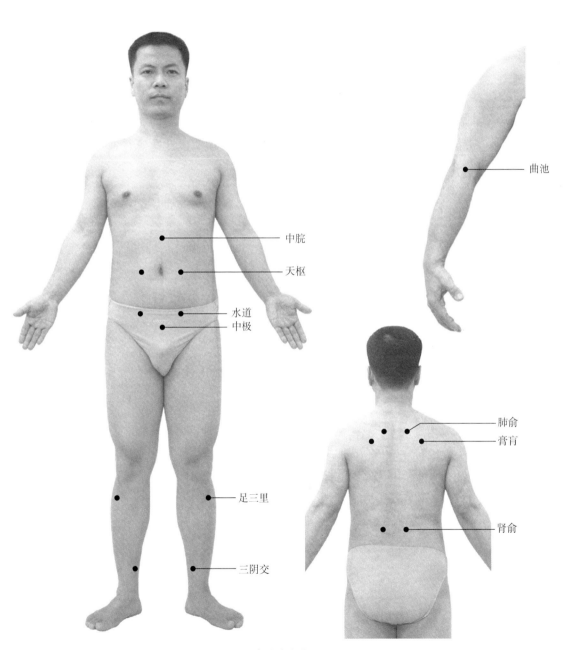

选用的穴位

曲池

中脘

天枢

水道
中极

足三里

三阴交

肺俞
膏肓

肾俞

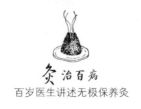
第十一节　膀胱炎

一、原因

多因细菌侵入而发病，如大肠杆菌、葡萄球菌、链球菌、淋病菌、结核菌等。发病原因有感冒、外伤、尿道炎、憋尿等。此外，肾脏疾病或女性受寒等因素也可导致本病的发生。

二、症状

急性膀胱炎患者出现恶寒、发热、头痛、恶心、膀胱部位发麻疼痛等症。

慢性膀胱炎患者没有全身症状，只出现尿液混浊，实验室检查发现有碱性反应，少量红细胞，大量脓水。

三、治疗

灸足三里、曲池、中脘、水分、曲骨、膀胱俞、肾俞、肝俞、膏肓、京骨、曲泉。

急性膀胱炎患者每穴各灸7壮，只治疗1次；慢性膀胱炎患者每穴各灸3壮，持续施灸。

灸足三里、曲池、中脘，可以调节全身阴阳。灸水分、曲骨、膀胱俞、肾俞、京骨、肝俞、曲泉，可以调整膀胱的气血循环。灸膏肓，可以补心。

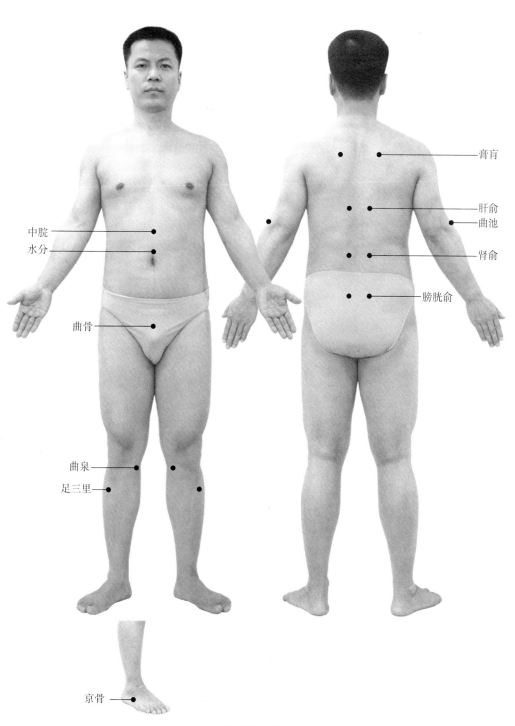

中脘

水分

曲骨

曲泉

足三里

京骨

膏肓

肝俞

曲池

肾俞

膀胱俞

选用的穴位

315

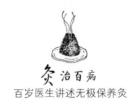

第十二节　膀胱结石

一、原因

尿液中的盐类沉淀而引起发病。发病原因有肾脏疾病、膀胱异物、寄生虫病、感染、代谢性疾病等。

二、症状

小便时疼痛，排尿后出血，尿频，尿不尽，躺着休息症状缓解，起身活动时加重，此时结石降到膀胱下部而引起疼痛。

三、治疗

选取足三里、曲池、中脘、天枢、气海、水道、中极、肾俞、膀胱俞、三阴交、京门、京骨，持续施灸，可令碎石排出。有的患者会因碎石卡在尿道而出现疼痛，但不适症状会逐渐消失，长时间灸疗可治愈。

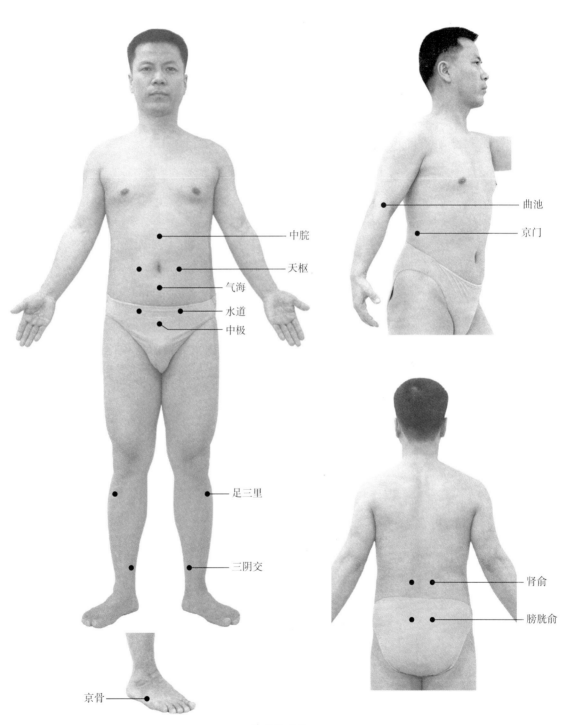

中脘

天枢

气海

水道

中极

曲池

京门

足三里

三阴交

肾俞

膀胱俞

京骨

选用的穴位

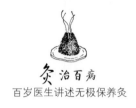

第十三节　尿道炎

一、原因

多因感染淋病菌而发病。

二、症状

排尿疼痛、流脓，有时尿液黏稠。轻者很快痊愈，重者需要长时间施灸。

三、治疗

灸大赫、曲骨、中极、大肠俞、小肠俞、次髎、三阴交下1寸，效果显著。

若不能治愈，女性患者加灸会阴，男性患者加灸尿道后部（如黄豆大小），灸5～7壮，只治疗1次。1周后若尚未痊愈，再治疗1次。如果还是不能痊愈，则需要长期施灸。

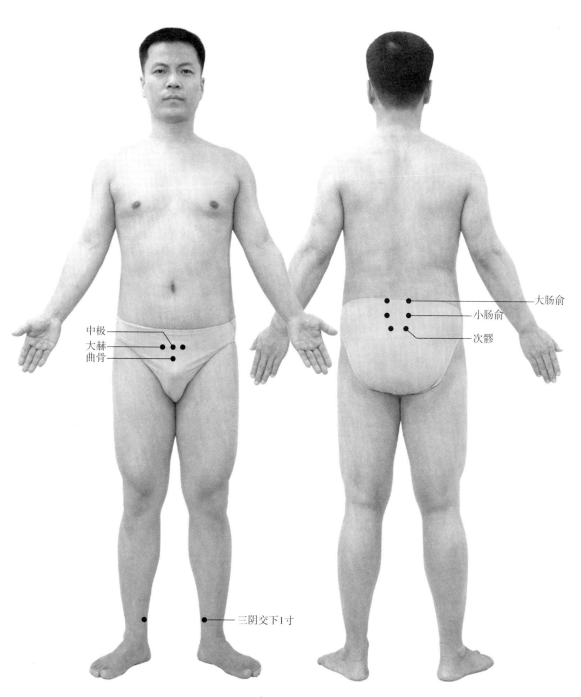

中极

大赫

曲骨

大肠俞

小肠俞

次髎

三阴交下1寸

选用的穴位

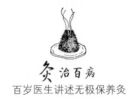

第十四节 无尿症

一、原因

多因尿道前列腺功能障碍、括约肌功能障碍、膀胱尿道功能障碍、寒冷因素、肾脏疾病等所致。此外，脊椎受损也可导致本病发生。

二、症状

有尿意，但不能排出，或自己完全不能排尿。本病老年人和男性多发。女性患者多伴有尿频。

若膀胱充满尿液，需要就医排尿。若不及时治疗，可转为尿毒症。

三、治疗

选取三阴交、肾俞、命门、上髎、中极、水道、阴交、水分、中脘，每穴各灸5壮。如果效果不明显，可选取涌泉和中极进行多壮灸，只灸一次。

对于脊椎疾病导致的无尿症，可重点灸脊椎部位，会有很好的效果。

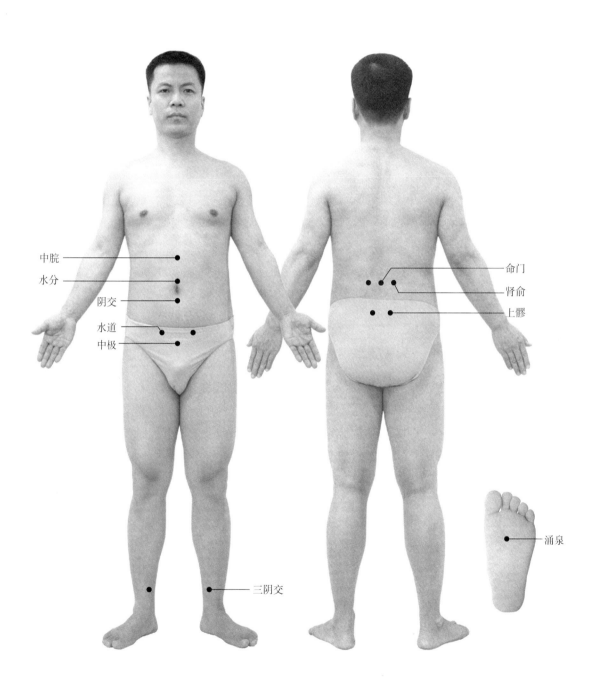

中脘
水分
阴交
水道
中极

命门
肾俞
上髎

涌泉

三阴交

选用的穴位

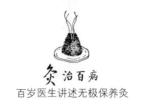

第十五节　肾虚

一、原因

发病原因有肾萎缩、慢性肾炎愈后，以及房事过度、酒精中毒、肾功能减退等。

二、症状

性欲及记忆力减退，疲劳，头重，耳鸣，食欲不振。

三、治疗

选取曲池、足三里、天髎、肺俞、膏肓、肝俞、肾俞、中脘、肓俞、关元，每穴各灸 3～5 壮，需要持续施灸。

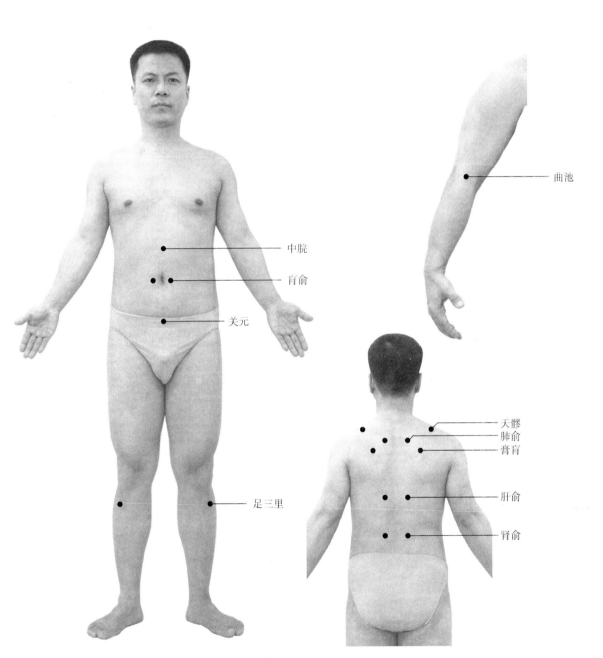

选用的穴位

曲池

中脘

肓俞

关元

足三里

天髎
肺俞
膏肓
肝俞
肾俞

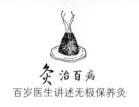

第十六节　肾结核

一、原因

多因肺结核或肋膜炎长期不愈所致。

二、症状

肾脏部位疼痛，可放散至膀胱。肾结核末期患者出现发热，膀胱萎缩而致尿频加重，15分钟或30分钟排尿一次。

三、治疗

此类患者大多身体虚弱，故灸疗时壮数宜少。

选取足三里、曲池、肺俞、膏肓、肾俞、中脘、关元、尺泽，持续施灸2～3个月，患者体重开始增加，病情日渐好转。

灸疗对结核病的治疗效果良好，所以必须坚持施灸。曾患过肺结核或大肠结核者，容易患上本病，肺为根本，必须治好肺，故灸肺俞和膏肓。

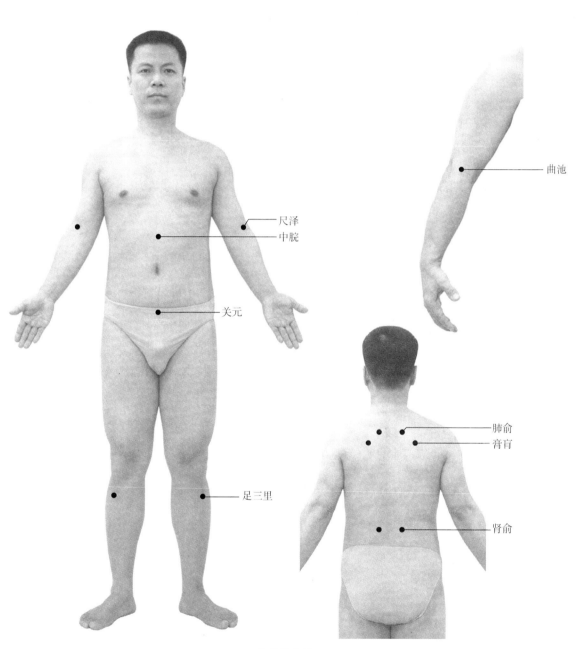

曲池

尺泽

中脘

关元

足三里

肺俞

膏肓

肾俞

选用的穴位

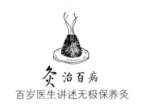

第十七节　尿频

一、原因

多因肾脏、膀胱、尿道疾病所致。子宫肿瘤或妊娠期也会发生。

二、症状

不断有尿意，排尿之后仍觉不爽，觉得还有尿意，小腹疼痛或有重坠感。有时表现为神经症的症状。

三、治疗

灸三阴交、太冲、肾俞、次髎、肝俞、中脘、水道、中极、百会。其中，中极穴可进行多壮灸，之后休息 2～3 天，多能治愈。

三阴交、中极、水道、肾俞是治疗尿频或尿失禁的要穴。其中，三阴交是治疗生殖器疾病的要穴。对于神经症导致的尿频，可灸百会、肝俞、太冲。灸中脘，可以调整全身气血，恢复阴阳平衡。灸次髎，可增强疗效。

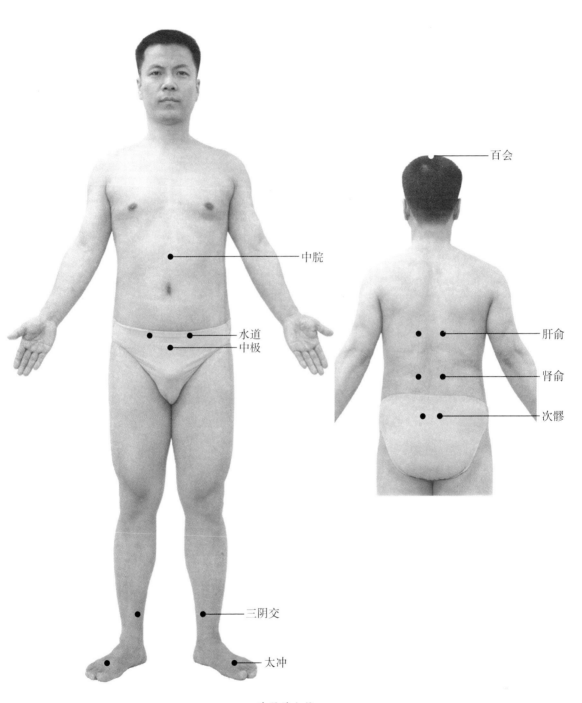

中脘

水道
中极

三阴交

太冲

百会

肝俞

肾俞

次髎

选用的穴位

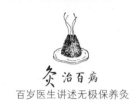

第十三章　生殖系统病症的治疗

第一节　前列腺肥大

一、原因

发病原因尚不确定，可能与性激素分泌失调、性交不当有关。多发于中年以后。

二、症状

主要症状是排尿障碍。初期排尿无力，尿液变细，或小腹用力才能排尿。之后排尿能力逐渐减弱，尿液甚至滴到足背。常伴尿频，入夜更甚。

排尿后仍有尿液残留在膀胱，称"残尿"，残尿越多，膀胱的活动量越少，于是排尿量减少，排尿次数增多。

如果前列腺肿大严重，会出现尿闭，下腹部出现严重疼痛，此时需要将尿液抽出。

尿闭持续期间，肾盂扩张而致肾功能衰竭，出现尿毒症症状，伴有呕吐、泄泻、体重减轻、昏迷。

三、治疗

选取三阴交、足三里、肾俞、命门、中髎、气海、中极、水道、曲骨，每穴各灸5壮。往往第一次施灸即可见效。

对中极穴进行多壮灸，有时能很快治愈。针刺中极和曲骨穴，使针感传至前列腺，留针5分钟，效果良好。

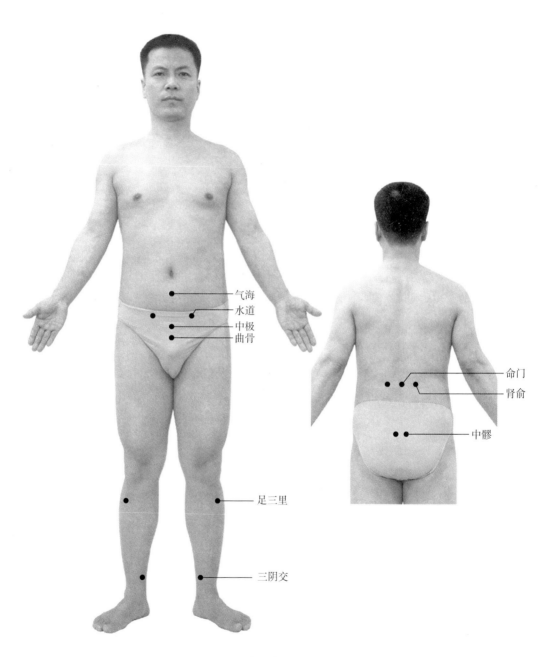

气海
水道
中极
曲骨

命门
肾俞

中髎

足三里

三阴交

选用的穴位

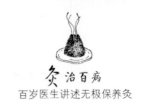

第二节　阳痿

一、原因

发病原因有阴茎变形、性欲缺乏、精神刺激、睾丸疾病、房事过度、手淫、慢性淋病、膀胱炎、脊髓痨、糖尿病、气味中毒等。

二、症状

男性出现勃起不能、射精不能或无精子等症状。

三、治疗

选取足三里、曲池、肺俞、膏肓、肝俞、肾俞、志室、中脘、肓俞、阴交、关元、水道，持续施灸。本病多见于 40 岁左右的男性，施灸后很快见效，如精液增多，产生精子，勃起和射精恢复正常。

进行无极保养灸，可以补充元气。精血同源，灸肝俞和肾俞可以养血益精。对于志室部位发麻的患者，可以加灸志室。

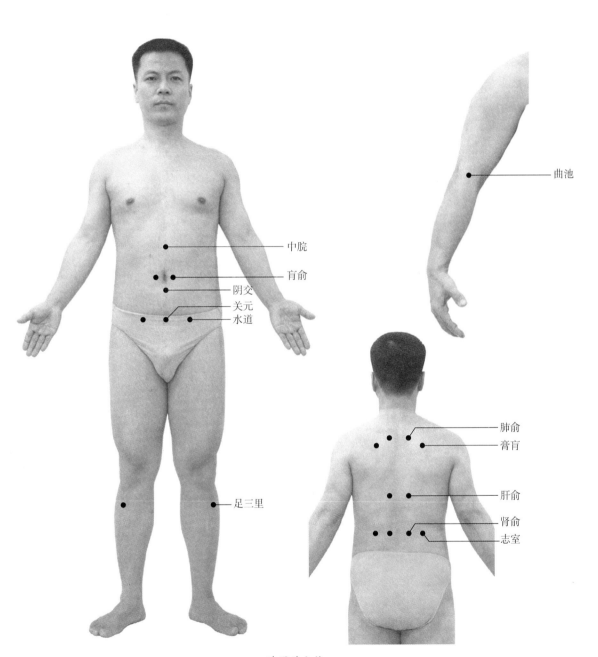

中脘

肓俞

阴交

关元

水道

曲池

足三里

肺俞

膏肓

肝俞

肾俞

志室

选用的穴位

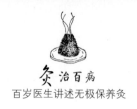

第三节　遗精

一、原因

发病原因有手淫、性兴奋、睡眠中膀胱充盈、平躺时的阴部刺激、身体虚弱、患有重症、脊髓痨初期、包茎、膀胱结石、痔疮等。

二、症状

症状是夜间睡眠中遗出精液。健康人梦遗是正常的生理现象。

三、治疗

选取足三里、曲池、大敦、肝俞、肾俞、上髎、关元、中脘、百会，每穴各灸3～5壮。

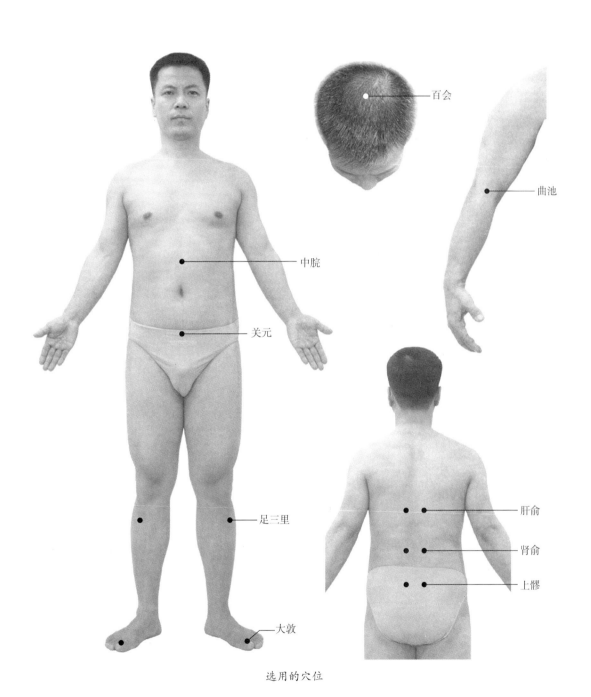

百会

曲池

中脘

关元

肝俞

肾俞

上髎

足三里

大敦

选用的穴位

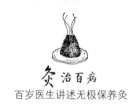

第四节　滑精

一、原因

发病原因有房事过度、手淫引起的神经衰弱、慢性淋病、前列腺炎等。

二、症状

即使没有快感，精液也会自动滑出。

三、治疗

选取足三里、曲池、大敦、中脘、曲骨、关元、膏肓、肝俞、肾俞、上髎，每穴各灸 3 壮，然后逐渐增加到 5 壮，持续施灸。

灸足三里、曲池、中脘、关元、膏肓，可以补充元气，调节全身气血，恢复阴阳平衡。生殖器疾病需要肝肾同治，故灸肝俞、大敦、肾俞。灸曲骨属于局部治疗。膀胱有热，可加灸上髎。

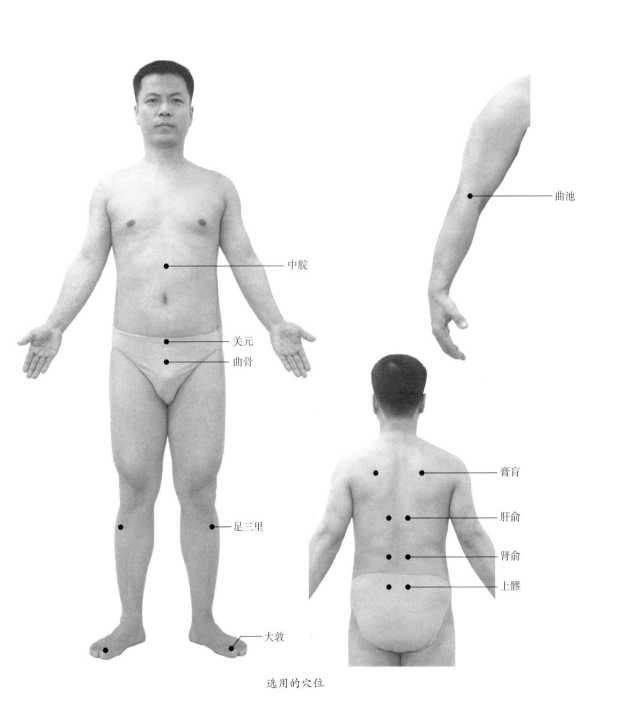

中脘

关元

曲骨

足三里

大敦

曲池

膏肓

肝俞

肾俞

上髎

选用的穴位

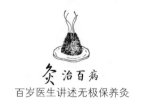
第五节　龟头炎

一、原因

发病原因有包茎、淋病、软下疳等。此外，小儿用不干净的手揉捏阴茎而引发感染，也可导致本病的发生。本病常并发包皮炎。

二、症状

轻者包皮出现浮肿，有灼热感，排尿时疼痛。
重者龟头和包皮溃烂，流恶臭脓水，腹股沟淋巴结肿大。

三、治疗

选取足三里、曲池、肝俞、肾俞、上髎、中脘、中极、会阴，每穴各灸5壮。

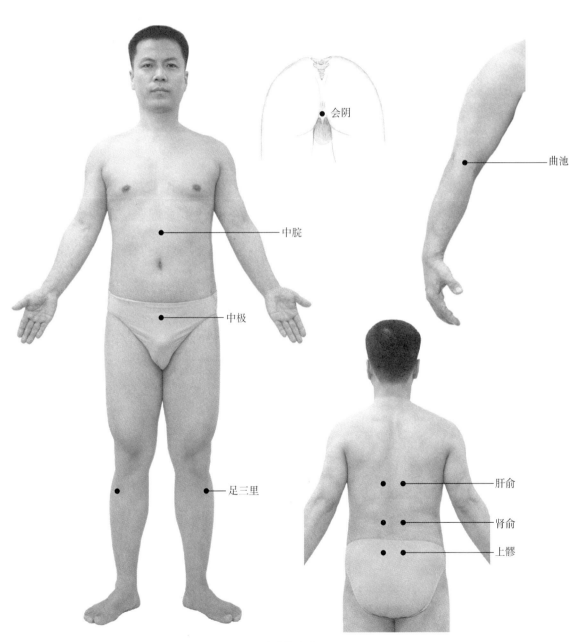

会阴

曲池

中脘

中极

足三里

肝俞

肾俞

上髎

选用的穴位

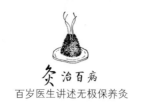

第六节　睾丸炎

一、原因

多因淋病、梅毒、外伤、结核、流行性腮腺炎等引发。

二、症状

开始时睾丸疼痛、浮肿，继而出现高热。严重者患处出现自发痛和压痛，阴囊皮肤发红、浮肿，腹股沟和下腹部出现疼痛和不舒。睾丸有时变得硬如石块。

三、治疗

选取足三里、曲池、肺俞、膏肓、肝俞、肾俞、中脘、天枢、水道、中极、会阴，每穴各灸 5 壮。

疼痛严重者，加灸三阴交、中极、上髎，每穴各灸 30 壮。

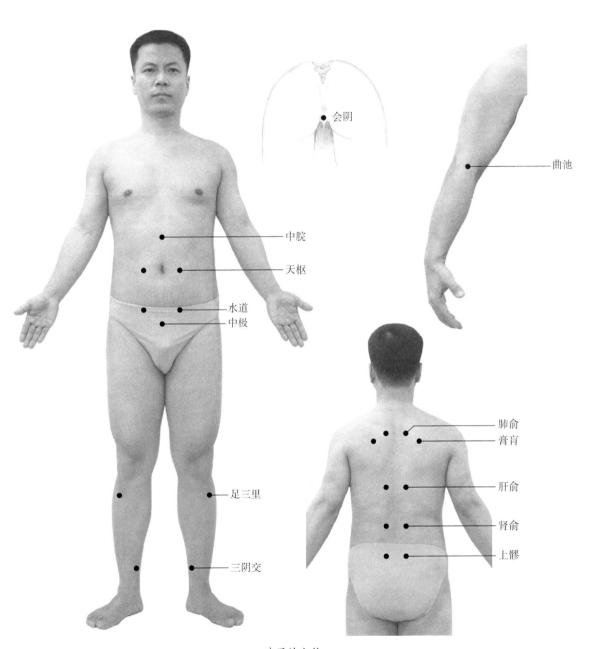

会阴

曲池

中脘

天枢

水道

中极

足三里

三阴交

肺俞

膏肓

肝俞

肾俞

上髎

选用的穴位

第七节　淋病

一、原因

淋病是最常见的性病，与带菌者性交而感染发病，具有传染性。性交时淋病菌附着于尿道、阴道、子宫黏膜而引起炎症。

二、症状

感染病菌后多在 2～3 天出现症状，慢则 7 天后出现症状。

1. 男性感染者

起初尿道流出黏稠的脓水，之后逐渐增多，排尿时尿道顶端灼热、疼痛，尿道口红肿，这是前尿道炎的症状。剧烈运动、骑马、骑车、饮酒、房事不节等可引发后尿道炎、前列腺炎、膀胱炎。

主要症状为尿频，会阴部有严重的压迫感，有时出现发热。随着病情的发展，病菌若侵犯到精囊，可通过输精管引发附睾炎。淋病菌性附睾炎近年来比较少见，病情严重者，附睾丸和睾丸聚在一起，肿如鹅蛋大小，疼痛剧烈，以致无法走路。

男性淋病患者一般没有并发症，若不予以治疗，有时 6 个月后可自愈。若患上尿道周围炎，数年后可引起尿道狭窄，随着年龄的增加，排尿无力，尿液变细，排尿时间延长，容易引发感染或结石。饮酒后有时可引发无尿症。前列腺炎尤其是附睾炎患者，出现输精管堵塞而致不育。

2. 女性感染者

由于个体的差异，临床表现也有所不同。主要表现为阴道炎、子宫内膜炎、白带加重、下腹部疼痛、走路或站立时有小腹下坠感。还可伴有尿道炎或膀胱炎，出现尿痛、尿频。严重时可引发腹膜炎、输卵管炎，出现严重的下腹疼痛、小腹下坠等不适。

症状轻者仅出现白带加重，有时察觉不到。这个时候分泌物含有很多淋病菌，有传染性。分泌物通过手进到眼睛可引起结膜炎，进到血液可引起心内膜炎或关节炎。

女孩子有可能被澡堂里的淋病菌所感染，可出现严重的阴道炎症状。若患上输卵管炎，可引发不孕或宫外孕。

三、治疗

对于急性淋病患者，采用老鼠粪大小的艾炷，灸三阴交 30 壮，治疗 2～3 次后多能治愈。

对于慢性淋病患者，选取足三里、曲池、三阴交、肺俞、膏肓、肾俞、腰阳关、中脘、阴交、水道、中极，每穴各灸 5 壮，持续施灸。

有的患者服用抗生素后，淋病菌完全消失，但症状依然出现，对于此类患者，灸疗具有特效。

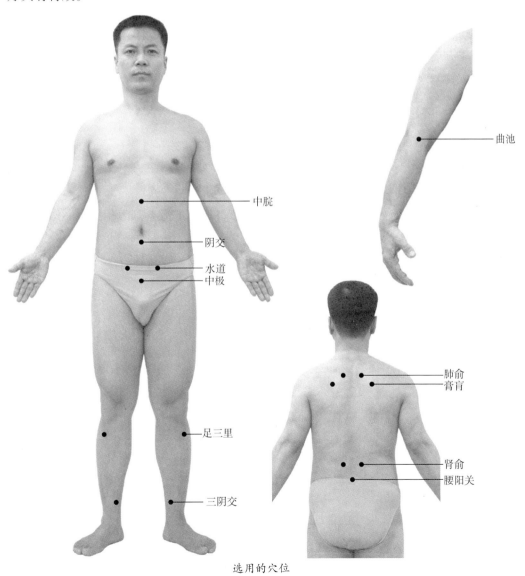

选用的穴位

341

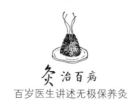

第十四章　外科病症的治疗

第一节　痔疮

一、原因及症状

各种原因导致痔静脉丛瘀血，反复的腹压亢进为主要的发病原因。

外痔位于肛门的外部，为蓝青色结节，呈豌豆大小或核桃大小。有些有茎，有些孤立，有些环状排列在肛门周围。腹压亢进可致结节肿起，加上指压则会缩小。外痔有时因为外部刺激或受压而萎缩变薄，有时因红斑或慢性炎症而变肥厚，称为纤维肿。外痔患者一般自觉症状较少，可出现发热，或有轻微的肛门瘙痒。一旦发生炎症，便有可能成为静脉周围炎或血栓性静脉炎，突然引起严重的疼痛，这就是痔疮发作。有的患者只出现轻微发热，有的患者出现高热，有的患者站立或走路的时候比较痛苦，有的患者过了一周症状自然消失而痊愈，有的患者外痔自然破溃而排泄血栓。

内痔发生在直肠上静脉丛的范围之内，即肛门外括约肌的下沿向上 1～1.5 厘米的部位。内痔呈豌豆大小或核桃大小，有的聚集在一起形成肿瘤状，有的环状排列，有的相互重叠并到达直肠上部。出血是内痔的最大特征，出血量和次数因人而异。

二、治疗

外痔的治疗方法：灸足三里、曲池、中脘、关元、大肠俞、百会，持续施灸，适合于未出现肛门疼痛或炎症的情况。外痔出血时，灸百会或孔最，可立即止血。

内痔的治疗方法：内痔大量出血，可灸百会 5 壮，持续施灸 2 天，多能止血。长时间持续施灸，既能止血，又能缓解肛门疼痛。

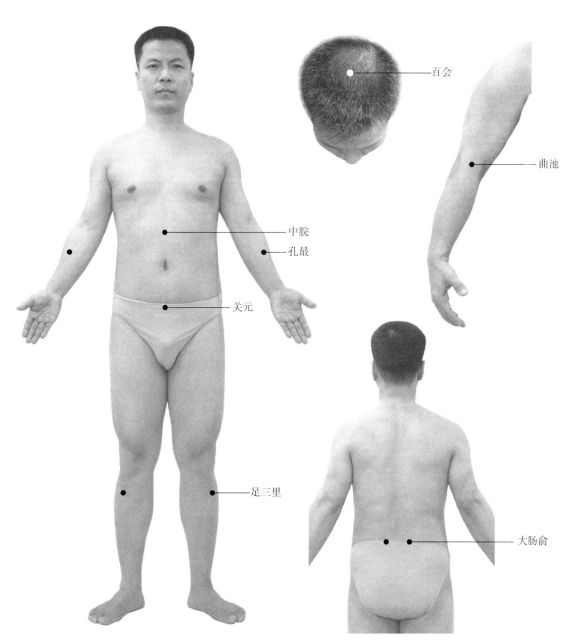

百会

曲池

中脘

孔最

关元

足三里

大肠俞

选用的穴位

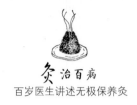

第二节　肛瘘

一、原因

肛瘘指来自肛门周围的创伤脓疡。若是结核性的肛瘘，伤口不易愈合。

发病原因有直肠炎、肠溃疡、肠结核、直肠周围炎等。

二、症状

肛门周围的皮肤出现脓疱、瘘孔，并流脓。肛瘘的出血在直肠外，虽然不疼，但臀部会腐烂。脓便可导致瘘孔周围潮湿，有时呈溃疡性。

肛瘘分为完全肛瘘（到达直肠）和不完全肛瘘（未到达直肠）。结核性肛瘘较多见，单纯化脓性肛瘘患者也不少。

三、治疗

治疗方法同痔疮。疼痛部位在臀部表面时，持续施灸可有效止痛。

随着近年来外科手术的发展，肛瘘的治疗也越来越容易。但也有做了好几次手术依然复发的患者，临床上对这些患者进行灸疗，即持续施灸肛瘘部位，同时结合无极保养灸，痊愈的例子很多。

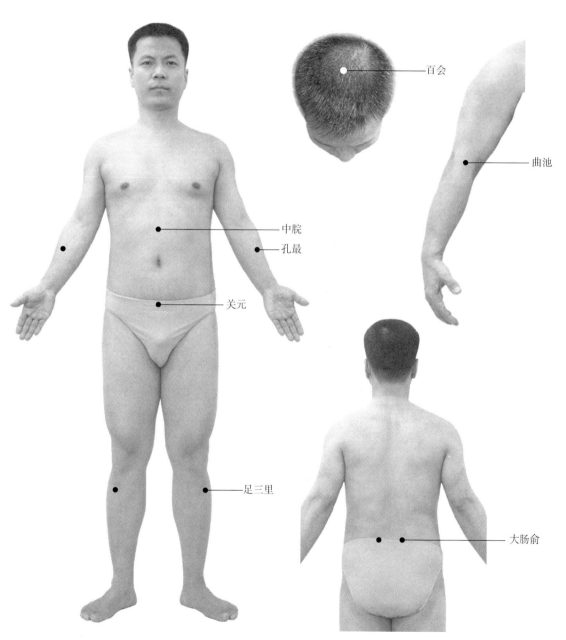

百会

曲池

中脘

孔最

关元

足三里

大肠俞

选用的穴位

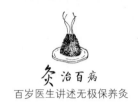
第三节 肛门皲裂

一、原因

最常见的病因为便秘。其他原因有肛门下部的裂疮，痔疮有溃疡面，妇女骨盆内充血或黏膜松弛，排泄硬便或大的异物，或检查时器械创伤等。

二、症状

排便时肛门疼痛严重，患者因此而害怕排便，有便秘的倾向。

本病可引起各种细菌感染，或形成肛瘘。

三、治疗

要想治疗本病，首先要消除最主要的病因——便秘，最有效的方法是全身治疗，方法如下：

灸足三里、曲池、中脘、肓俞、水道、肾俞、大肠俞、上髎、里神门。

灸足三里、曲池、中脘，可以调整全身气血，恢复阴阳平衡。肓俞、里神门为治疗便秘的要穴，灸之可有效缓解症状。同时灸大肠俞、肾俞、上髎，可使排便更为顺畅。

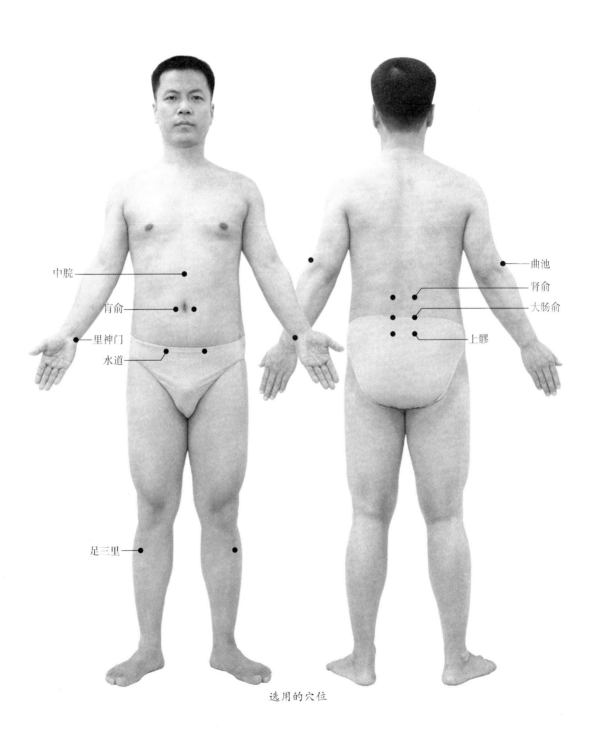

中脘

肓俞

里神门

水道

足三里

曲池

肾俞

大肠俞

上髎

选用的穴位

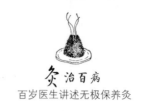
第四节　脱肛

一、原因

发病原因有习惯性便秘、慢性下痢、膀胱疾病、尿道疾病、前列腺疾病、支气管炎、痔疮发作等。少儿时期患过慢性泄泻的人，肛门肌肉松弛，便秘的时候容易发生脱肛。

二、症状

排便时易发生脱肛，有的患者可把脱出的部位塞进去，有的不能塞进去而经常露在外面。

根据脱出的部位脱肛分为以下几种：

（1）肛门黏膜的一部分或全层脱出，称肛门黏膜脱。

（2）肛门全层脱出，导致黏膜和皮肤全部脱出，称肛门脱。

（3）肛门和直肠同时脱出，称肛门直肠脱。

（4）肛门不脱出，直肠的一部分或大部分经肛门向外翻转脱出，称直肠脱。

三、治疗

选取足三里、曲池、天枢、中脘、大肠俞、小肠俞、腰阳关、百会，每穴各灸 5 壮，持续施灸。

小儿脱肛时，单灸百会多可见效。百会是治疗肛门病变的要穴，患有痔疮或脱肛的人，按压百会穴，往往会异常疼痛。

根据笔者的临床经验，在腰阳关处做多壮灸，可有效治疗脱肛，尤其是小儿脱肛，效果良好。

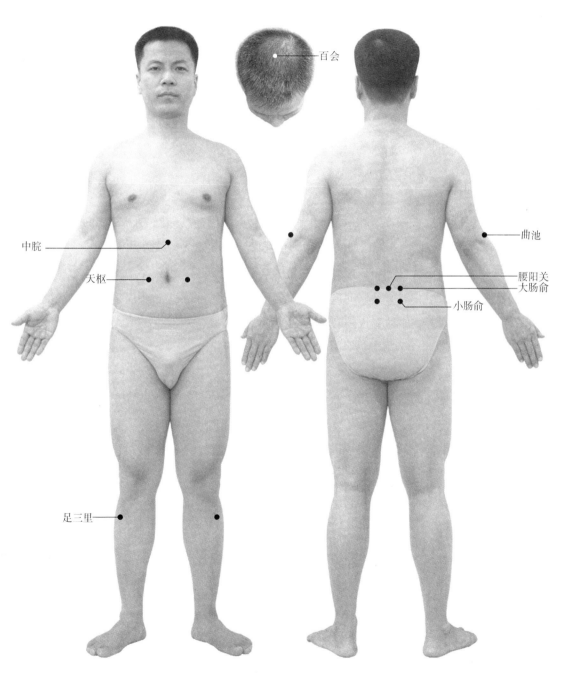

百会

中脘

天枢

曲池

腰阳关
大肠俞
小肠俞

足三里

选用的穴位

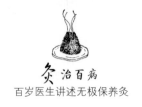

第五节　跌打症

一、原因

跌打症指挨打或碰到某种物体后，从外观看没有任何伤口，但皮肤组织出现瘀青或肿胀，且伴有疼痛。

二、症状

主要表现为皮下出血（瘀青），呈暗红色或暗青色，过一段时间自然消失。有时出现肿胀，或次日出现发热。如果受伤部位化脓，发热则会持续好几天。

有些患者误把跌打症当成脏腑病，耗尽家产四处求医，但仍不见好转。有些患者跌打症已经消失了，过了一段时间之后又出现疼痛，吃了不少苦头。这时候一次灸疗消除了患者的痛苦，那种喜悦的心情是不言而喻的。

三、治疗

对于头部受伤的跌打症者，直接对受伤部位进行多壮灸，多能治愈。有些人不知道灸疗的效果，长期服用止痛药，病情并没有得到任何改善。

灸肿胀瘀青部位，可以很快消肿，瘀青随之消退，这是灸疗促进血液循环的有力证明。

若受伤面积较大，可在其周围施灸，多选几个治疗点。

第六节　脓疱（疖）、痈

一、原因

脓疱（疖）指化脓性细菌进到毛囊而引起炎症，并扩散至周边的状态。

痈指化脓性细菌进到毛囊，从几个毛囊扩散到数十个毛囊而出现的化脓性炎症。

二、症状

脓疱（疖）周围疼痛严重，中间有黄色脓水，产生小痂。脓疱逐渐变大，化脓时流出脓水，并扩散至多处。

除手心、脚心之外，痈可发于身体的任何部位，尤其好发于臀部和后背。

另外，被虫子蛰的部位若被脏指甲划破会形成脓疱，伴有发热，且疼痛严重。

三、治疗

近年来，由于抗生素的广泛应用，本病治疗起来非常容易，但另一方面可产生耐药菌，导致患者体质变差，病情加重。相比之下，对于这种病症，灸疗的效果非常好。

发生于面部的脓疱（疖），看似青春痘但并非青春痘，可每天灸曲池和合谷穴，持续施灸 2 个月，多能治愈。

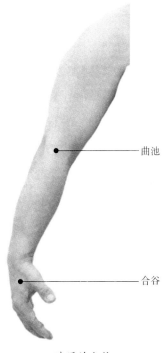

曲池

合谷

选用的穴位

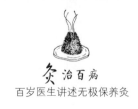

第七节　毒虫蛰伤

一、原因

指被蚂蚁、蜜蜂、蜘蛛、毛毛虫、蚊子、毒蛾、蜈蚣、毒蛇、全蝎等蛰咬。其中，全蝎、毒蜘蛛、蜈蚣、毒蛇等均有毒。

二、症状

被毒虫蛰咬后，局部发红肿胀，疼痛严重，可导致淋巴管炎和淋巴腺炎。

被蜈蚣和毒蛇咬伤后，疼痛严重，就像用铁棍烧灼皮肤一样，并且留有牙印。被咬伤的部位当场发紫，手脚发肿，多处出现皮下出血点，甚至尿中带血或痰中有血，腰痛，恶心，发热，视力障碍，复视等。

三、治疗

被蚂蚁、蚊子叮咬的部位只是发痒，挠痒之后才会出现肿胀，发痒时可在伤口处施灸，选用半米粒大小的艾炷，灸2～3壮，立即见效。

被蚂蚁、蜜蜂、毛毛虫、毒蛾蛰伤，选用米粒大小的艾炷，在伤口处施灸，直至疼痛消失为止。有可能需要进行多壮灸，持续施灸，多可治愈。

被蜈蚣或毒蛇咬伤，多处于生死关头，非常可怕和残酷，需要立即治疗。毒能害人，灸却可以救人。因此，在紧急情况下，可直接用橡子或栗子大小的艾草在伤口处施灸。开始时艾炷最好是老鼠粪大小，然后逐渐变大，这样效果更好。按这种方法持续施灸，患者慢慢可以看到东西了，复视症状消失。此时不能中断，还要继续灸几十壮，方可脱离生命危险。如果现场没有艾草，由于情况紧急，可以先用树叶等代替，只要易燃、能够引火就行，待病情稳定后再用艾草灸。被全蝎、毒蜘蛛蛰伤也用同样的方法治疗。

急救之后，为了调整全身阴阳，必须进行无极保养灸。

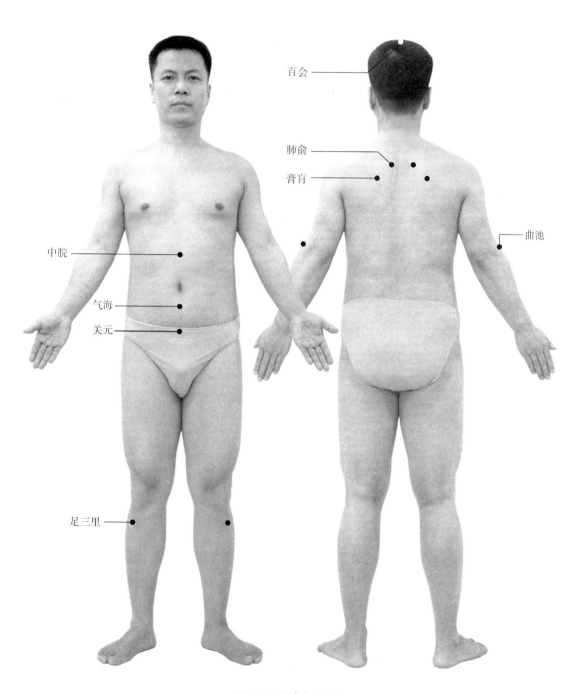

百会

肺俞
膏肓

曲池

中脘

气海

关元

足三里

男性无极保养灸的取穴

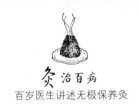

第八节　冻伤

一、原因

皮肤具有调节体温的功能，但在低温状态下不能调节体温而发生冻伤。

寒邪致病、虚弱体质或体质偏凉的人，心脏虚弱而致末梢血行障碍的人，均容易发生冻伤。

二、症状

根据冻伤的程度，可分为三种程度。一度冻伤：皮肤发红，略肿。二度冻伤：出现水泡。三度冻伤：皮肤组织呈坏疽状态。

容易发生冻伤的部位有手指、脚趾、耳朵等。开始时有寒凉感，皮肤温度若再下降就会产生疼痛。之后疼痛感逐渐减轻，发生知觉麻痹。若皮肤冻伤程度较重，像白蜡一样，则感觉不到疼痛。进到暖和的屋子里时，冻伤部位（如手指、脚趾、耳郭、脸颊、鼻尖）的皮肤受热后出现瘙痒，抓挠也不能缓解，若发生溃疡则形成脓疱，不易治愈。

三、治疗

灸足三里、曲池、肺俞、膈俞、肝俞、肾俞、中脘、关元。冻伤患者大多身体虚弱，血液循环不好，灸以上穴位可以增强全身体质。

手指冻伤，加灸劳宫。脚趾冻伤，加灸涌泉、照海、申脉。如果冻伤部位出现瘙痒，可在中间灸3壮，即可止痒。第二天若再出现瘙痒，则在患处再次施灸。除了施灸患部，配合全身灸疗效果更好，持续施灸一段时间即可痊愈。需要注意的是，面部不能施灸。

354

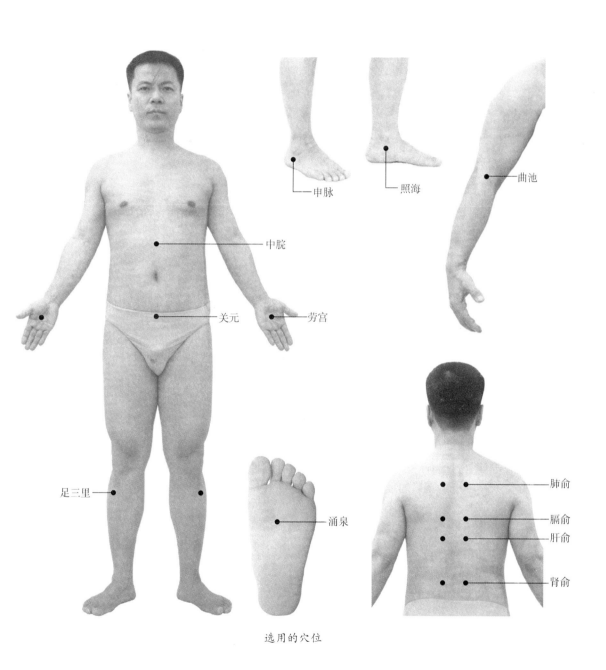

申脉

照海

曲池

中脘

关元

劳宫

足三里

涌泉

肺俞

膈俞

肝俞

肾俞

选用的穴位

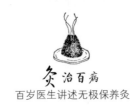

第九节　淋巴管炎

一、原因

因淋巴管的闭塞或异常扩张导致淋巴液不能正常流动而发病。

继发性淋巴管炎的发病原因有以下几种：

（1）腹膜肿瘤而致淋巴管受压或闭塞而发病。

（2）因乳腺癌手术切除了腋下淋巴组织，淋巴流动不顺畅而发病。

（3）放射线治疗导致纤维增加，堵塞淋巴管而发病。

（4）下肢炎症反复发作导致淋巴管闭塞而发病。

二、症状

先天性淋巴管炎具有遗传性，出生没多久就出现一侧四肢局部浮肿或全部浮肿，一般没有疼痛。

继发性淋巴管炎常见于年轻人（9～25岁），女性多发。突发四肢浮肿，开始是足关节和下肢有肿胀感，逐渐发展到上肢。剧烈运动之后、月经期、暖和季节浮肿加重。睡觉或将腿抬高可改善症状。

本病与深静脉血栓引起的四肢浮肿类似，因此有时很难区分。

三、治疗

选取足三里、曲池、肩井、肩外俞、肺俞、膏肓、肝俞、脾俞、肾俞，每穴各灸3～5壮。

注意脚腕以下绝对不能重灸。

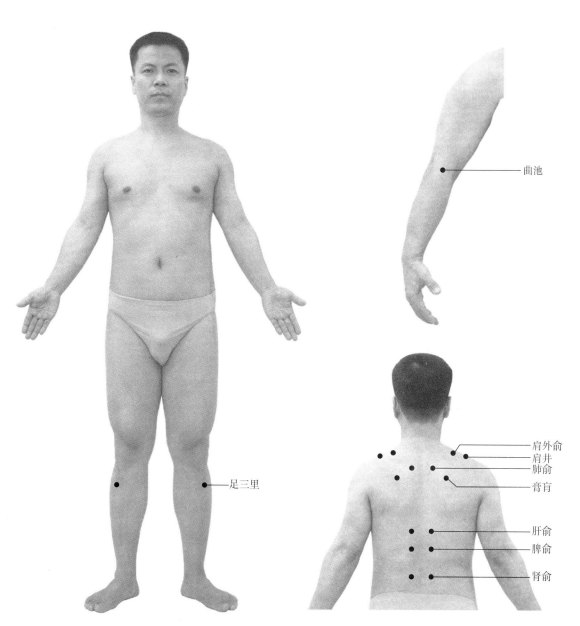

曲池

肩外俞
肩井
肺俞
膏肓

肝俞

脾俞

肾俞

足三里

选用的穴位

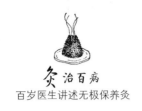

第十节　急性淋巴腺炎

一、原因

人体有颈部淋巴腺、腋下淋巴腺、腹股沟淋巴腺，细菌或病毒感染可引发本病。细菌（葡萄球菌或链球菌）感染容易化脓，病毒感染不化脓。

二、症状

·局部（颈部、腋下、腹股沟）淋巴腺突然肿大。大小不一，有的比鸡蛋大，有的像小手指那么大。病变部位皮肤多发红。

·颈部淋巴腺炎患者若疼痛严重，可使颈部不能转动，只能倾向一侧，称"斜颈"，按之疼痛更甚。

·淋巴腺肿大，病变部位皮肤发热、发红，说明已经化脓。

·淋巴腺发硬，病变部位皮肤不红，说明未化脓，肿物1～2周逐渐变小。

淋巴腺肿大一定要找到病因。颈部淋巴腺肿大说明其周边有异常，腹股沟淋巴腺肿大说明子宫、生殖器或下肢有炎症。

三、治疗

治疗方法同淋巴管炎。

疼痛严重时，灸曲池、足三里各30～50壮。此属多壮灸，只灸一次，不能每天使用。

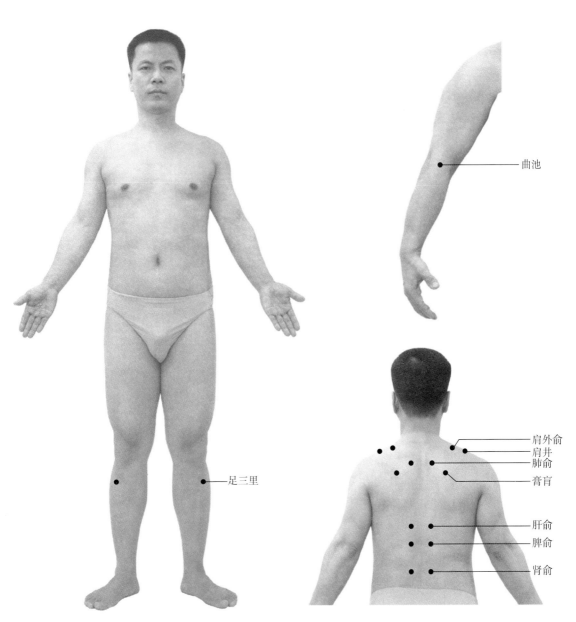

曲池

肩外俞
肩井
肺俞

膏肓

肝俞

脾俞

肾俞

足三里

选用的穴位

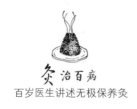

第十一节 慢性淋巴腺炎（瘰疬）

一、原因

本病又称瘰疬或连珠疮，颈部、腹股沟等处的淋巴腺发生炎症且长期不消肿。有化脓和不化脓两种情况。已化脓的叫慢性化脓性淋巴腺炎，多因结核杆菌感染，比较罕见；不化脓的叫慢性非化脓性淋巴腺炎或淋巴腺肿胀，发病率较高，多因病毒感染，有时发病原因不清。

二、症状

1.慢性化脓性淋巴腺炎

本病多发于脸色差、食欲不振、身体虚弱的小儿。不知不觉中淋巴腺肿大，尤其是颈部淋巴腺，肿得比拇指还大，病变部位皮肤稍微发红，有时伴有微热。用手能触摸到凹凸不平的淋巴腺。随后淋巴腺化脓溃烂。

化脓性淋巴腺炎的特征是化脓后皮肤伤口不能恢复到原状，而且淋巴腺逐个溃烂并出现多个伤口。近年来出现慢性肉芽肿病，病因是先天性白细胞缺陷，只发生在男孩身上，此病可引发慢性化脓性淋巴腺炎。

2.慢性非化脓性淋巴腺炎

本病多因病毒感染（如反复感冒）而致淋巴腺肿胀，可自愈。表现为喉部、耳后、颈部等淋巴腺长期肿胀，但不是很大，而且没有化脓溃烂。

三、治疗

治疗方法同急性淋巴腺炎。

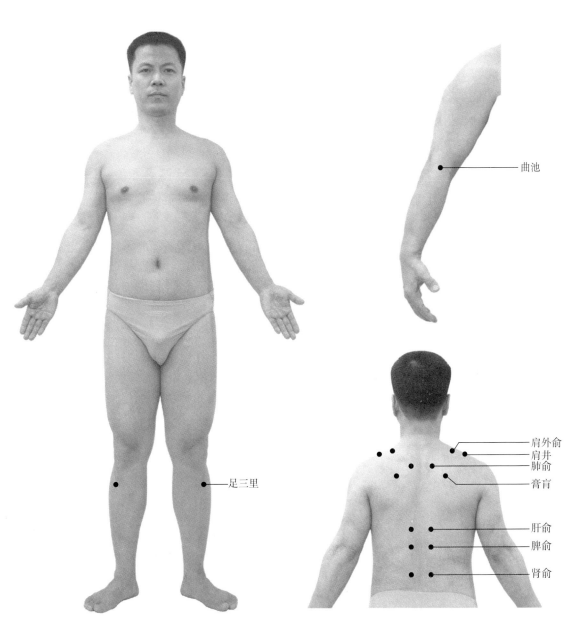

曲池

肩外俞
肩井
肺俞

膏肓

肝俞

脾俞

肾俞

足三里

选用的穴位

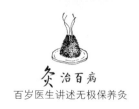

第十二节 瘭疽

一、原因

指手指尖或脚趾尖处的伤口感染化脓性细菌而发病。

二、症状

轻者在表，止于脓疱，重者可发展为蜂窝织炎，甚至波及肩周或骨膜而发生坏疽。

本病女性多发，工人或在厨房工作的人易患此病。

三、治疗

现代医学的治疗方法是：拔除坏的指甲，每天治疗，多需要 2～3 个月的时间，严重影响患者的日常生活。相比之下，灸疗就方便很多。

手指发病，选用米粒大小的艾炷，灸曲池多壮，患侧手指的第一关节横纹两侧各灸 5 壮。

脚趾发病，选用米粒大小的艾炷，灸足三里多壮，患侧脚趾两侧（距趾甲根 2～3 毫米处）各灸 5 壮。例如，脚蹈趾患病，灸大敦和隐白。

【治疗案例】

金某，男，55 岁，某政党原总务。患者脚蹈趾疼痛，趾甲溃烂，拔了两次趾甲，现又出现疼痛，一旦进行手术，1～2 个月都不能穿鞋，患者非常焦急。

于是，对患者进行灸疗，治疗一次后疼痛消失，故不需要做手术了。患者因此而对灸疗产生了信任，打算终身做无极保养灸，用健康的体魄服务国家。

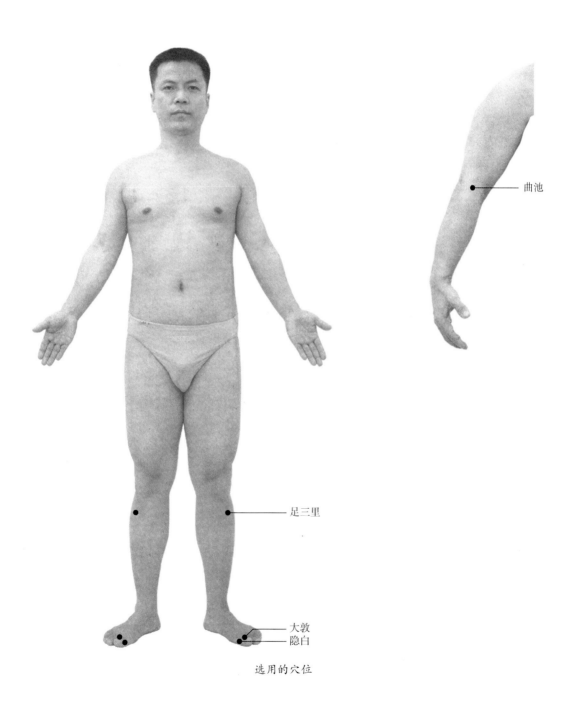

曲池

足三里

大敦
隐白

选用的穴位

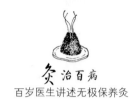
第十三节　特发性脱疽

一、原因

特发性脱疽是由于壮年以后动脉腔狭窄，导致末梢部位发生坏疽的疾病，可能与动脉硬化症有关。吸烟者和中年体力劳动者多发。

二、症状

开始时腿部有疲劳感和寒凉感，稍感疼痛，有的患者完全没有自觉症状。走一小会儿路就需要休息，皮肤逐渐变干、粗糙并形成溃疡，脚趾甲变形。腿部动脉搏动处不容易触到，开始时脚尖变为紫色，逐渐变为黑褐色的干物，像木乃伊一样。以上是干性脱疽的症状。

另一类是湿性脱疽，因糖尿病引起血管壁的变化而带来湿性坏疽，广泛发于全身。

三、治疗

1. 手部发病

灸足三里、曲池、肝俞、脾俞、肾俞、阳池、内关，以及患侧手指的指甲角。

2. 足部发病

灸足三里、曲池、中脘、肝俞、脾俞、肾俞、大肠俞、腰阳关、解溪、申脉、照海，以及患侧脚趾的趾甲角。

糖尿病患者若患有此病，可在无极保养灸的基础上，加灸肝俞、脾俞、地机、左梁门、左期门。

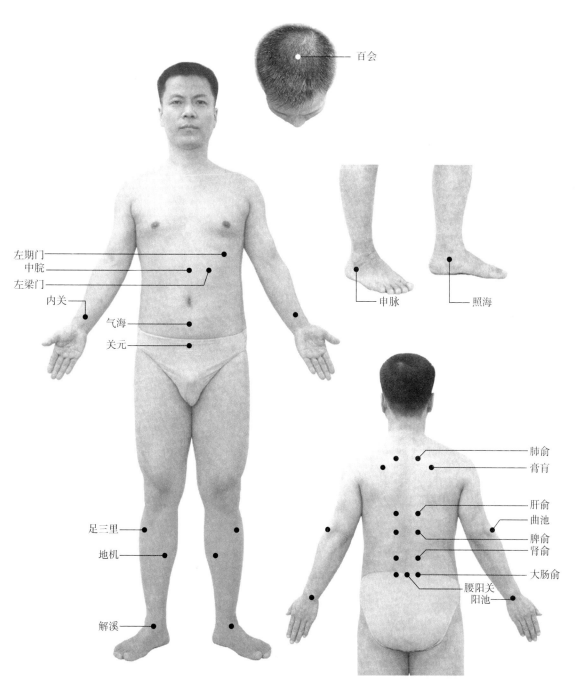

选用的穴位

365

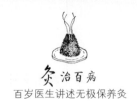

第十四节　湿疹

一、原因

本病的特征为瘙痒，斑疹聚集，但没有传染性。有体质问题的人受了各种刺激而发病。发生于头部、脸部、阴部、上肢、下肢及其他任何部位。

二、症状

根据临床表现分为急性湿疹和慢性湿疹两类。

急性湿疹开始时出现皮肤瘙痒、发红，之后出现红色丘疹。随着病情的发展，丘疹尖端出现小水泡，有时看似黄色脓水。症状好转时能看见丘疹上面的结痂。当水泡形成脓包时会有分泌物流出，结果产生厚痂。

慢性湿疹多由急性湿疹转化而来，也有一开始以慢性湿疹的形态出现者。其特征是皮肤变厚，呈褐色，干而粗糙，看似大象皮，不产生水泡和结痂。有轻微的瘙痒，但不像急性湿疹那么严重。

三、治疗

以全身治疗为主，灸足三里、曲池、肩髃、肺俞、脾俞、肾俞、大肠俞、中脘、血海、筑宾。

急性湿疹采用多壮灸，选取一开始出现湿疹的部位进行施灸，一般不会化脓。慢性湿疹时，可在患处周边做线灸。

灸足三里、曲池、中脘，可以调整全身气血，恢复阴阳平衡。灸脾俞可以祛湿。灸肺俞、大肠俞、血海、筑宾，有解毒的作用。灸肾俞可以补肾气。灸肩髃可止痒。

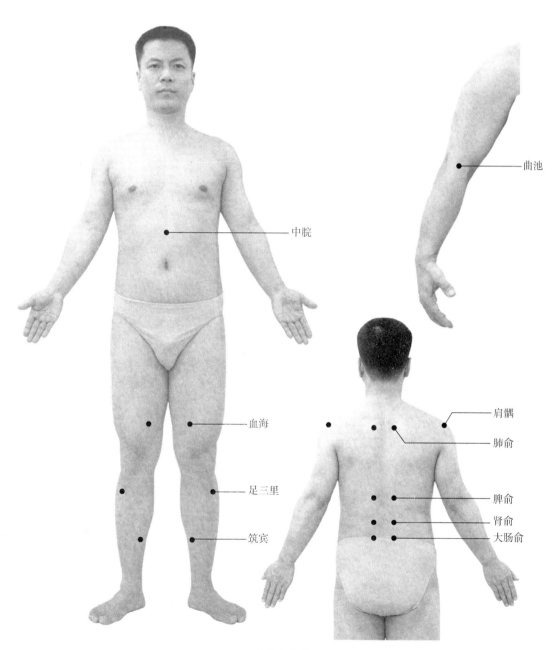

选用的穴位

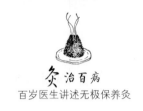

第十五节　白癣

一、原因

白癣是指皮肤被白癣菌感染而发生的疾病。根据感染的部位分为头部白癣、手部白癣、足部白癣（俗称"脚气"）等。此外，还有顽癣、小水疱性斑状白癣等。

白癣菌是一种真菌，在适当的温度和湿度下容易繁殖，有传染性。

抵抗力低下、家庭或宿舍中有人患有白癣时容易发病。感染源是浴池、拖鞋、袜子等。

二、症状

头部白癣：多为儿童期起病，头部出现明显的圆白斑点，看似头屑，逐渐变大，可出现脓包或脱发。

顽癣或小水疱性斑状白癣可见于身体的各个部位，胯部、臀部、下腹部多发。另外，腋下、肥胖者的乳房下部等容易潮湿的部位也会多发。特征：病变部位呈圆形，中间有小的水泡。

足部白癣有以下三大症状：

（1）脚趾之间脱皮，皮肤发白，有时发红，溃烂。

（2）足心、脚趾、脚后跟等处出现小的水泡，这是最常见的脚气。

（3）足底变厚变硬，发生皲裂，属于角化型。

此外，特殊的白癣菌若侵入手指甲或脚趾甲，可使病变部位变灰白、变厚，指（趾）甲掀起，腐烂变形。病菌往往从一个手指甲或脚趾甲逐渐扩散至其他指（趾）甲。

三、治疗

灸足三里、曲池、中脘、关元，可以提到身体的抵抗力。

手部白癣的治疗：第一次出现症状时，选用米粒大小的艾炷，直接在瘙痒处灸3壮，多数患者可立即止痒。再次出现瘙痒时则要反复施灸，如果还不能治愈，可坚持施灸劳宫、大陵、神门和局部阿是穴。

　　足部白癣的治疗：第一次出现症状时，治疗方法同手部白癣。若复发，可灸申脉、照海、涌泉和局部阿是穴。坚持施灸，多能根治。

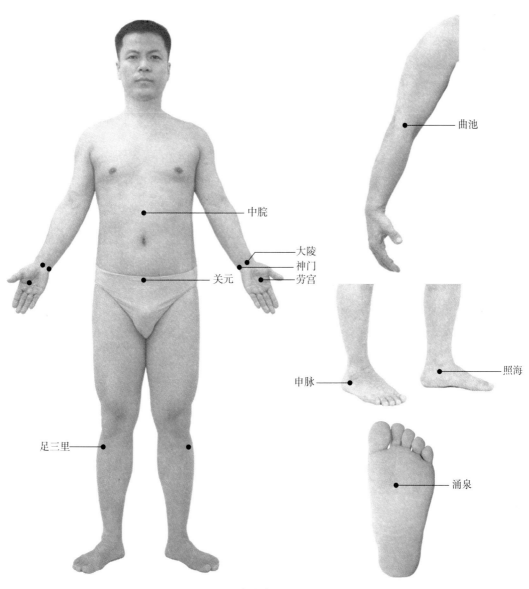

选用的穴位

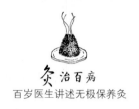

第十六节　瘊子

一、原因

突出于手背、足背皮肤表面的坚硬瘊子，多因病毒感染所致。主要分为寻常性瘊子和扁平性瘊子两类。

二、症状

寻常性瘊子多发生于儿童或年轻人的手背、足背、指（趾）甲周围，从米粒到豌豆大小不等，突出皮肤表面，凹凸不平，粗糙，有时只有一个，有时增加到几个或十几个。

扁平性瘊子多在小儿期到青年期起病，从小米粒到大米粒大小不等，多发于脸部、手部、足部，呈圆形，表面扁平，稍突出皮肤，颜色同皮肤，有时候呈褐色。

瘊子是传染性疾病，抓挠或触摸瘊子的手碰到身体的其他部位可引起感染。经过2~9年，瘊子大多可自然消失。

三、治疗

本病的治疗方法有膏药贴敷、注射疗法、电疗等多种，但有时不好治疗，容易复发。

灸疗多能一次治愈。将瘊子大小的艾炷放在瘊子上，开始时感觉有些烫，持续施灸20～30壮，之后擦去艾灰，在瘊子上抹一点水，此时产生水泡，然后不用管它，过一段时间便可痊愈。

第十七节　鸡眼、老茧

一、原因

鸡眼是足底、足部边缘等部位受到外界的机械性刺激而产生的局限性、圆锥状角质增生。

老茧是人体皮肤由于劳动过程长期摩擦造成皮肤表皮细胞坏死而形成的，多出现在长时间用笔之人的手指和经常手握东西之人的手掌，变厚的皮肤突出表面，呈黄色。

二、症状

鸡眼的症状是变厚的皮肤以圆锥状向下嵌入，顶部尖，按压患处会刺激皮神经而产生疼痛，疼痛性质为刺痛，患者非常难受。

老茧与鸡眼不同，患处感觉迟钝，但没有疼痛，一旦中止刺激，老茧可自然消失。

三、治疗

鸡眼的治疗方法有外科手术切除和膏药贴敷，但易反复发作。灸疗多可一次治愈。

首先选取鸡眼大小的艾炷，放在鸡眼中间点燃，火灭之前放入下一个艾炷。一开始感觉不到热感，灸了几壮之后就会觉得很热，这个时候再灸 3 壮后终止治疗。1 个月后鸡眼消失，如果还有痕迹，则认为尚未根治，依然按照以上方法进行施灸。

老茧的治疗方法同鸡眼。

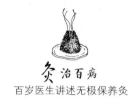

第十八节　圆形脱毛症

一、原因

出现圆形脱毛的部位完全没有角质，非常光滑柔软。病因有感染寄生虫、内分泌失调等。

持续施灸后可长出头发，可以认为头发中的寄生虫死于灸疗。并且在寄生虫尚未到达深层，寄生虫数量尚未增多之前，尽早施灸，这样效果更好。

二、症状

开始时没有自觉症状，常被美发店工作人员或家人发现。头部出现不同大小的圆形脱毛斑，有时只有一处，有时与旁边的脱毛斑合在一起，在比较短的时期内出现大部分头发脱落。

本病对内脏没有任何影响，也不会危及生命，只是脱发范围广泛，不好根治。严重者眉毛、睫毛、胡须也会呈圆形脱落，四肢的汗毛也会脱落。脱落部位的皮肤比其他皮肤柔软光亮。

三、治疗

迄今为止，治疗方法主要有注射营养剂或抹激素类制剂，多没有太大的效果。

笔者几十年的临床经验证实，灸法治疗圆形脱毛症效果显著，接诊的患者中没有一个人不长出头发。

治疗时全身治疗和局部治疗同时进行。选取米粒大小的艾炷，灸足三里、曲池、中脘、气海、关元、肺俞、膏肓、肾俞、百会各5壮，持续施灸。脱毛中间部位灸9壮，此处只灸1次。

治疗后开始长头发，两周之后病变部位的皮肤不像以前那么光泽了，发根变粗，这个时候可以不用施灸了。如果尚未出现这种情况，可以再灸一次，1～2个月后自然会长出头发。

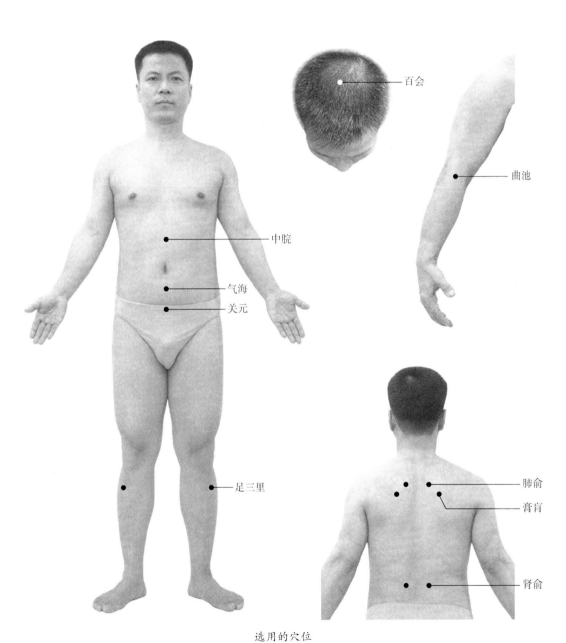

百会

曲池

中脘

气海

关元

足三里

肺俞

膏肓

肾俞

选用的穴位

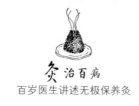

第十九节　皮肤瘙痒症

一、原因

全身瘙痒，不分昼夜，抓伤后容易并发湿疹。

老年人发病多因皮肤干燥；小儿发病多因寄生虫病、细菌感染、便秘、饮食因素。病情多在冬季和夏季加重。

女性发病多与月经不调有关。结核、黄疸、糖尿病、肾脏病等也可导致本病发生。此外，阴部或肛门处较易发病。

二、症状

症状轻者轻敲皮肤就能缓解，严重者使用止痒剂也无效。剧烈瘙痒时无法入睡，随意抓挠，甚至抓出血。

三、治疗

全身治疗的方法同湿疹。

对于寄生虫引起的瘙痒症，在局部灸 1 壮，有时即可见效。如果尚不见效，可继续施灸，多能很快止痒。

对于蚊子叮咬引起的瘙痒症，在局部灸 1 壮就可止痒。

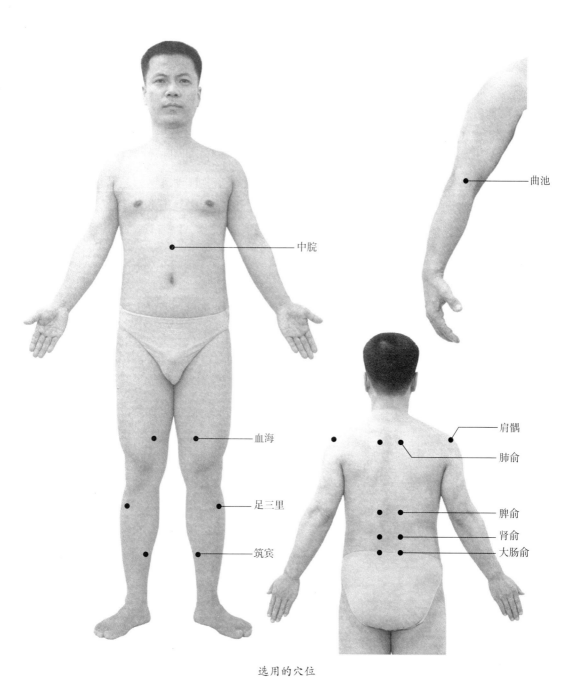

中脘

曲池

血海

足三里

筑宾

肩髃

肺俞

脾俞

肾俞

大肠俞

选用的穴位

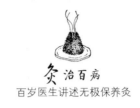

第二十节　风疹

一、原因

本病又称"瘾疹"。风疹有过敏性，但不是所有的风疹都有过敏性。

风疹分为以下几类：过敏性风疹；机械性风疹（因外部机械性刺激所致）；温热风疹（因热水或热风触碰所致）；寒冷风疹（因凉风或凉水触碰所致）；食物性风疹（因摄入某些食物所致）；药物性风疹（因注射或口服药物所致）；压力性风疹（因精神压力过大所致）；其他风疹（因体内有慢性感染病灶所致）。

二、症状

健康的皮肤突然出现瘙痒和红色丘疹，局部可出现浮肿。抓挠可导致病灶逐渐扩散。过几个小时后，症状可自然消失。

风疹可发于身体的各个部位，发于眼睑或嘴唇等柔软部位可出现浮肿，发于口腔或咽喉则有呼吸困难或窒息的危险。重症风疹多因药物或寒冷因素引起。有时伴有发热、疲倦、胃肠道症状。

三、治疗

选取足三里、曲池、肩井、肩髃、肝俞、脾俞、肺俞、肾俞、大肠俞、中脘、大巨、筑宾，每穴各灸5壮。

施灸后马上见效，而且长期坚持施灸还可改善体质，不易复发。灸足三里、曲池、中脘，可以调整全身气血，恢复阴阳平衡。灸肝俞、脾俞、肾俞，可以强化脏腑功能，益气养血。灸肺俞、大肠俞、大巨，可以提高肺、大肠之气，增强抵抗力，排出毒素。尤其是大巨穴，女性月经前后发生风疹时加灸该穴，效果显著。筑宾是解毒穴位，灸之可去除血液毒素。灸肩井和肩髃对止痒有效。

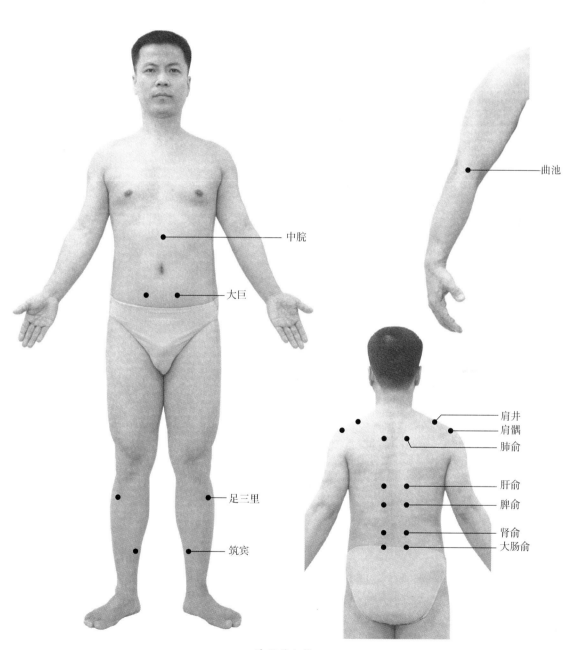

曲池

中脘

大巨

足三里

筑宾

肩井
肩髃
肺俞

肝俞

脾俞

肾俞
大肠俞

选用的穴位

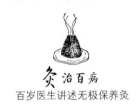

第十五章　妇产科病症的治疗

第一节　闭经

一、原因

闭经指年过 18 岁仍未行经，或有了月经初潮但某些原因导致月经消失 6 个月以上，妊娠或哺乳期除外。

发病原因有萎黄病、腺病、结核、糖尿病、肾病、肥胖、酒精中毒、癔症、精神病、重症疾病恢复期、恶病质、子宫发育不全、子宫畸形、卵巢疾病、严重的精神刺激、生活状态的变换、妊娠恐惧症、想象妊娠等。

二、症状

有月经的时候，出现头痛、腰痛、胸部苦闷、胃肠功能障碍、乳房肿痛等症状。或者伴有衄血、吐血、咯血、牙龈出血等其他部位出血的代偿性月经。

三、治疗

选取足三里、曲池、天髎、肺俞、膏肓、肝俞、肾俞、次髎、中脘、关元、中极、大赫、血海、三阴交，每穴各灸 5 壮。

选用无极保养灸，可以调节全身气血，恢复阴阳平衡。肝俞和肾俞相配，可以肝肾同治。三阴交是治疗女性疾病的要穴，故加灸此穴。灸血海，可以调节全身气血。对于精神因素导致的闭经，可加灸天髎。局部出血，加灸大赫。头痛、头重，加灸百会。

按照上述方法进行灸疗，除了极度虚弱之人外，月经多可恢复正常。对于营养障碍、胃肠道疾病、精神因素引发的闭经，此法多能很快见效。

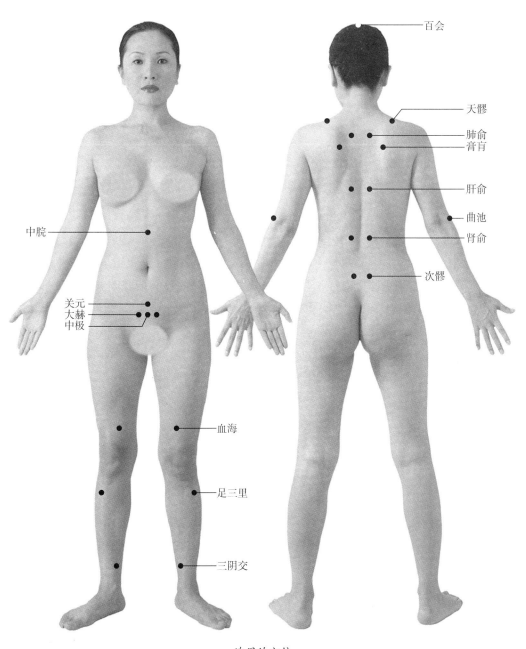

选用的穴位

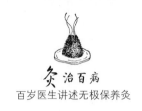

第二节　月经过多

一、原因

多因子宫发育不全、炎症、子宫肌瘤而致子宫收缩不利所致。另外，内分泌失调（如甲状腺疾病）或心脏病等引起血液循环障碍，也可导致本症的发生。

二、症状

月经周期短，月经量增多。小腹和腰部出现严重的疼痛，甚至波及下肢，严重者无法忍受，或出现呕吐、心悸等症。

三、治疗

治疗原则是找到病因，对症治疗。施灸是加强子宫收缩的最好方法。
治疗方法同闭经。

第三节　月经稀发、月经过少

一、原因

发病原因有生殖器发育不全、卵巢功能不全、内分泌失调及其他各种全身疾病。

二、症状

正常情况下，月经 1 个月一次，每次 5 天左右，前后可有 10 天的变动。
月经稀发是指月经周期延长，间隔 2～3 个月，甚至更久。
月经过少是指每次月经来潮时月经量过少，严重者出现闭经。

三、治疗

治疗方法同闭经。

第四节　子宫肌瘤（癥瘕）

一、原因

子宫肌瘤是肌肉性良性肿瘤，以子宫肌肉层的某部分为中心产生肿物，向肌肉层内、腹膜内或广韧带内扩大。

本病又称"癥瘕"。发病年龄多在 30 岁到绝经期之间。肿物大小不一，小如拇指，大如小儿头部。

二、症状

一般不出现特有的症状，若肌瘤较大，有时会被误认为是妊娠。妊娠者的腹部按之柔软，因为胎儿在羊水里面；子宫肌瘤患者的腹部按之坚硬。三四厘米以上的子宫肌瘤能在中极和曲骨之间的部位摸到。

形成肌瘤后，一般表现为月经延长（或出血过多）和痛经，最终导致贫血。

由于发病部位不同，症状也有所不同。发生在子宫底部浆膜层下的子宫肌瘤，若不是很大，几乎没有任何症状；发生在黏膜下的子宫肌瘤，可引发内膜炎，出现月经异常；发生在子宫颈的子宫肌瘤，可引发膀胱、直肠的压迫症状。

三、治疗

治疗方法同闭经。

对于出血过多患者，建议手术治疗。

对于出血和压迫症状不严重者，可以进行施灸。

对于拳头大小的子宫肌瘤患者，灸 5～6 个月，即使不能消除肌瘤，也能抑制肌瘤的发展，患者的日常生活不会受到影响。

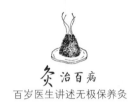
第五节　子宫附件炎

一、原因

子宫附件炎是卵巢炎和输卵管炎等病的合称。输卵管炎、卵巢炎、骨盆腹膜炎、卵巢周围炎等病常常一起发生，很少单独发病。

本病多因淋病菌、葡萄球菌、链球菌、结核菌等引发，也可由心脏病和肾病等全身疾病、急性传染病、房事过多等引起生殖器充血，导致卵巢受刺激而引发本病。另外，月经期感冒、过度疲劳、阑尾炎和输卵管脓肿而引发的接触感染等因素也可导致本病发生。

二、症状

急性卵巢炎主要表现为下腹部剧烈疼痛，发热。若在排卵期发病，可引发黄体脓疡，出现持续发热，可形成闭经。

慢性卵巢炎主要表现为卵巢肿大和压痛，下腹部持续疼痛，腰痛，排便和性交时疼痛加重。多数患者月经前出现下腹痛、腰痛，月经来潮后症状缓解，有时经期出现下腹痛。

卵巢化脓可形成卵巢脓疡。慢性病患者可并发神经衰弱、癔症等，可导致不孕。

急性输卵管炎主要表现为下腹部急剧疼痛，痛引下肢并影响步行，出现恶寒、发热（38℃～39℃）、头重、头痛、食欲不振、排便时下腹痛、贫血、神经兴奋等全身症状，伴有状如脓水的大量白带。若治疗及时，可在1～2周后退热，疼痛消失。若出现化脓，在输卵管内堆积，高热不退，腹部膨胀发沉，下腹持续性疼痛。脓水流进腹腔可引发腹膜炎而转为重症。即使不出现腹膜炎，输卵管两端堵塞也可引发输卵管脓肿。

化脓性输卵管炎若并发子宫周围炎和骨盆腹膜炎，子宫后部可出现化脓。若转为慢性输卵管炎，症状立即减轻，不过一旦感冒就会引发高热、胃炎，不能长时间走路。本病在剧烈运动和不健康性交时容易复发，出现急性症状。

三、治疗

急性病症患者需及时到医院就诊。若急性病症转为慢性病症，可以对患者进行施灸。

治疗方法同闭经。下腹部疼痛，加灸患侧腹结。

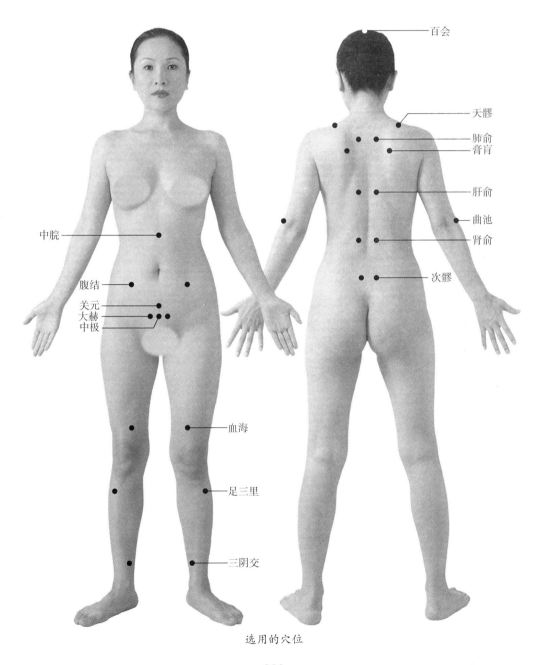

选用的穴位

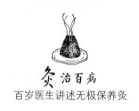

第六节 痛经

一、原因

发病原因有子宫位置异常、子宫发育不全、子宫口狭窄、子宫肿瘤、子宫内膜炎、子宫外膜炎、输卵管炎、卵巢炎、神经质等。

二、症状

主要症状为腹痛，伴有骶骨牵引感、尿频、发作性腰痛、呕吐、头痛。

三、治疗

选取足三里、曲池、筑宾、三阴交、照海、肝俞、肾俞、中脘、水道、中极、上髎，每穴各灸5壮。

灸足三里、曲池、中脘，可以调整全身气血，恢复阴阳平衡。三阴交是足三阴经的交汇穴，照海是治疗生殖系统疾病的要穴，灸之可缓解症状。精血同源，需要精血同补，故灸肝俞和肾俞。月经属水，故灸调节水的中极和水道。灸筑宾，可有效治疗炎症引起的痛经。

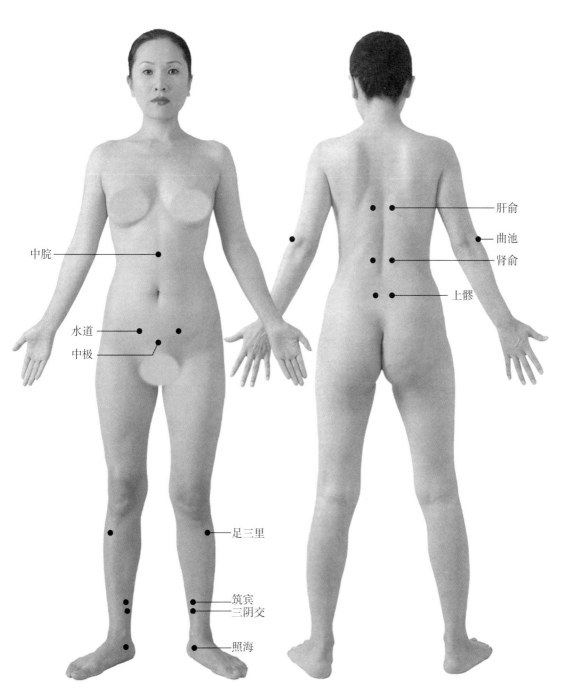

中脘

水道
中极

足三里

筑宾
三阴交

照海

肝俞
曲池
肾俞
上髎

选用的穴位

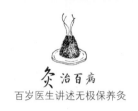

第七节　带下

一、原因

带下指生殖器分泌物增加，使外阴部潮湿，是发生在阴道、宫颈管、子宫体的炎症。

宫颈管带下多因宫颈管内膜炎、结核、贫血、营养不良等所致。

阴道带下多因阴道炎、外阴局部微循环障碍、贫血、结核、体质虚弱、卵巢功能缺损、阴道冲洗等所致。

二、症状

女性阴部分泌黏液，类似脓液，黏稠，有恶臭。白色的叫白带，红色的叫赤带。伴有子宫疼痛、尿频。

长期带下可导致黏液分泌增加，全身虚弱，皮肤呈黄白色，伴有疲倦、腹痛、眩晕等症，可导致不孕。

三、治疗

对于急性病症，选取中极、曲骨、三阴交，每穴各灸 20 ~ 30 壮，多能一次治愈。

对于慢性病症，选取足三里、曲池、肩外俞、肝俞、肾俞、上髎、腰俞、中脘、阴交、水道、中极、曲骨，每穴各灸 5 壮，持续施灸 2 个月以上。

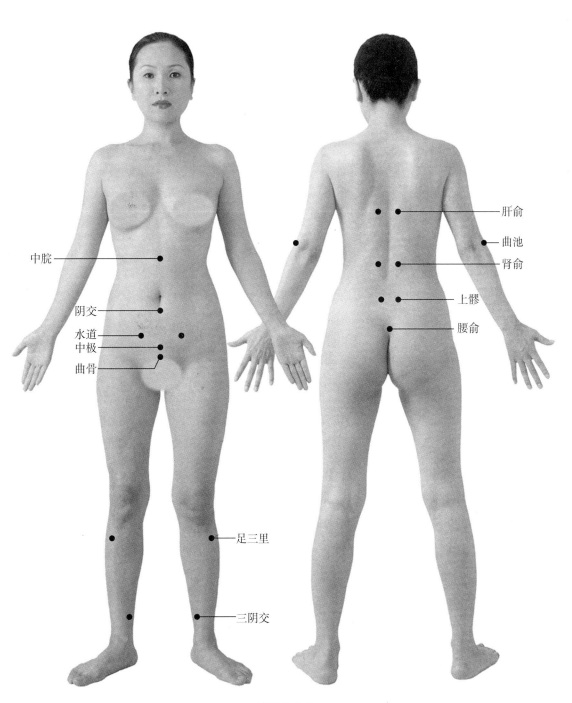

中脘

阴交

水道
中极
曲骨

足三里

三阴交

肝俞

曲池

肾俞

上髎

腰俞

选用的穴位

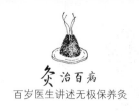

灸治百病
百岁医生讲述无极保养灸

第八节　子宫后屈

一、原因

发病原因有生殖器发育不全，或胃、肾脏等内脏下垂，以及无力性体质。此外，分娩时骨盆底肌群或基韧带功能障碍，或产褥期早起劳动，也可引发本病。

粘连性子宫后屈是因输卵管、卵巢、骨盆腹膜炎症或子宫内膜炎，导致子宫后壁粘连并向后牵引所致。

二、症状

此类患者容易发生痛经、月经不调、怀孕困难、流产，下腹部出现膨胀感或紧张感，腰部出现松弛感或疼痛，肩膀酸麻。

三、治疗

现代医学采取药物和手术治疗，但术后容易复发。艾灸对本病的治疗效果良好。

选取足三里、曲池、肩外俞、天宗、肝俞、筋缩、命门、腰俞、上髎、中脘、阳池、关元，每穴各灸5壮，持续施灸。

灸足三里、曲池、中脘，可调节全身气血。子宫后屈多因肌肉松弛所致，故灸主管肌肉的肝俞和筋缩。中脘和阳池是治疗子宫后屈的经验要穴，坚持施灸，后屈的子宫可逐渐恢复正常。根据笔者的临床经验，此类患者多伴有肩膀酸麻或肩胛骨内侧酸痛，灸肩外俞和天宗，可以缓解症状。灸命门、腰俞、上髎、关元，可以增强子宫功能，补充元气。

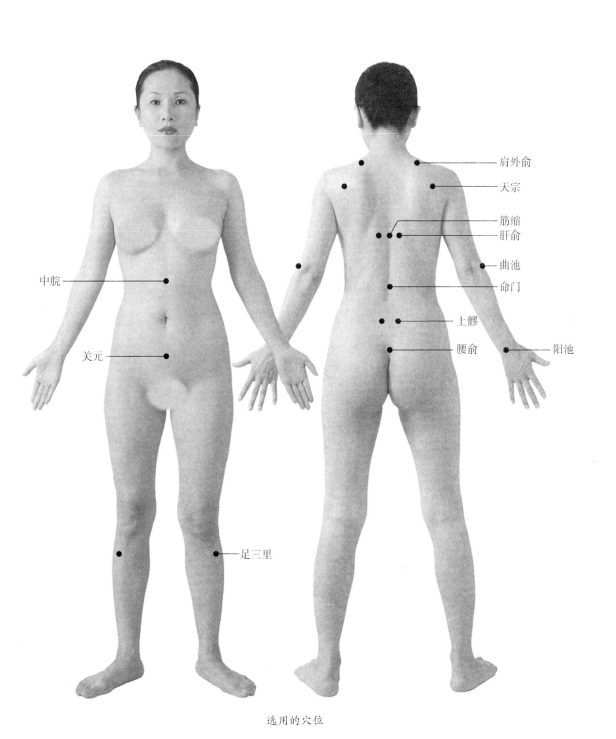

中脘

关元

足三里

肩外俞

天宗

筋缩

肝俞

曲池

命门

上髎

腰俞

阳池

选用的穴位

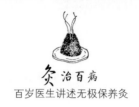

第九节　子宫脱垂

一、原因

指子宫内部下垂至阴道口，或子宫颈部及子宫体脱出阴道口外。妊娠导致骨盆内固定子宫的圆韧带松弛，此时腹部压力增大可导致子宫脱出。

诱因有产后尚未完全恢复即起身抬重物，憋尿，严重咳嗽，分娩时会阴破裂却未进行治疗，腹水，子宫及卵巢肿瘤等。

二、症状

自觉症状为子宫松弛感和异物感。子宫牵引腹膜，小腹出现疼痛；牵引膀胱，出现尿频，但排尿不爽，不能憋尿。有时小腹疼得不能走路或工作，子宫脱出部分肿痛、干燥，与异物摩擦可出现溃烂或出血，时而伴有带下。

三、治疗

治疗方法同子宫后屈。

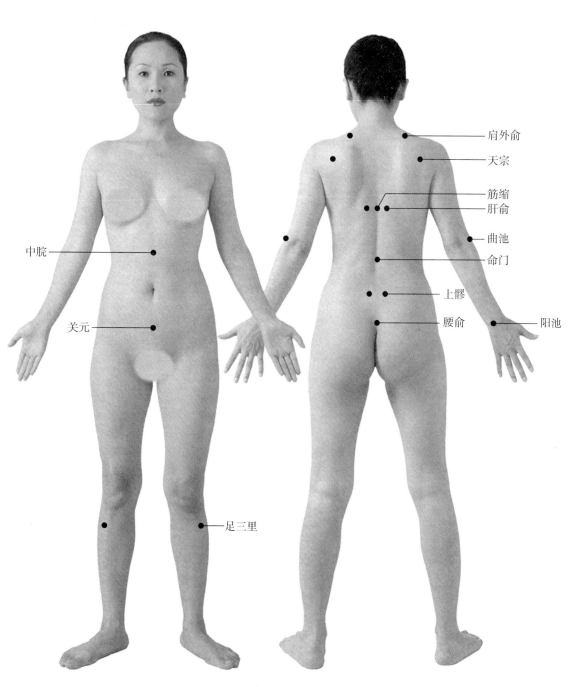

中脘

关元

足三里

肩外俞

天宗

筋缩

肝俞

曲池

命门

上髎

腰俞

阳池

选用的穴位

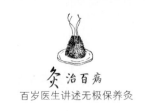
第十节　子宫内膜炎

一、原因

本病分为细菌性和非细菌性两类。

细菌性子宫内膜炎多因阴道感染淋病菌、大肠杆菌、葡萄球菌、链球菌等病菌后传至子宫内膜所致。刮宫、宫腔镜插入等情况也可引发细菌感染。

非细菌性子宫内膜炎多因血液循环障碍、子宫异位、胎盘残留、子宫肌瘤、中铅毒等所致。

二、症状

主要症状有下腹部不舒服，心情不好，分泌物增多而致白带或赤带，时而有恶臭，外阴瘙痒。

转为慢性病症时，可出现痛经，月经过多，性交时出血，分泌物导致子宫内壁充血。

三、治疗

选取三阴交下1寸，灸15壮，可立即止带，尤其是黄带治疗效果更佳。加灸中极，可消除异味，治疗带下。

对于慢性病症，选取足三里、曲池、肾俞、上髎、腰俞、中脘、阴交、中极、三阴交，每穴各灸5壮，需要长期治疗。

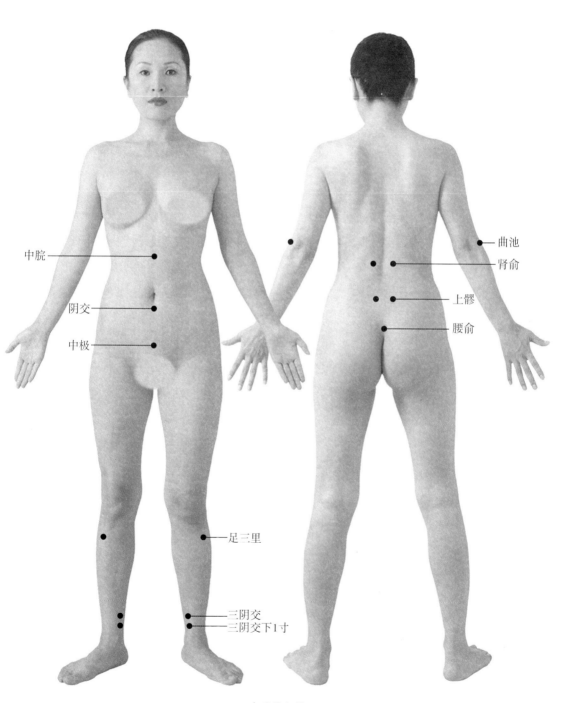

中脘

阴交

中极

足三里

三阴交
三阴交下1寸

曲池

肾俞

上髎

腰俞

选用的穴位

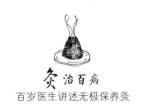
第十一节　宫颈癌

一、原因

发病原因与环境因素、病毒感染、多次分娩、房事过度等有关。

二、症状

癌症初期往往没有任何症状和痛苦，随着病情的发展，出现带下，呈水状或黏稠状，严重者呈脓液状，有恶臭，外阴瘙痒。出血的特征是在排便或性交时出现。出血量逐渐增多可导致贫血。

癌症初期一般不出现疼痛，出现疼痛说明扩散到了其他脏器。扩散到膀胱和直肠，排尿或排便时疼痛。扩散到腹膜和骨盆内的肌肉和神经，可出现严重的疼痛，甚至牵延到下肢。扩散到躯干部位，可出现震颤性疼痛，血性白带定时出现。

癌症末期的主要症状是严重的疼痛。疼痛难忍时，使用强力镇痛剂也难以缓解。全身症状有恶病质，脸色苍白或发黄，浮肿，眼睛无神，食欲减退，恶心，呕吐，身体衰弱。

三、治疗

癌症末期不能进行手术，放疗无效时，可在无极保养灸的基础上对症治疗。

当患者疼痛不止而镇痛剂无效时，灸疗往往效果显著。有的患者坚持施灸，直到死亡也未出现过疼痛，真是万幸。

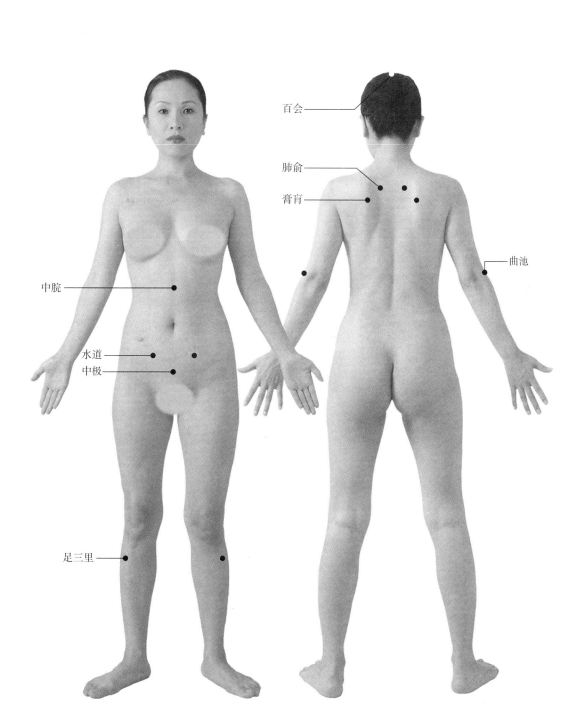

百会

肺俞

膏肓

曲池

中脘

水道

中极

足三里

女性无极保养灸的取穴

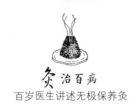

第十二节　不孕

一、原因及症状

不孕指以育龄期女子婚后或末次妊娠后，夫妻同居2年以上，男方生殖功能正常，未避孕而不受孕为主要表现的疾病。

从未妊娠过的叫原发性或先天性不孕；曾有过妊娠，但不能继续受孕的叫后天性不孕。

女性阴道、子宫、输卵管、卵巢等发育不全和畸形或炎症而致排卵障碍是常见的病因。例如，结核性子宫内膜炎、输卵管炎、卵巢炎、腹膜病变等可致本病的发生。淋病菌、梅毒菌、化脓菌侵犯子宫、输卵管、卵巢而引起炎症，也是病因之一。分娩或自然流产，尤其是人为终止妊娠后调理不慎，病菌侵入子宫、输卵管、卵巢，导致发热或带下，长期持续下去也会导致不孕。

二、治疗

选取足三里、曲池、肺俞、膏肓、肝俞、肾俞、中脘、关元、气海，每穴各灸5壮。由于个体差异，每个人的见效速度不同，故需要长期持续施灸。

许多子宫发育不全、子宫内膜异位、体质虚寒的患者，通过灸疗可成功受孕。

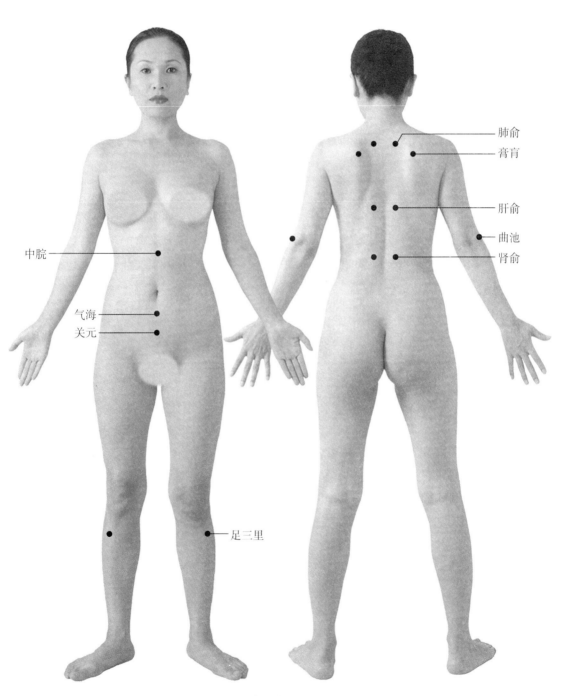

中脘

气海

关元

足三里

肺俞

膏肓

肝俞

曲池

肾俞

选用的穴位

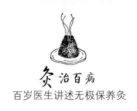
第十三节　性冷淡

一、原因及症状

性冷淡指女性性交时快感的感受性及高潮不充分。主要发病原因是精神性因素。此外，器质性病变也可引发本病。

二、治疗

首先让患者相信灸疗肯定有效，这种安慰感能带来很大的效果。

选取百会、身柱、心俞、肝俞、肾俞、腰阳关、中脘、水道、曲骨、大敦，每穴各灸 5 壮。

对于器质性病变导致的性冷淡，选取带脉、阴交、水道、中极、曲骨、次髎、下髎、三阴交，每穴各灸 5 壮，持续施灸 6 个月以上。

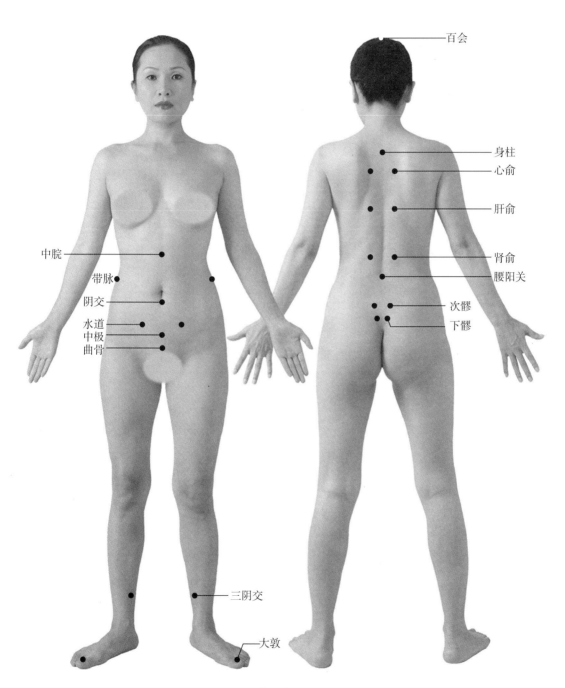

选用的穴位

中脘
带脉
阴交
水道
中极
曲骨

百会
身柱
心俞
肝俞
肾俞
腰阳关
次髎
下髎

三阴交
大敦

399

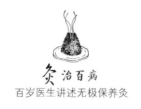

第十四节　冷症

一、原因

冷症是痛苦的自觉症状。发病原因有：①贫血。②血液循环障碍。③体内水分分布不均，导致局部发冷。④胃肠功能变弱，导致全身元气不足，新陈代谢功能衰弱等。

二、症状

冷症的临床表现有很多，有的患者全身发冷，夏季穿两双袜子仍觉得脚凉；有的患者头部发冷，需要一年四季裹住头部；有的患者某个部位发凉，感觉像被水浇到一样；有的患者腹部如受风般发凉；有的患者腰部像附着冰块一样；有的患者膝盖发冷；有的患者小腿发凉，感觉像站在冰水中一样，但脸部发烫。

三、治疗

现代医学治疗冷症没有特别的方法，而艾灸对冷症有很好的治疗效果。

选取足三里、曲池、肺俞、膏肓、脾俞、肾俞、腰阳关、中脘、天枢、气海、关元，每穴各灸5壮，长期坚持施灸。

足底发冷，灸然谷或涌泉，可立即见效。手掌发冷，灸劳宫。头部发凉，灸百会。下腹部发冷，选取关元进行多壮灸。胃部发冷，选取中脘进行多壮灸。下肢发冷，选取足三里进行多壮灸，或灸阴市，下肢冷感和沉重感可消失。

需要注意的是，多壮灸不能长期使用，仅限1～2次。若长期施灸，5壮以下最佳。

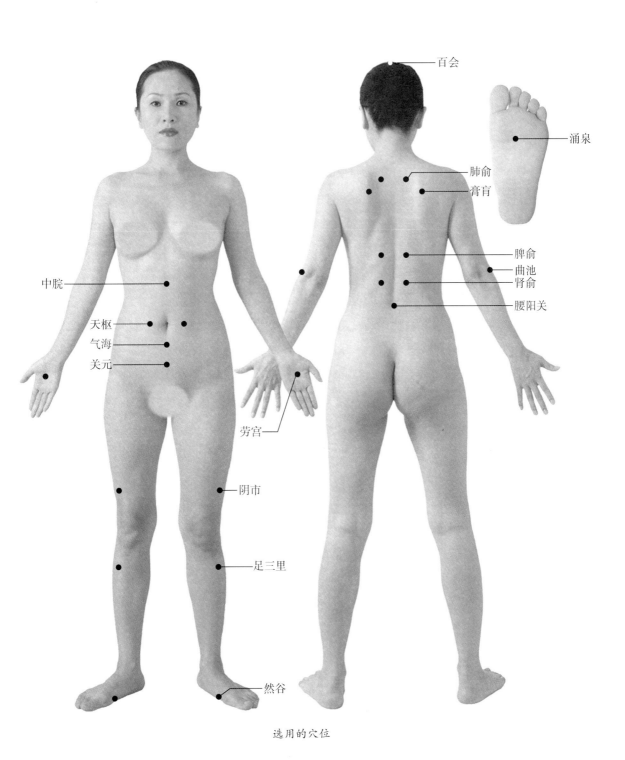

中脘

天枢
气海
关元

劳宫

阴市

足三里

然谷

百会

肺俞
膏肓

脾俞
曲池
肾俞
腰阳关

涌泉

选用的穴位

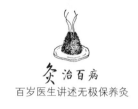

第十五节　更年期综合征

一、原因

发病原因：卵巢功能衰弱或卵巢萎缩，无法协助其他内分泌脏器（尤其是脑垂体或肾上腺）正常工作，进而发生血管神经性变化和精神变化，出现各种不适症状。

本病多发于绝经期前后的女性。

二、症状

卵巢功能不好，可发生月经不调和月经延迟。

局部变化为大阴唇由于脂肪的减少而变得松弛，阴毛减少，分泌物反而增加；全身皮肤松弛，臀部周围出现脂肪堆积的倾向，非常难看。

全身症状为肩膀发麻，或两侧肩膀重如吊石，头部感觉被东西罩住，每天受头痛的折磨，眩晕，有时脸部发红，胸部发闷，心脏有压迫感，突发冷感，出虚汗，心悸，偶尔血压升高。

以上状态若长期持续会出现精神忧郁、悲观、癔症，有时出现精神异常。

三、治疗

绝经前进行无极保养灸，选取自己能操作的穴位，如足三里、曲池、中脘、中极、水道等穴，长期坚持施灸，可预防更年期综合征的发生。

对于更年期综合征患者，可选取百会、天髎、肺俞、膏肓、肝俞、肾俞、足三里、曲池、中脘、天枢、水道、中极，长期坚持施灸，能改善不适症状。

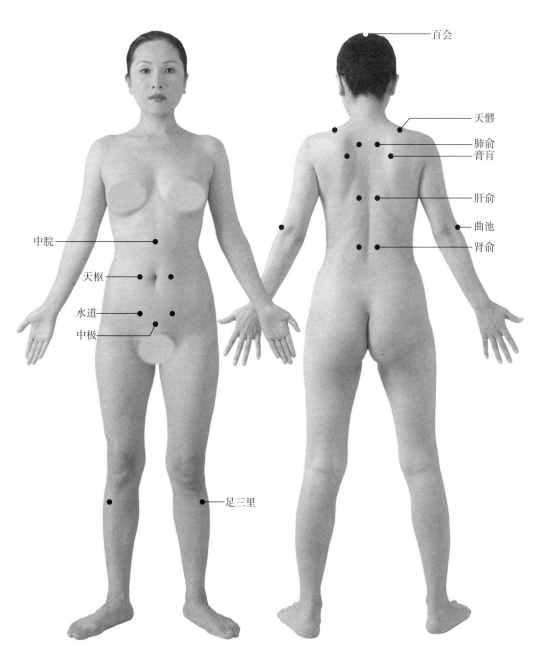

选用的穴位

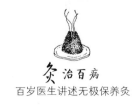

第十六节　妊娠恶阻

一、原因

绒毛是胎盘的基础组织，绒毛的分泌物对母体引起某种变化而发生妊娠恶阻。本症发生的原因尚不明确。

二、症状

几乎所有的孕妇在妊娠前期会出现不适症状，表现为早晨空腹时恶心，重则呕吐，一般过了这一时期症状会逐渐消失。

轻者频繁发生恶心呕吐，食欲减退，甚至不能进食，易感疲劳，以上不适可导致身体虚弱，口干舌燥，皮肤干燥，失眠，眩晕。

中等程度的不适症状表现为口干，苔厚，呕吐物有恶臭，发热，胸痛，有时并发黄疸、风疹，伴有头痛、眩晕、耳鸣、失眠等神经性症状。随着妊娠时间的延长，呕吐加重，甚至出现吐血和呕吐胆汁，身体虚弱，腹部凹陷，状如舟底，尿量减少，尿蛋白增多。

重者不出现呕吐，但身体严重虚弱，出现脑病症状，导致不省人事、昏迷、痉挛，甚至死亡。

三、治疗

灸疗可以有效缓解妊娠恶阻。

一般情况下，灸巨阙 5 壮即可止呕。严重者加灸至阳和三焦俞，每穴各灸 5 壮，1 周为一个疗程。

若不见效，可选取足三里、曲池、百会、身柱、膈俞、胃俞、三焦俞、次髎、中脘、巨阙、梁门、右滑肉门、气海，每穴各灸 3 壮，待患者耐受后逐渐增加到 5 壮，多能治愈。

妊娠期不能进行强刺激的针灸治疗，但是小灸效果良好，不仅能治疗疾病，还可改善胎儿和孕妇的健康状况。

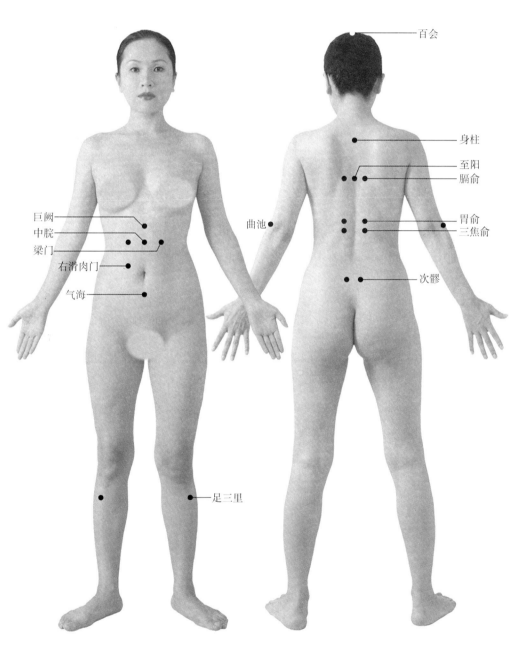

百会

身柱

至阳
膈俞

胃俞
三焦俞

次髎

巨阙
中脘
梁门
右滑肉门
气海

曲池

足三里

选用的穴位

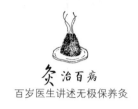
第十七节　妊娠浮肿

一、原因

妊娠浮肿多由妊娠期并发肾炎引起，也可因膀胱、尿道炎症引发排尿不畅所致。此外，脾胃虚弱、饮食不节也会出现浮肿。其中，肾炎性妊娠浮肿最为可怕。

二、症状

本症多发生于妊娠末期，开始时小腿内侧皮肤出现浮肿，逐渐扩展至大腿、外阴等其他部位，甚至出现全身浮肿，重则伴有呼吸困难、咳嗽。此外，多兼有身体沉重、食欲不佳的情况。

三、治疗

治疗本症最重要的是提高全身的生理功能，采用全身疗法，选取足三里、曲池、肝俞、肾俞、中脘、筑宾、三阴交、照海，长期坚持施灸。

灸足三里、曲池、中脘，可以调节全身气血，恢复阴阳平衡。灸肝俞、肾俞、筑宾，可以利湿消肿。灸三阴交和照海，可以安胎，稳固子宫。

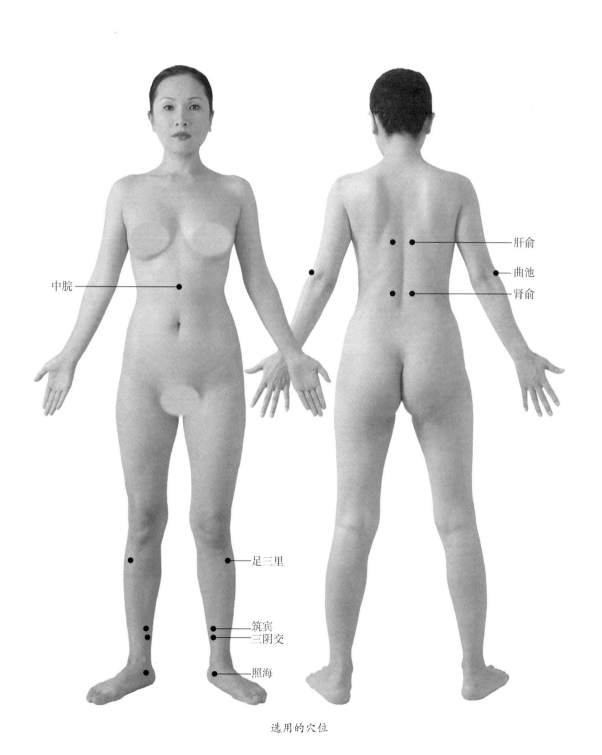

中脘

肝俞
曲池
肾俞

足三里

筑宾
三阴交
照海

选用的穴位

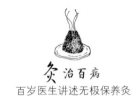
第十八节　微弱阵痛

一、原因及症状

微弱阵痛指分娩时应该加重的阵痛变为间歇性微弱陈痛，阵痛时间不规律，向外推送胎儿的力量减弱，导致分娩延迟。

微弱阵痛分为原发性和继发性两类。分娩一开始就因子宫收缩能力弱而致阵痛微弱的情况属于原发性；分娩过程中，因子宫肌肉疲劳而致阵痛变弱的情况属于继发性。

原发性微弱阵痛多见于第一次分娩的女性，原因有子宫发育异常、炎症、肿瘤、子宫过度扩张、大出血、胎位异常等。

继发性微弱阵痛多因骨盆狭窄、羊水早破、胎儿异常等，导致胎儿在产道内受压，出现假死状态，严重时可导致子宫破裂。羊水破前出现微弱阵痛不用太过担心，但破水之后出现微弱阵痛则应采取急救措施。重要的是要稳定产妇的情绪和保住元气。

二、治疗

灸疗可以稳定产妇的情绪，减轻疼痛，保持体力，防止力气减弱，而且对胎儿没有任何影响，无须担心。

比如，选用半米粒大小的艾炷，灸至阴3壮，可促进分娩，此法称"安产灸"。

灸疗还可做到无痛分娩，取足后跟跟腱下端处的奇穴，用米粒大小的艾炷灸5壮。此法不仅能够做到无痛分娩，还有助于产后子宫收缩，对产后浮肿有很好的预防效果。

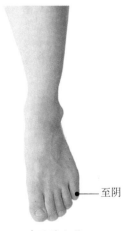

至阴

选用的穴位

408

第十九节　子宫出血

一、原因

发病原因有卵膜或胎盘残留、子宫收缩不全、子宫肌瘤、纤维瘤、肿瘤、腺瘤、肉瘤、恶性内膜瘤、子宫内膜结核、子宫实质炎、子宫内膜炎、卵巢囊肿、卵巢炎、输卵管炎、骨盆狭窄、腹膜炎、子宫周围炎、卵巢功能异常，以及心脏病、肾病、肝病等慢性病引起小腹出血等。

二、症状

由于发病原因不同，子宫出血的情况也有所不同。

刚分娩后，子宫壁收缩减弱，胎盘脱落而致持续出血，此属严重出血。继发性微弱阵痛常导致这种情况发生。

大量血液流出体外，或积于子宫腔内，可引起严重的贫血症状，表现为脸色苍白，出虚汗，身体急速衰弱，甚至死亡，所以需要及时治疗。

三、治疗

治疗方法同子宫内膜炎。若出血严重，选取大敦穴进行多壮灸。

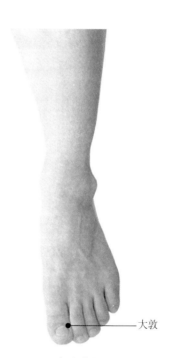

大敦

选用的穴位

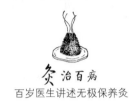
第二十节 乳汁不足

一、原因及症状

一般分娩后 2~3 天，即可分泌出胎儿所需要的乳汁。

导致乳汁不足的原因有多种，如乳房发育不全、疾病或贫血，身体严重虚弱而致交感神经异常，精神受到强烈刺激等。此外，剖腹产后抗生素使用过多也可导致乳汁不足。

二、治疗

因先天性乳房发育不全、乳腺炎等原因而致乳汁不足者，只能依靠人工喂养孩子，没有其他更好的办法。另外，给产妇补充营养，可以促进乳汁分泌。对于精神异常而致乳汁分泌不足者，首先要平复产妇的情绪。

灸疗是促进乳汁分泌的好方法。灸膻中、天髎、天宗、膏肓、至阳、中脘，大部分患者当天就开始分泌乳汁，2~3 天后，如果病情仍没有得到改善，可加灸足三里、曲池、身柱、百会，2 周后乳汁多可分泌正常。

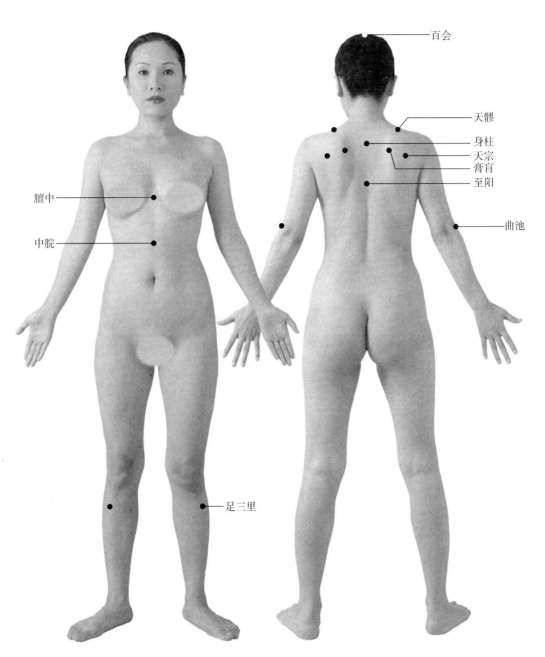

选用的穴位

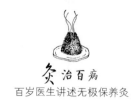

第二十一节　乳腺炎

一、原因

分娩后，尤其是第一次生孩子的产妇易出现乳汁分泌不畅，导致郁滞性乳腺炎的发生。

由于乳头污染和全身疾病，可导致血液循环不畅，易发生化脓性乳腺炎。若治疗或护理不当，可导致乳腺破损，妨碍乳汁分泌，易致细菌感染，对婴儿有一定的影响。

二、症状

1. 郁滞性乳腺炎

产褥初期，乳汁分泌不畅时乳腺紧绷，乳房发红，摸之有热，疼痛，体温上升。

此型乳腺炎不是细菌感染所致，故不会化脓，但容易引发化脓性乳腺炎。

2. 化脓性乳腺炎

此型乳腺炎发生于产褥期，初产妇多于经产妇。葡萄球菌等化脓菌从乳头侵入乳腺而发病。

乳房红肿、发热、疼痛，化脓后患处皮肤变软，患侧腋下淋巴腺肿痛。全身症状重于郁滞性乳腺炎，多出现身体发冷，发抖，体温上升到39℃以上。

三、治疗

治疗方法同乳汁不足。

化脓性乳腺炎发热严重，选取风门穴进行10壮以上的多壮灸。

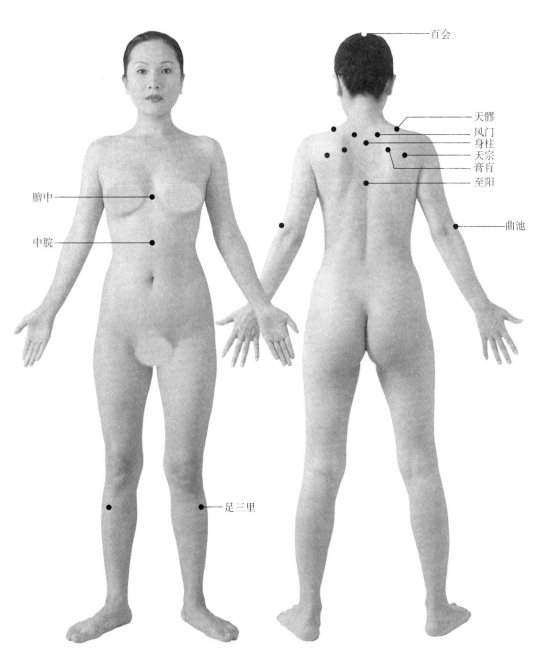

选用的穴位

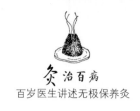

第十六章 儿科病症的治疗 *

第一节 习惯性呕吐症（吐乳）

一、原因及症状

出生后 3~4 个月应该是正常喝母乳或牛奶的时候，喝了马上溢出称吐乳。

幼儿的胃呈筒状，连接于食道，母乳或牛奶从胃里溢出属正常的生理现象，没有必要担心。小儿发热时呕吐一两次，或咳嗽时伴有呕吐，这些情况很常见。如果小儿的食欲和心情没有受到影响，则不用担忧。

出现以下症状则要留意观察，说不定与某些疾病有关。

• 幼儿反复呕吐，身体发育状况非常不好。

• 突然出现呕吐，脸色差，多见于肠套叠患儿。

• 幼儿没有活力，痴呆，持续发热，呕吐，多见于急性感染病症。

• 呕吐物类似血液或咖啡残渣物，多见于自体中毒症等。

• 呕吐，痉挛，意识障碍，出现头痛等脑病症状，多见于中毒症状引发的脱水或脑髓膜炎。

二、治疗

选取身柱、巨阙进行线状灸，灸 3 壮。

---

* 注：由于未找到合适的模特，故本章仍沿用成人模特，读者朋友可根据比例选择穴位。

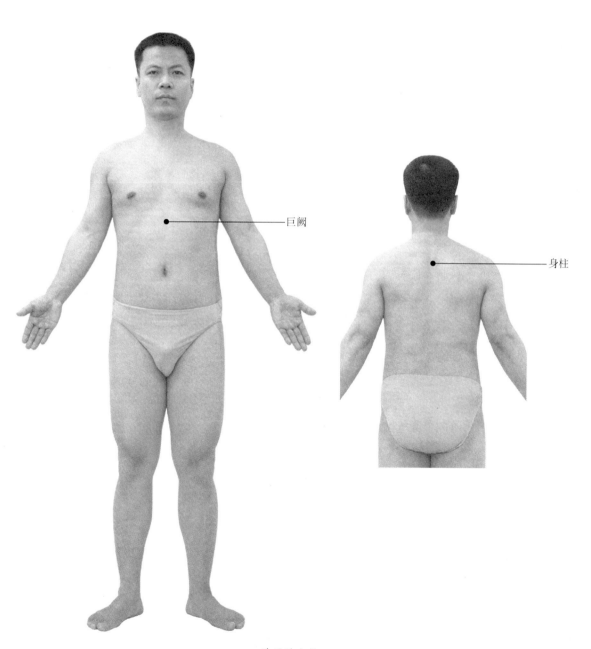

巨阙

身柱

选用的穴位

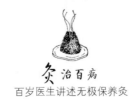

第二节　消化不良

一、原因

幼儿在喝母乳或牛奶的时候出现消化不良，多因喂得太多，或因感冒、肺炎、中耳炎等引起。喂得太少有时也可引起消化不良。摄入的糖分过多，或者牛奶质量不好，或者身体虚弱，也是发病原因之一。特别是夏天，没有特殊的原因也易出现消化不良的情况。

二、症状

幼儿的胃、肠、肝都没有发育完全，抵抗力较低，感冒或疲劳时易出现呕吐、泄泻等现象。有的患儿排黏液便，呈青绿色；有的排白便；有的排清水；大便次数多了，导致身体虚弱，睡不着觉；有的患儿大便变干；有时伴有发热、胀肚。

三、治疗

3岁以下的儿童，选取身柱、中脘，采用线状灸，灸1壮即可，此时穴位周边皮肤发红。若无效，可灸3～5壮，多能治愈。

3岁以上的儿童，选取肺俞、肝俞、脾俞、肾俞、中脘、中极，采用半米粒大小的艾炷，每穴各灸5壮，很快见效。

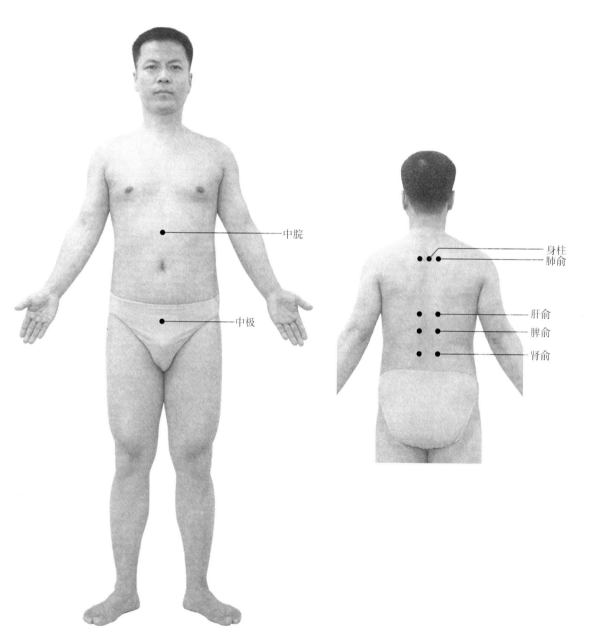

中脘

中极

身柱
肺俞

肝俞

脾俞

肾俞

选用的穴位

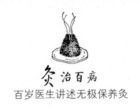
第三节 发热

一、症状

遇到小儿发热，若不及时退热，易致脑部损伤，出现手足麻痹或智力低下等后遗症。平常看到这些患儿很让人心痛。

二、治疗

幼儿发热抽搐，应用灸法或放血疗法，可迅速泻热。

首先用针刺耳尖，然后放血泻热。耳尖放血具有缓慢退热的作用。之后选取风门或大椎进行 10 壮以上的多壮灸，这种方法能有效退热，使高热昏迷的人苏醒。

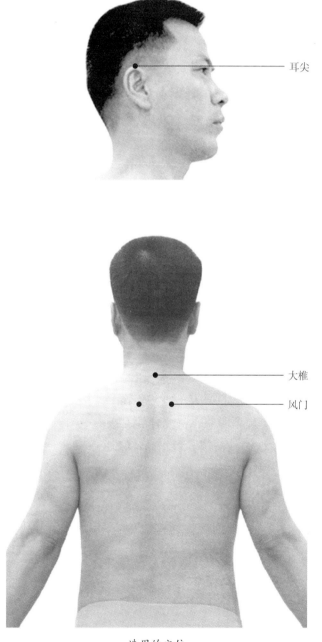

耳尖

大椎

风门

选用的穴位

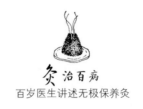

第四节　腮腺炎

一、原因

本病多发于 5 ~ 15 岁儿童，婴儿不易发病，有时成人也会发病。病因为病毒感染，潜伏期为 2 ~ 3 周，传染性强，发病一次后永不再患。

二、症状

腮腺肿胀，有时下颌下腺或舌下腺也会肿胀，导致进食出现疼痛，唾液减少，食物黏在嘴里成团。

有时出现发热（38℃左右），有时不出现发热。

本病常可引发髓膜炎或胰腺炎。出现呕吐可能引发髓膜炎，出现腹痛可能引发胰腺炎。

成人发病可引发睾丸炎或卵巢炎。有些患者可发生化脓或结石。

三、治疗

小儿患上腮腺炎，选取风门穴进行 15 壮左右的多壮灸，多可一次治愈。若不见效，选取翳风、风门、身柱、曲池，每穴各灸 5 壮。

成人患上腮腺炎，选取肺俞、膏肓、脾俞、肾俞、足三里、曲池、中脘、水道，每穴各灸 5 壮。若伴有发热，可选取风门穴进行 15 壮左右的多壮灸。

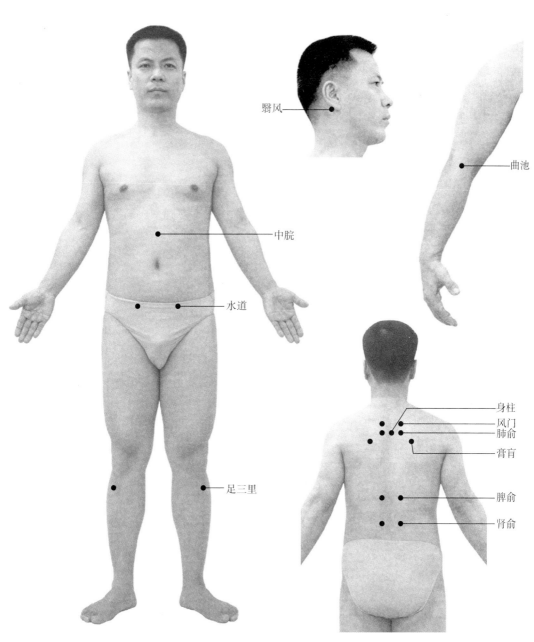

翳风

曲池

中脘

水道

足三里

身柱
风门
肺俞
膏肓
脾俞
肾俞

选用的穴位

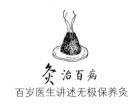

第五节　百日咳

一、原因

本病是以严重的发作性、痉挛性咳嗽为特征的传染病，痰里的百日咳杆菌通过对话、咳嗽、喷嚏、口水、鼻涕等途径传染他人。病程长达3个月左右（大约100天），所以叫百日咳。

10岁以下的儿童易患本病。近年来，由于加强了疫苗接种，发病率逐渐降低。

经过1～2周的潜伏期之后发病。痊愈所需的时间较长，在温度不当的环境中容易发作，甜食、烟味、灰尘等因素也可引发本病。

二、症状

肺炎是百日咳的常见并发症，幼儿若患上肺炎，则病情危重。另外，百日咳还能引发中耳炎、脑炎、支气管扩张症等。

根据发病过程可分为以下三个阶段：

1. 卡他期

发病1～2周，症状很难与感冒区分，先出现打喷嚏或咳嗽，不发热，咳嗽程度比普通感冒稍重，夜里更甚。

2. 痉咳期

发病2～6周，咳嗽加重，出现百日咳特有的发作性、痉挛性咳嗽。连续短咳，因咳嗽而致无法呼吸，脸色发青或发黑，眼睛充血，焦点固定，患儿非常难受，甚至失去生命。

3. 恢复期

咳嗽次数减少，程度减弱，逐渐恢复。疾病治愈后的半年或一年内，若患上感冒仍会引发本病。

三、治疗

卡他期单灸身柱穴，多能治愈；进入痉咳期，至少施灸2周才能缓解症状。

选取肺俞、膈俞、天突、膻中、中脘、曲池，每日小灸一次。如果病情严重，每日施灸两次。

无痰、喉痒、咳嗽频发时，针刺翳风、廉泉，可有效缓解症状。痰多者，针刺天突，可有效祛痰。

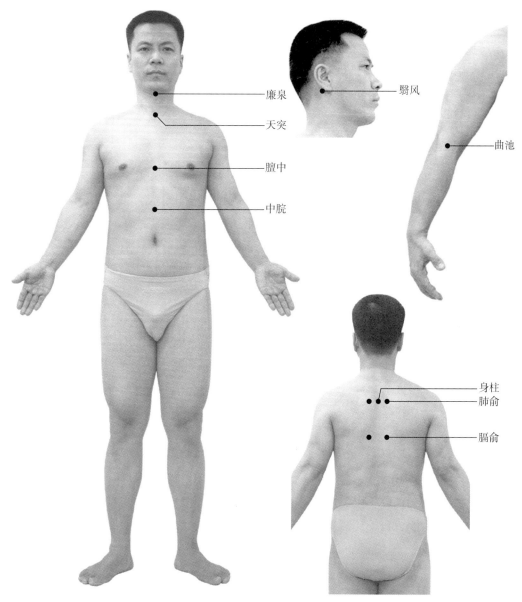

选用的穴位

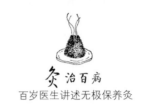

第六节　哮喘

一、原因

哮喘是发作性、呼气性呼吸困难，反复发作，有哮鸣音。1～3岁小儿多发。

发病原因有遗传、过敏体质、精神因素、气候变化等。

二、症状

哮喘发作多在深夜或清晨。

不发作时没有症状，一旦发作，出现哮喘特有的呼气性呼吸困难，可引起支气管痉挛和浮肿。哮喘发作时产生的分泌物附着在支气管内侧而致支气管内腔狭窄，导致患儿无法呼吸。

严重者无法入睡，需起身，采取坐位并弯曲背部，用肩膀呼吸，此时出现咳嗽和咯痰。

三、治疗

治疗方法同百日咳。

第七节　小儿疝气

一、原因

疝气指腹部的内脏，以腹壁包围的状态穿过正常腹腔，脱出到外面的状态。

小儿疝气先天性居多，成人疝气多见于长时间站立和重体力劳动者。

二、症状

患儿自觉症状较轻，有时出现腹股沟不舒和轻微疼痛。患儿用力哭闹，疝气囊内的肠管或大网膜脱出，疼痛加重，患儿哭闹加剧，病情加重。

三、治疗

选取身柱穴和出现疝气之处进行施灸，效果良好。

全身疗法：选取足三里、曲池、天枢、筋缩、命门、阿是穴，长期持续施灸。

若不见效，建议手术治疗。

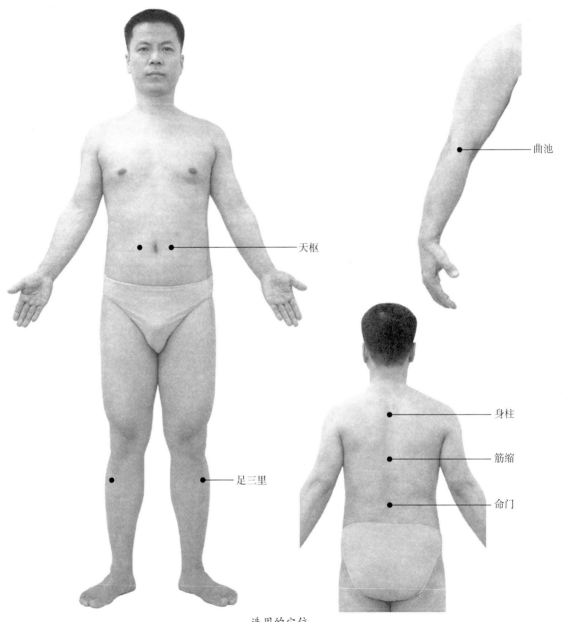

曲池

天枢

身柱

筋缩

命门

足三里

选用的穴位

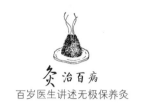

第八节　急性癫痫

一、原因

多数患儿发病原因不明。分娩前后因交通事故而致患儿大脑出现异常，或脑炎、脑肿瘤等脑部异常，均有可能成为发病原因。此外，遗传也是重要的发病因素。

二、症状

小儿急性癫痫往往伴有严重的痉挛和意识不清，不发热，反复发作，出现各式各样的症状。

1. 大发作

突然意识不清，身体或手脚发硬，站立时发作会突然倒下。眼睛上翻，凝视一处，继而发生手脚痉挛，或呼吸中断，嘴唇发青，口吐涎沫，尿失禁。发作在30秒到10分钟之内自然消失，接着进入昏睡状态。醒后出现头痛或呕吐。会说话的小儿发作前常说自己腹痛或眩晕，食欲异常旺盛，大量喝水。有的患儿每天发作多次，有的患儿一年发作一次。

2. 小发作

突然神志不清，弄掉手上东西。继而动作停止，手脚发硬，眼睛上翻，凝视一处，短则2~3秒，长则20~30秒。有的患儿1天发作10次以上。

3. 前屈型小发作

常发生于出生后2~8个月之间。

患儿瞬间垂头，双肘屈曲并贴在身体，全身蜷缩。有的患儿每天发作几次或几十次，重者可发生智能障碍。

4. 精神运动发作

毫无理由地突然努嘴或咂舌头，像梦游一样来回踱来踱去，之后又突然止步。患儿无意识地出现这种没有意义的动作，持续几分钟或几十分钟。

三、治疗

幼儿期发病，灸百会、身柱。

小儿期发病，灸百会、身柱、至阳、肝俞、肾俞、中脘。

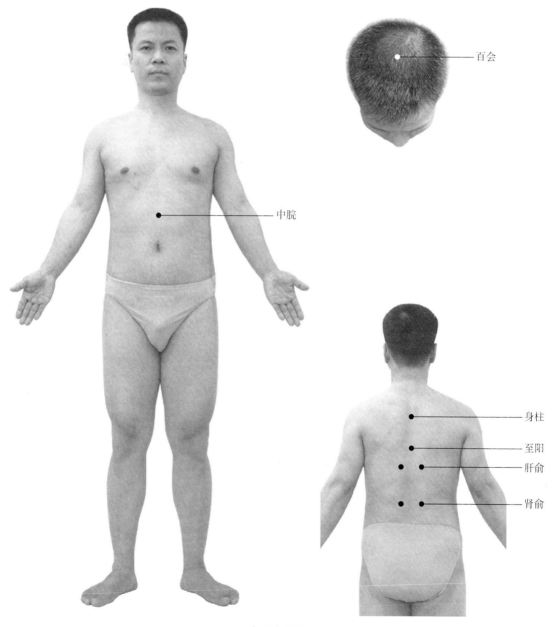

选用的穴位

427

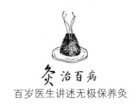
第九节 夜啼症

一、原因

发生本症的原因有：小儿白天听说或看了可怕的图片，打架或挨骂，因消化不良而致腹痛，肠内有寄生虫，有尿意，鼻塞，患有扁桃体炎等。

二、症状

小儿发作性哭啼不止，全家人经常被吵醒。多发生于 2～8 岁的小儿。

特征是夜间睡觉中小儿突然睁开眼睛，来回徘徊或跑到别人面前哭泣，然后又悄悄睡着。

三、治疗

幼儿期发病，选取百会、身柱，每穴各灸 3 壮。有时单灸百会，可立即见效。

小儿期发病，选取百会、身柱、肝俞、脾俞、中脘，每穴各灸 3 壮。有时单灸身柱或百会即可见效。如果没有见效，加灸中脘。仍不见效，加灸肝俞、脾俞。

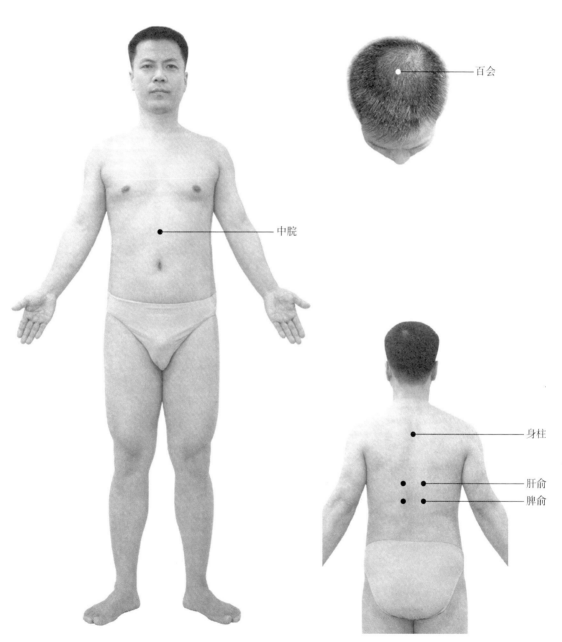

中脘

百会

身柱

肝俞

脾俞

选用的穴位

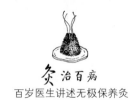

第十节　夜尿症

一、原因

现代医学认为，夜尿症多因全身虚弱、鼻病、咽喉疾病、寄生虫病、脊髓疾病、膀胱括约肌障碍、过度疲劳、大量饮水等引起。

针灸学认为，本症的发生多与肾虚有关。

二、症状

睡眠状态下出现无意识排尿。

三、治疗

5～10岁的小儿，选取左肓俞、命门，每穴各灸3壮。

10岁以上的小儿，选取中脘、左肓俞、命门、中极、上髎，每穴各灸3壮。

15岁以上的小儿，选取足三里、曲池、身柱、肝俞、肾俞、命门、上髎、左肓俞、中极、中脘、百会，每穴各灸5壮。

按照以上方法持续施灸，直到痊愈。大多数患儿灸一次就能治愈，若复发则再灸一次。如果还是不行，则需要长期施灸。

小儿发生夜尿症，俗称"尿床"，父母千万不能因此而打骂孩子，因为越指责孩子，往往越不容易治愈。此时需要好好安抚孩子，待其平静之后使用灸法，短时间内多能治愈。

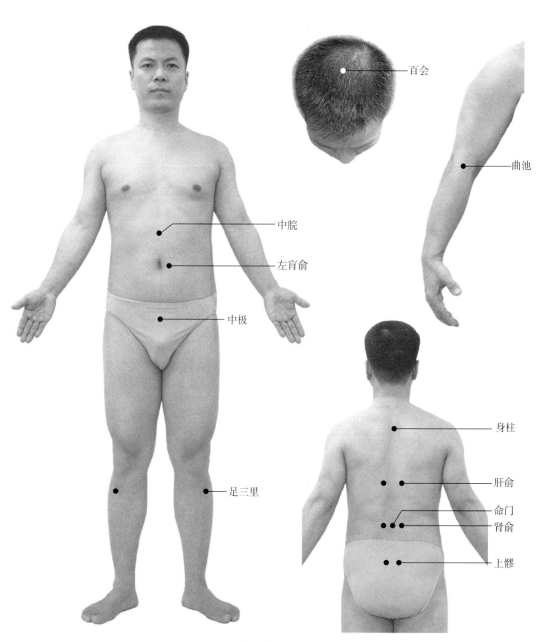

百会

曲池

中脘

左肓俞

中极

足三里

身柱

肝俞

命门

肾俞

上髎

选用的穴位

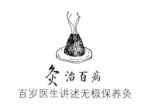

第十一节　小儿麻痹

一、原因

侵犯神经中枢的过滤性病原体通过口、鼻侵入脊髓的前角灰白质而致病。多发于2~3岁的小儿。

二、症状

潜伏期4~10天，之后突然发生高热，体温39℃~40℃，脉搏变快，意识不清，嗜睡，有时引发扁桃体炎、支气管炎、消化不良、全身痉挛等。

皮肤的知觉消失，出现特发性疼痛，出汗严重，这些症状要引起家长的注意。换湿衣服时小儿大声哭泣，这是因为背部或脊椎出现了特发性疼痛。

初期症状2~3天后消失，继而发生一侧或双侧四肢奄拉的麻痹症状，走路摇摇摆摆。1~2天后发热消失，几天后麻痹症状也会减轻，有时不遗留功能障碍，但大部分患儿多遗留有肌肉麻痹症状。麻痹的肌肉完全奄拉，肌肉逐渐萎缩。

最常发生的症状是一侧下肢麻痹，有时出现一侧上肢麻痹，两侧上肢或下肢麻痹，交叉性上下肢麻痹。麻痹部位的发育受到影响，进而出现变形、畸形、扭歪。

三、治疗

不论麻痹部位在哪，采用灸法进行全身治疗。选取百会、足三里、曲池、身柱、肝俞、中脘，开始时每穴各灸1壮，1周之后每穴各灸3壮，逐渐增加到5壮。

上肢麻痹者，加灸患侧天柱、天髎、天宗、肩髃。下肢麻痹者，加灸患侧肾俞、大肠俞、腰阳关、环跳、风市、阳陵泉、悬钟、三阴交。

按照以上方法治疗，效果良好。病程1年以上的患儿，由于肌肉萎缩，四肢没有正常发育，稍微运动就会出现上肢肩部或下肢环跳部位的疼痛，灸疗不仅可以减轻疼痛，缓解疲劳，还有助于发育。

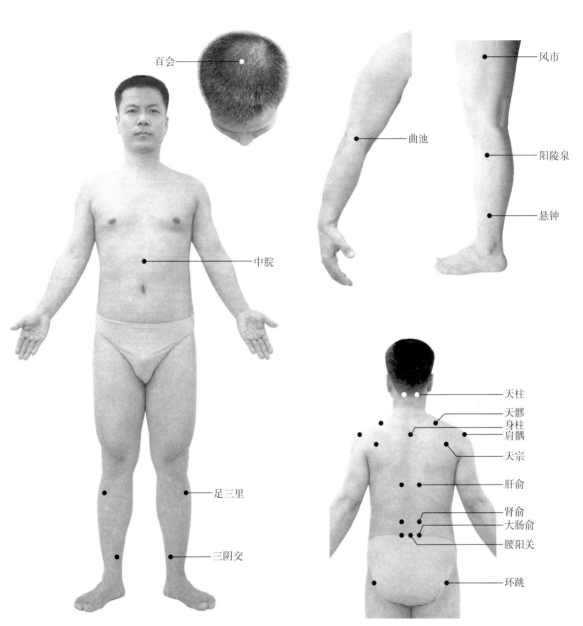

百会

曲池

风市

阳陵泉

悬钟

中脘

天柱
天髎
身柱
肩髃
天宗
肝俞
肾俞
大肠俞
腰阳关
环跳

足三里

三阴交

选用的穴位

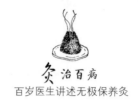
第十二节 腺病质（虚弱体质）

一、原因及症状

指少年儿童因内分泌紊乱而引起的体质虚弱，易患结核、淋巴腺肿大、湿疹等症。

此类儿童可分为假性肥胖和消瘦两种。假性肥胖患儿表现为肌肉发软、发肿。

两种类型的患儿均出现以下症状：皮肤黏膜抵抗力低下，容易引起炎症，出现湿疹和瘙痒，嘴和舌易发生溃疡，易患结膜炎、眼睑缘炎、鼻炎、中耳炎、扁桃体肥大、支气管炎、肺炎、肠炎，还可出现头痛、失眠、疲倦、食欲不振、微热等全身症状。颈部、颌下淋巴腺肿胀或肠间膜化脓穿孔，感染结核杆菌，成为肠间膜痨。

二、治疗

灸疗可以强壮身体，改善虚弱儿童的体质，效果显著。

幼儿期患病，灸身柱、肾俞、中脘。

学龄儿童患病，灸肺俞、膏肓、膈俞、肾俞、中脘、滑肉门、关元，坚持施灸 2个月。

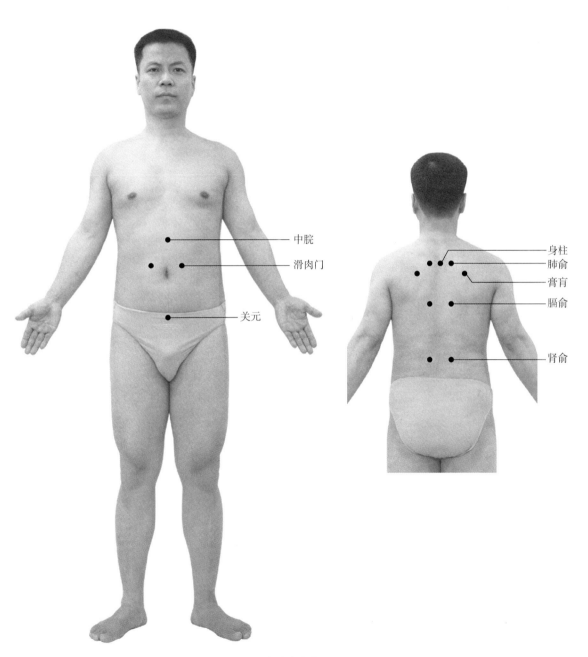

中脘

滑肉门

关元

身柱
肺俞
膏肓
膈俞

肾俞

选用的穴位

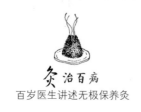

第十七章　眼科病症的治疗

第一节　眼睑缘炎

一、原因

本病主要由葡萄球菌引起，泪囊炎、鼻炎、湿润或寒冷气候、慢性结膜炎、沙眼等都可成为病因，易发生于腺病质的儿童。

二、症状

以眼周围的毛根为中心，生成米糠状的鳞屑，导致眼底皮肤变红，或生成薄的溃疡，进而形成痂皮。多可引发结膜炎、眼眵增多、眼缘瘙痒或疼痛、流泪、眼睫毛不规则。

若患处破了之后，可形成结痂，逐渐转为慢性，病程持续好几年。慢性患者眼皮变厚，最终导致眉毛脱落。

三、治疗

灸疗对该病有很好的疗效。

选取大椎、肝俞、上星、五处、角孙、曲池、足三里、二间，每穴各灸5壮。或在发病初期，选取二间穴进行20～30壮的多壮灸，多可一次治愈。

大椎和角孙是治疗眼病的要穴，另一方面，肝开窍于目，故同时选择肝俞穴。

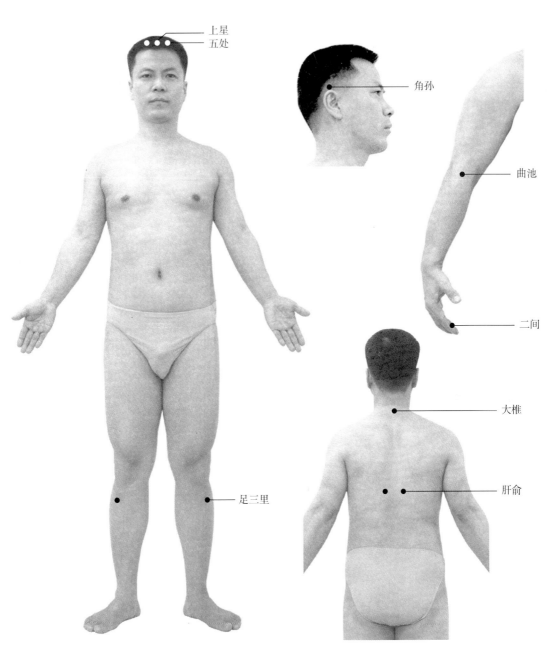

上星
五处
角孙
曲池
二间
大椎
肝俞
足三里

选用的穴位

437

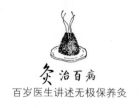

第二节　麦粒肿

一、原因

本病俗称"针眼"，是睫毛毛囊附近的皮脂腺或睑板腺的急性化脓性炎症。多因饮食不节导致胃热或心热所致。

二、症状

眼皮一部分充血，硬肿疼痛加重。3～4日后患处软化，皮肤表面破溃流脓，之后自然痊愈，但容易复发，继续在其他地方发病。

三、治疗

发于眼睛上方者，选取拇指关节后的大骨空穴，灸5壮。

若未化脓，早上施灸，下午可见效；若已化脓，破溃流脓后可自然痊愈。

若因心热所致，选取后溪穴，灸5壮。

发于眼睛下方者，选取解溪穴，灸5壮。

若不见效，加灸足三里、曲池、肺俞、大椎、灵台、中脘，还能防止复发。

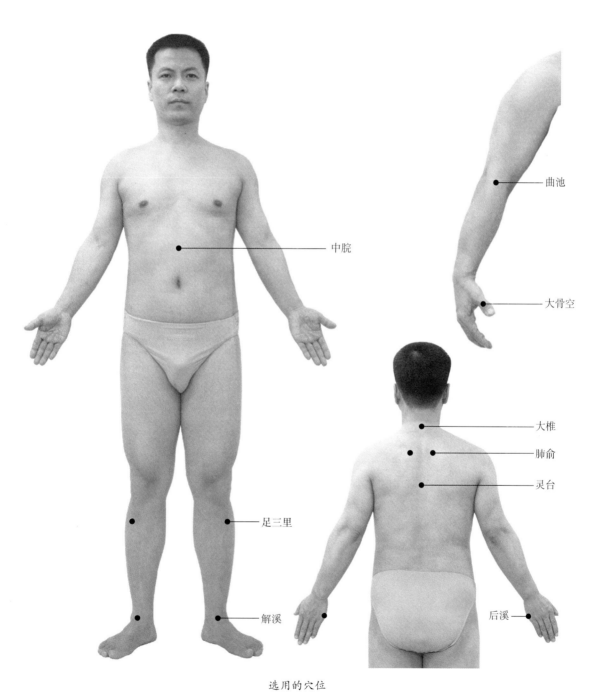

选用的穴位

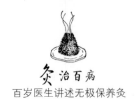

第三节　眼睑痉挛

一、原因

眼睑痉挛多因眼球受到刺激或功能性神经障碍所致。此外，癔症、面神经麻痹后遗症等也是发病因素。

二、症状

频繁眨眼，或因眨眼过度频繁而致僵直性痉挛，导致睁不开眼睛，或发生间歇性痉挛，令患者非常苦恼。

三、治疗

灸患处的翳风、完骨、风池，可立即见效，但容易复发。

复发原因有：曾患过口眼㖞斜或耳病，脸部某处有伤痕。这种情况无法根治，每次复发时在患处施灸即可。

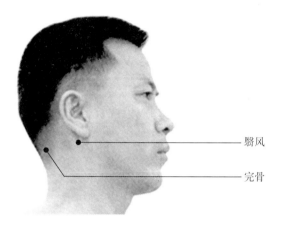

翳风

完骨

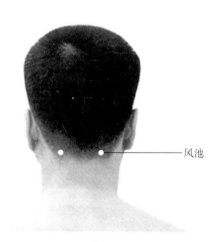

风池

选用的穴位

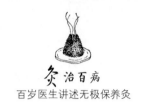

第四节　眼睑下垂

一、原因

发生于单侧或双侧眼睛，发病原因先天性的居多，也可因外伤引起。

根据发病原因分为以下几类：麻痹性眼睑下垂，由脑肿瘤、脑充血等引发眼神经麻痹所致；因眼根无力引起的无力性眼睑下垂；因眼睑痉挛引起的癔症性眼睑下垂、老年性眼睑下垂等。

二、症状

由于眼睑举上肌麻痹或无力，所以即使眼睛用力睁大也不能完全露出眼珠，需要将脸往后倾斜才能看见事物，给患者的日常生活带来了极大的不便。

三、治疗

先天性眼睑下垂者可选择手术治疗；后天性眼睑下垂者选择灸疗，效果良好。

选取足三里、曲池、百会、大椎、天髎、身柱、风池、翳风、曲差，每穴各灸 5 壮，连续施灸 6 个月以上。

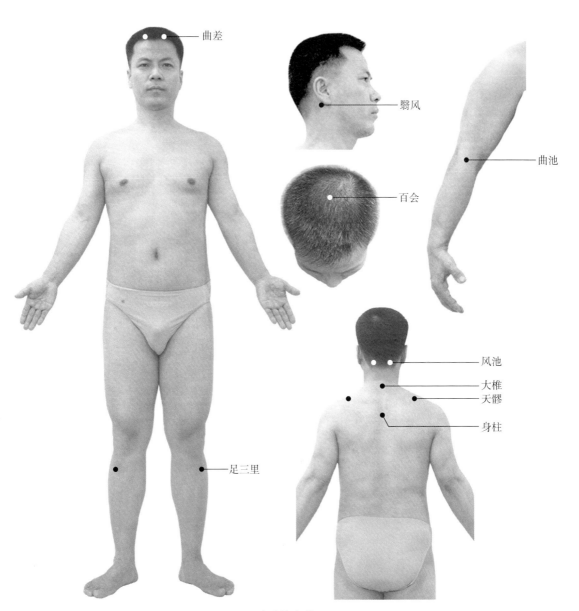

曲差

翳风

曲池

百会

风池
大椎
天髎
身柱

足三里

选用的穴位

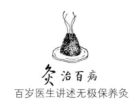

第五节　结膜炎

一、原因

结膜炎是结膜组织在外界或在机体自身因素的作用下而发生的炎性反应的统称，分为急性和慢性两类。

发病原因有细菌感染，受到灰尘、光线、药物、气体等刺激，鼻炎，眼睑缘炎等。

二、症状

急性结膜炎表现为结膜充血，眼眵增多，眼睛干燥或瘙痒。眼眵发黄，眼泪有些黏稠。眼睑结膜混浊，有时出现乳头增殖或滤泡。

慢性结膜炎表现为眼睛瘙痒，结膜一直稍带血丝，眼眵不断，眼睛干燥且有异物感，多由急性结膜炎转化而来。

三、治疗

不管是急性还是慢性，通过灸疗均可获得良好的效果。治疗后眼睛容易睁开，视野变得清晰。刚开始时眼球仍带血丝，若持续施灸，不适症状逐渐消失。

选取天柱、风池、百会、和髎、角孙、大椎、肝俞、曲池、足三里、中脘，每穴各灸 5 壮。

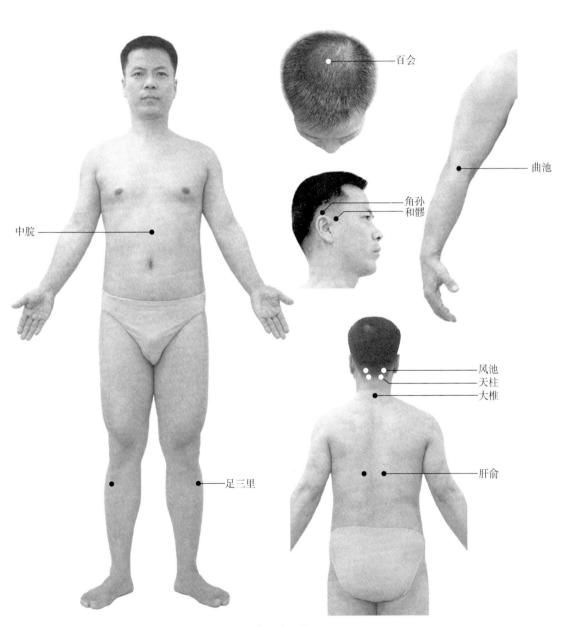

选用的穴位

百会

曲池

角孙
和髎

中脘

风池
天柱
大椎

肝俞

足三里

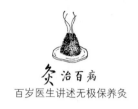

第六节　春季卡他（过敏性结膜炎）

一、原因

此属过敏性慢性眼病，多发于春季，每年反复发作，故又称"春季卡他"。本病多发于青少年男性。

二、症状

眼睛发红、瘙痒，患者感到刺眼。

翻开上眼皮，可发现许多小米粒状的东西，此属眼睑型；黑眼珠和白眼珠周围出现赤褐色或灰褐色的隆起物，导致白眼珠发红，此属眼球型。此外，也有两者同时出现的混合型。

三、治疗

本病容易复发，灸疗效果良好。

治疗方法参考结膜炎。为防止复发，需要坚持施灸3～4个月。

若患者有刺眼感觉，加灸曲池、足三里、肩井、和髎各7壮，可立即见效。

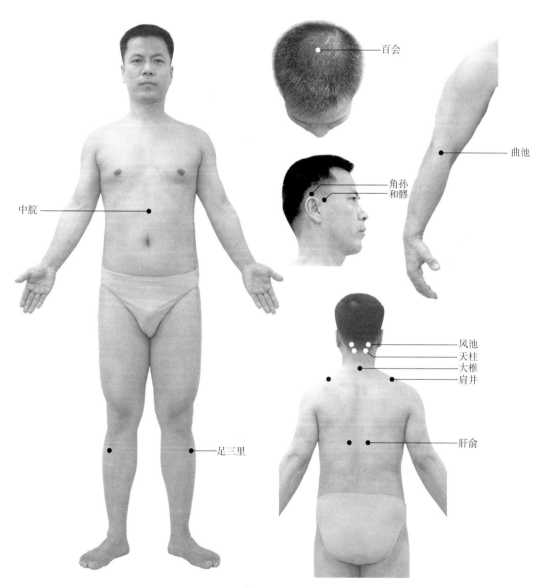

百会

曲池

角孙
和髎

中脘

风池
天柱
大椎
肩井

肝俞

足三里

选用的穴位

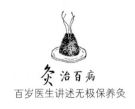
第七节 沙眼

一、原因

沙眼是由沙眼衣原体引起的一种慢性传染性结膜角膜炎。

二、症状

多数患者直接出现眼睛异物感、疲劳感，眼眵增多，引起角膜并发症。有时伴有疼痛、羞明、流泪、视力障碍等症状，严重时会失明。

本病可导致结膜组织充血，细胞浸润，小乳头或颗粒增殖，治愈后可留下白色斑痕。

角膜并发症明显时，出现角膜上缘部充血和表在性浸润（呈灰白色混浊状），球结膜侵入到混浊部位。角膜发生溃疡时，刺激症状加重。此外，眼睑、泪器易发生各种并发症。

三、治疗

选取足三里、曲池、百会、目窗、和髎、角孙、大椎、天髎、心俞、肝俞、中脘，每穴各灸 5 壮，或加灸小指的小骨空穴，效果良好。

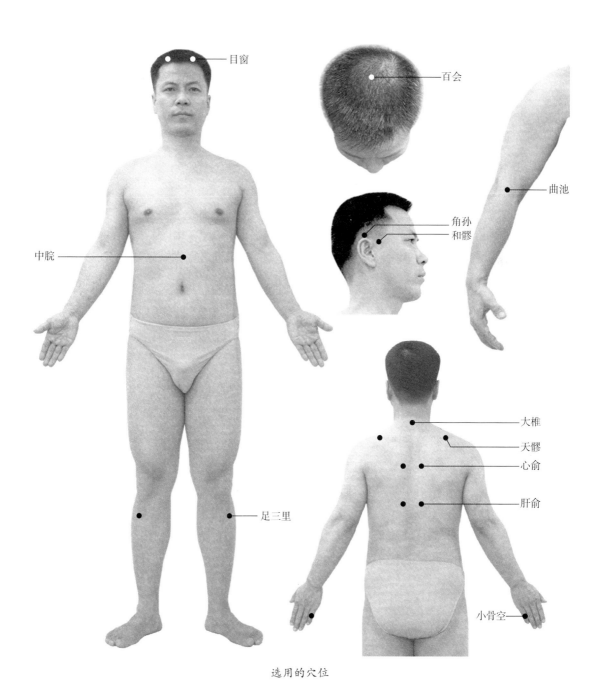

目窗

百会

曲池

角孙
和髎

中脘

大椎

天髎

心俞

肝俞

足三里

小骨空

选用的穴位

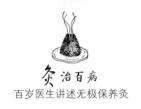

第八节 红眼病

一、原因

红眼病是由细菌感染引起的一种常见的急性流行性眼病。易发生于腺病质儿童或渗出性体质人群。

二、症状

睁眼时感到刺眼，泪多，有异物感，眼眵增多。仔细观察眼球，在角膜周边可发现小米粒大小的水泡状颗粒，以这些颗粒为中心，在白眼球上呈现扇状血丝。

本病可出现 1 个或多个小颗粒，多伴有眼睑湿疹、眼睑缘炎。

三、治疗

患红眼病后，背部多出现酸麻症状，需要同时做全身治疗。

选取足三里、曲池、百会、大椎、肺俞、膏肓、肝俞、和髎、角孙、中脘，每穴各灸 5 壮，坚持施灸。另外，选取大椎穴进行 20 壮以上的多壮灸，有可能会 1 次治愈。

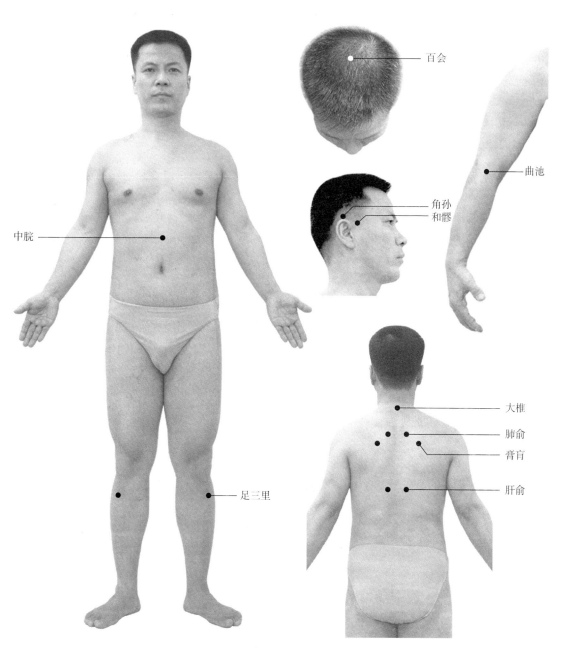

选用的穴位

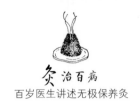

第九节　夜盲症

一、原因

缺乏维生素 A 是发病的主要原因，多见于营养不良的儿童或人工喂养的幼儿。此外，也可在患麻疹、哮喘、消化不良后出现。

二、症状

结膜、角膜无光泽，角膜干燥、混浊。角膜进一步软化，虹膜脱出。

患病初期在角膜外侧出现小水泡状的斑点，在暗环境下或夜晚视力很差或完全看不见东西。

三、治疗

小儿患病，选取百会、肝俞、中脘，每穴各灸 5 壮。

成人患病，选取天柱、风池、百会、和髎、角孙、大椎、肝俞、曲池、足三里、中脘，每穴各灸 5 壮。

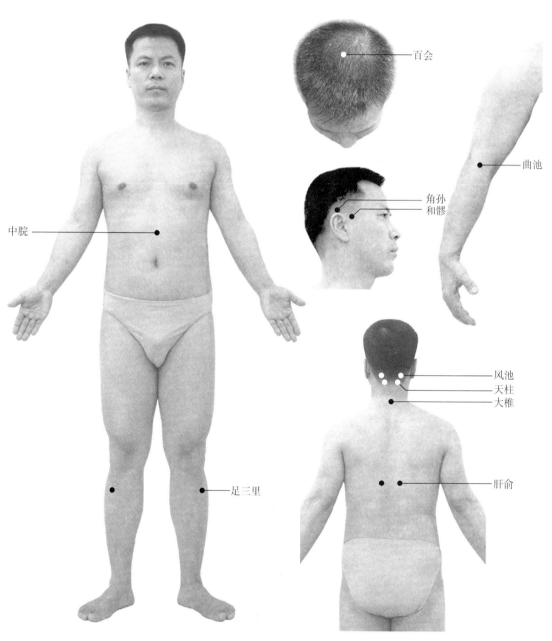

百会

曲池

角孙
和髎

中脘

风池
天柱
大椎

足三里

肝俞

选用的穴位

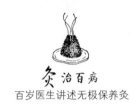

第十节　实质性角膜炎

一、原因

主要发病原因为先天性梅毒和结核，属非溃疡性的深层角膜炎。

二、症状

角膜实质被遮住，表面失去光泽。角膜周围毛样体出血严重，患者感到刺眼，流泪，疼痛，视力障碍，睫状充血。角膜内部出现混浊，逐渐扩散到整个角膜。病情若进一步恶化，角膜布满新生血管。过几个月后混浊现象消失，炎症逐渐消退。

病情严重者，愈后可在角膜中央区遗留下不同程度的瘢痕，影响视力。

三、治疗

选取足三里、曲池、百会、大椎、肺俞、膏肓、肝俞、角孙、中脘，每穴各灸5壮。

长期施灸效果良好。如果因先天性梅毒引发，则较难根治。

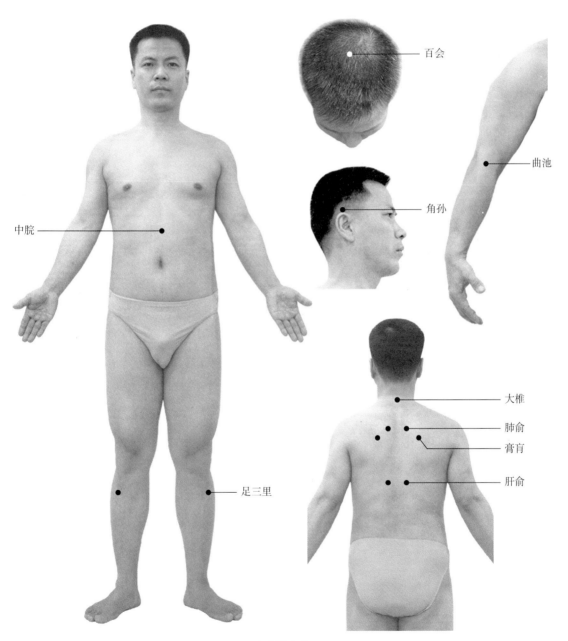

百会

曲池

角孙

中脘

大椎

肺俞

膏肓

肝俞

足三里

选用的穴位

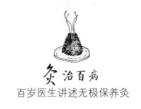

第十一节　鼻泪管闭塞症

一、原因

多因结膜炎、眼睑缘炎、慢性泪囊炎等导致泪小管变窄，或因副鼻窦炎等鼻部慢性疾病而致鼻泪管变窄。

二、症状

主要症状为流眼泪，眼泪过多而致逆流。受到细菌感染时，压迫泪囊部可挤出脓液。若不治疗可引发角膜溃疡。

三、治疗

选取足三里、曲池、百会、头临泣、天柱、风池、肩外俞、大椎、肺俞、膏肓，每穴各灸5壮。

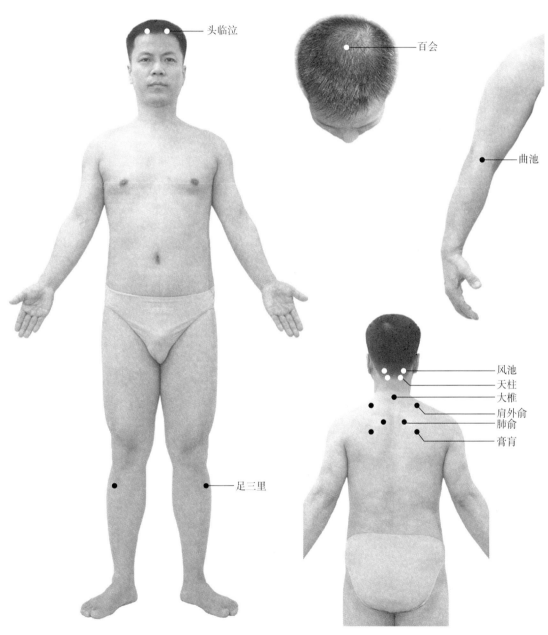

头临泣

百会

曲池

风池
天柱
大椎
肩外俞
肺俞
膏肓

足三里

选用的穴位

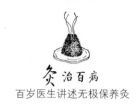
第十二节　流泪

一、原因及症状

多因结膜炎、眼睑缘炎、副鼻窦炎等导致泪小管或鼻泪管变窄。此外，"产后风"也可引发流泪。

"产后风"指妇女生完孩子后，整个身体发软，疲劳，过7周左右身体才能逐渐恢复正常，在这期间如果没有管理好身体就会危害健康，出现各种病症。尤其在天冷的时候，产妇容易着凉，加上身体疲劳而引发流泪。

二、治疗

治疗方法参照鼻泪管闭塞症。

可先针刺攒竹，轻刺激，再进行全身治疗。

对于"产后风"引发的流泪者，选取天宗、肝俞、肾俞、上髎、水道、中极、三阴交，每穴各灸5壮，坚持长期治疗才会见到疗效。

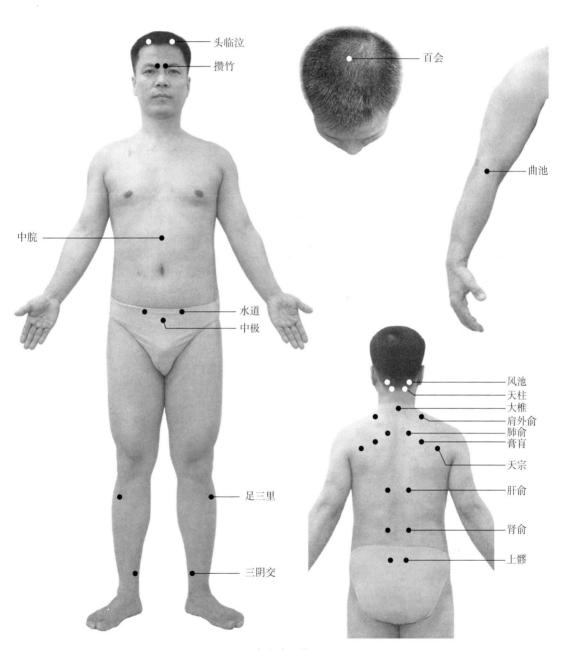

头临泣

攒竹

百会

曲池

中脘

水道

中极

风池

天柱

大椎

肩外俞

肺俞

膏肓

天宗

肝俞

肾俞

上髎

足三里

三阴交

选用的穴位

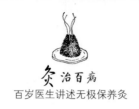
第十三节　虹膜炎

一、原因

多因结核、梅毒、风湿、细菌感染、外伤等引起。

二、症状

虹膜发炎，伴有视力障碍、刺眼、流泪。严重时出现头痛和眼痛。

急性发作时眼睛非常疼，感觉刺眼，黑眼球周边的白眼球渐渐呈粉色。同时，黑眼球变小，角膜内侧出现积水，或角膜下面积有脓液。若并发虹膜毛样体炎，有可能会失明。

病程长者可引发白内障，导致虹膜与水晶体发生粘连。

三、治疗

治疗方法参照实质性角膜炎，加灸头临泣。

轻者灸疗效果良好。若并发虹膜毛样体炎，预后较差，易发生失明。

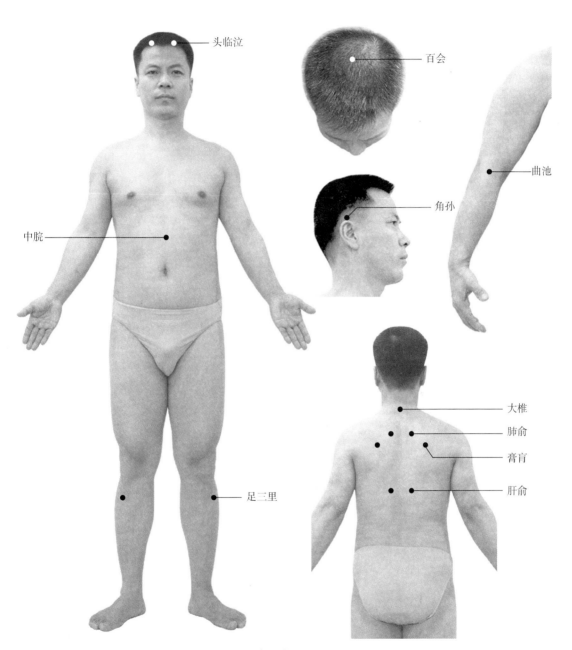

头临泣

百会

曲池

角孙

中脘

大椎
肺俞
膏肓
肝俞

足三里

选用的穴位

461

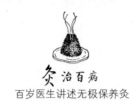

第十四节 羞明

一、原因

多因角膜异物、角膜炎、虹膜炎、红眼病、先天性无虹膜、外伤、虹膜缺损、黄斑萎缩等引起。

二、症状

怕见亮光，即使是普通光线也感到刺眼。

三、治疗

灸攒竹 3 壮即可见效，但这是短期效果，并不能根治。

选取足三里、曲池、肺俞、膏肓、肝俞、肾俞、百会、大椎、头临泣、天柱、风池、中脘、关元，坚持长期施灸，才能治愈。

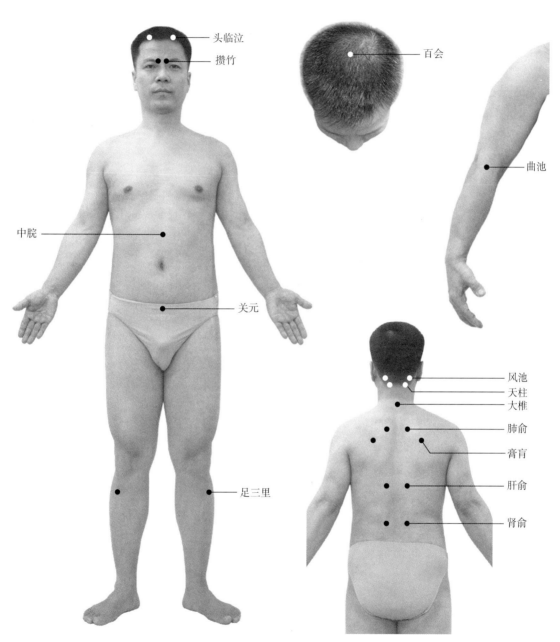

头临泣

攒竹

百会

曲池

中脘

关元

风池
天柱
大椎
肺俞
膏肓
肝俞
肾俞

足三里

选用的穴位

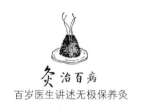

第十五节　绿内障（青光眼）

一、原因

本病又称"青光眼"，因眼内压调整功能发生障碍而致眼压异常升高，出现视功能障碍，并伴有视网膜形态学变化。

二、症状

急性病症表现为眼睛发酸，刺眼，伴有眼睑内翻症，角膜增大，看上去像牛眼。过度疲劳、睡眠不足、神经兴奋等因素可引发剧烈的眼痛、头痛、呕吐。多见于老年人或远视者。

慢性病症表现为头重、头痛，眼睛疲劳症状，偶尔出现雾视、虹视等症。多见于年轻人。大部分患者无初期症状，待病情进展到一定程度，视野变得非常狭窄时才引起重视。

三、治疗

灸疗能缓解眼球疼痛，减缓病情的发展，还可增强视力。

选取足三里、曲池、百会、天柱、风池、大椎、角孙、和髎、肺俞、膏肓、肝俞、肾俞、中脘、关元，每穴各灸5壮，长期坚持施灸。

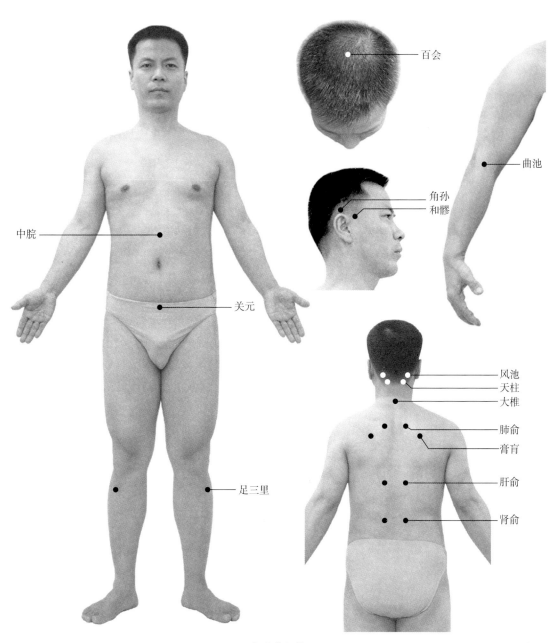

中脘

关元

足三里

百会

角孙
和髎

曲池

风池
天柱
大椎

肺俞
膏肓

肝俞

肾俞

选用的穴位

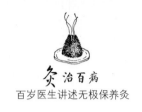

第十六节　白内障

一、原因

因老化、遗传、局部营养障碍、免疫与代谢异常、外伤、中毒、辐射等引起晶状体代谢紊乱，导致晶状体蛋白质变性而发生混浊，出现视力下降，称白内障。主要包括先天性白内障、老年性白内障、糖尿病性白内障、外伤性白内障等。

二、症状

初期感觉有蚊子在飞，视物不清，多视症，出现夜盲或昼盲，视野越来越模糊。初期多单侧发病，病情严重时双侧同时发病。

三、治疗

选取足三里、曲池、百会、风池、天柱、大椎、肺俞、肝俞、肾俞、中脘、关元，每穴各灸 5 壮，坚持施灸 6 个月以上。

此外，还可选取角孙进行 10 壮以上的多壮灸，每隔 5 天做 1 次。

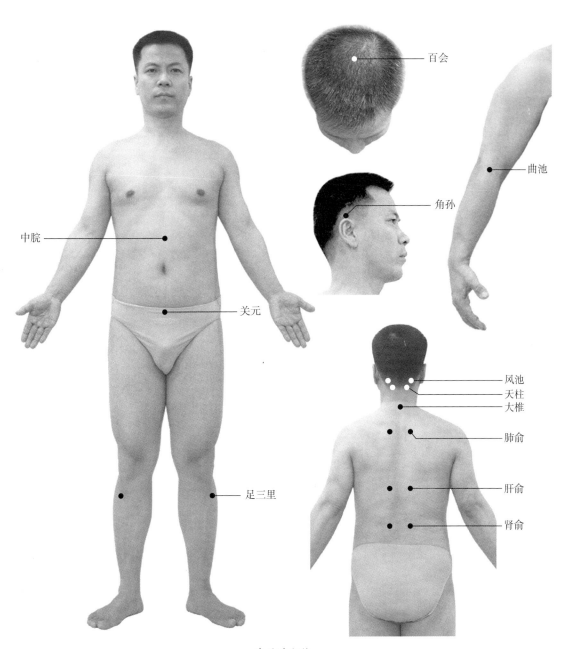

百会

曲池

角孙

中脘

关元

足三里

风池
天柱
大椎

肺俞

肝俞

肾俞

选用的穴位

467

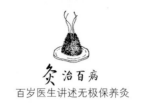

第十七节　眼底出血

一、原因

眼底出血是许多眼底血管性病变的一种共同的表现。全身性病变、局部病变都可以从视网膜及其血管反应出来，同时也可直接引起视网膜的出血性病变。

全身性病变包括高血压、糖尿病、贫血、肾脏疾病、恶病质、妊娠中毒症、白血病等。

局部病变是指眼底本身病变，如视网膜中心动脉或静脉的血栓或栓塞、老年性复发性视网膜玻璃体出血、外伤等。

二、症状

可出现视力障碍，视野缺损。若大量出血可导致失明，恢复起来比较困难。

三、治疗

对于因动脉硬化、糖尿病、心肌炎等疾病而引发的眼底出血，要针对原发病对症治疗。另一方面，可通过灸疗改善体质。

第十八节　中心性视网膜炎

一、原因

本病为发生在黄斑部的孤立的渗出性脉络膜视网膜病变，伴有视网膜下新生血管及出血。多见于20~40岁的青壮年，多单眼发病。

发病原因有梅毒、结核、身心疲劳、睡眠不足、精神焦虑、光线刺激等。

二、症状

外眼部无变化，出现轻微的视力障碍，尤其是较难看清中心部位的物体，这些物体看上去会变小或变形，多单眼发病。偶尔出现远视现象，经过3~4周后可自然治愈，但多半回不到发病前的状态，也会引发视物变形症，或出现复发，但不会因此而失明。

三、治疗

选取足三里、曲池、肺俞、膏肓、中脘、气海、关元、百会、风池、目窗，每穴各灸 5 壮，持续施灸 60 天以上，防止复发。

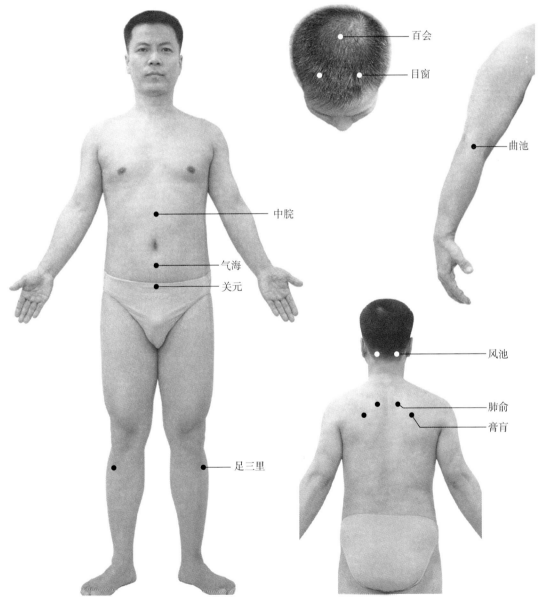

选用的穴位

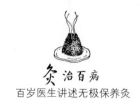

第十九节　慢性轴性视神经炎

一、原因

多因缺乏维生素 B_1 所致。多见于年轻人，属于弱视的一种，常被误认为是近视，伴有神经衰弱症状。

二、症状

出现视力障碍，看不清物体，眼睛发酸，感到刺眼，昼盲。

伴有眼睛疲劳、头痛、头重、注意力不集中、情绪不稳定、眩晕、食欲不振、失眠、耳鸣、口渴等症，视力不稳定的情况类似假性近视。

三、治疗

治疗方法参照中心性视网膜炎，加灸肺俞、胃俞、梁门、滑肉门，坚持施灸，效果良好。

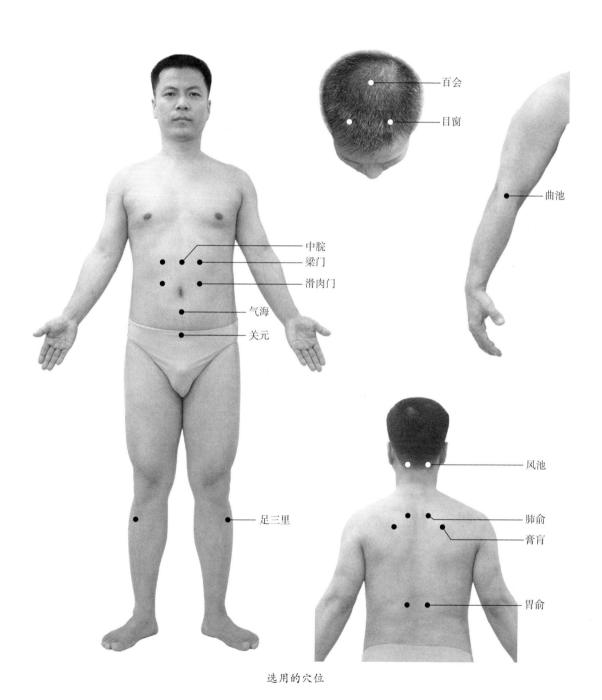

百会

目窗

曲池

中脘

梁门

滑肉门

气海

关元

风池

肺俞

膏肓

胃俞

足三里

选用的穴位

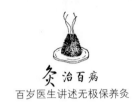

第二十节　弱视

一、原因

发病原因有先天性白内障、先天性青光眼、小眼球、早产儿视网膜炎症、出血、视神经障碍等。此外，癔症等神经性疾病也可成为发病原因。

二、症状

眼睛外部无任何异常，无折射异常，虹膜、水晶体也无异常，但视力低下。

三、治疗

选取足三里、曲池、百会、肺俞、膏肓、肝俞、肾俞、中脘、气海、关元、风池、目窗，持续施灸。

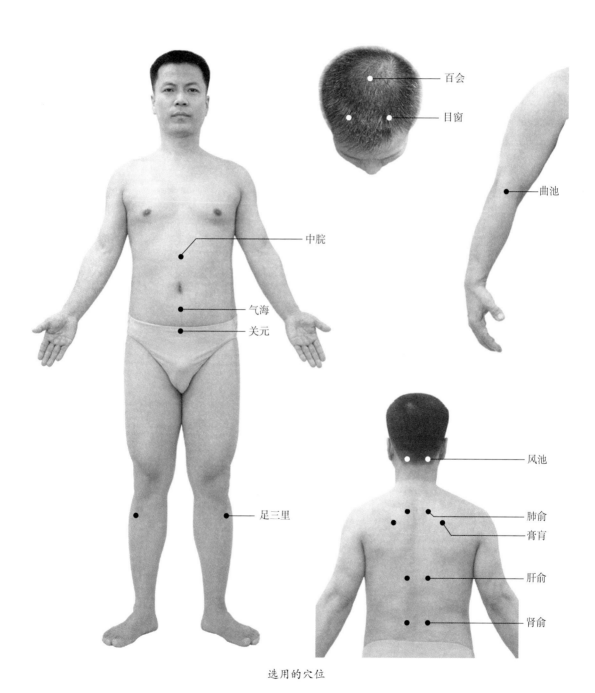

选用的穴位

百会

目窗

曲池

中脘

气海

关元

足三里

风池

肺俞

膏肓

肝俞

肾俞

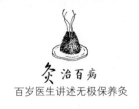

第二十一节　眼睛疲劳

一、原因

发病原因有近视、远视、散光等。视力不好时不戴眼镜或戴不合适的眼镜，或患有沙眼、结膜炎等疾病，或有斜视倾向，无眼病但属神经质人群，读书、长时间看电视等导致用眼过度，这些因素都可引起眼睛疲劳。

二、症状

稍微看会儿东西就感到眼睛疲劳，伴有头痛，严重时发生呕吐。

三、治疗

选取足三里、曲池、百会、天柱、身柱、膏肓、肝俞、肾俞、和髎、目窗、中脘、关元，每穴各灸 5 壮。

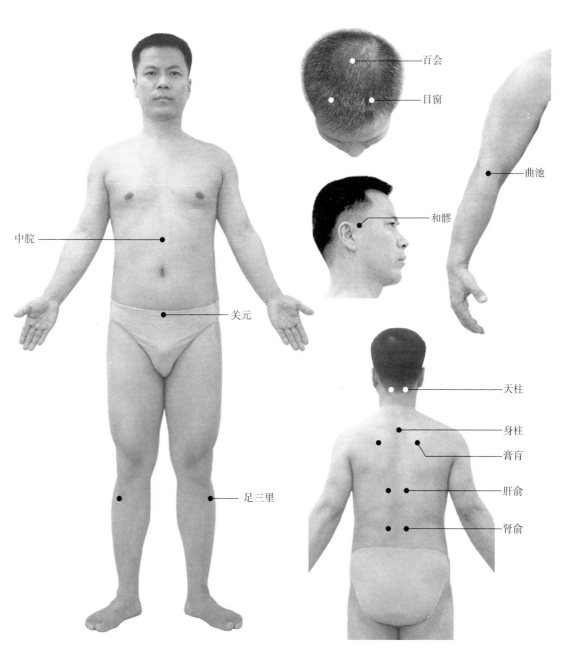

选用的穴位

475

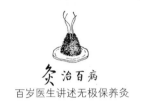

第二十二节　散光

一、原因

造成散光的原因，就是由于角膜厚薄不匀或角膜的弯曲度不匀而使得角膜各子午线的屈折率不一致，使得经过这些子午线的光线不能聚集于同一焦点。这样，光线便不能准确地聚焦在视网膜上而形成清晰的物像，这种情况便称为散光。

可用圆柱镜片矫正的叫规则散光；不能用圆柱镜片矫正的叫不规则散光。

二、症状

看到的物体形状分散或呈双重镜像，可引起眼睛疲劳、头重、头痛、食欲不振等症。

三、治疗

治疗方法参照眼睛疲劳。

第二十三节　老花眼

一、原因及症状

随着年龄的增长，眼睛调节能力逐渐下降，水晶体老化、弹性下降，从而引起患者视近困难，以致在近距离工作中，必须在其静态屈光矫正之外另加凸透镜才能有清晰的近视力，这种现象称为老花眼。

老花眼是一种老化现象，其发生和发展与年龄直接相关，大多出现在 40 岁以后。

二、治疗

坚持施灸可减轻症状。

　　选取足三里、曲池、肺俞、膏肓、中脘、气海、关元、百会、风池、天柱、大椎、肝俞、肾俞、和髎、养老、攒竹，每穴各灸5壮。

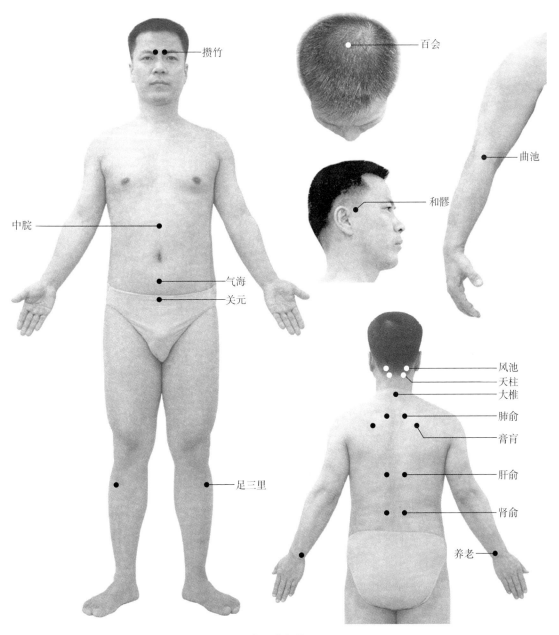

选用的穴位

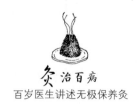

第十八章　耳鼻咽喉科病症的治疗

第一节　外耳道炎

一、原因

外耳道伤处被细菌侵袭，或剧烈抓挠耳朵，或洗澡、游泳时耳朵进水，均可引发外耳道炎。

二、症状

外耳道红肿，压耳朵时疼痛，张嘴时疼痛更甚。

外耳道前壁发炎时，额关节、腮腺、眼睑等部位可出现浮肿；外耳道后壁发炎时，乳突部肿胀，伴有轻微发热，有时淋巴腺也会发炎。

一般情况下，几天后脓肿破溃流脓，自然治愈。

三、治疗

选取曲池和翳风，每穴各灸5壮，坚持长期施灸。若选取曲池和翳风进行20壮的多壮灸，则只治疗1次。

耳朵痒时，针刺外耳道周围并留针，能消除瘙痒症状。

耳朵疼痛时，针刺合谷和翳风并留针，效果良好。

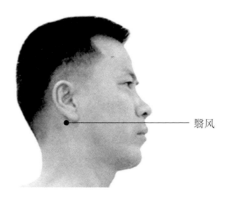

翳风

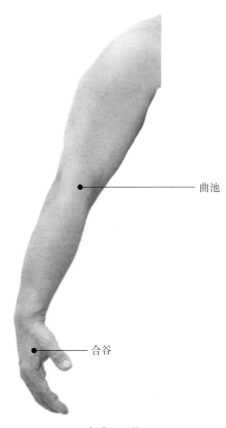

曲池

合谷

选用的穴位

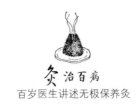

第二节　中耳炎

一、原因

中耳炎是累及中耳（包括咽鼓管、鼓室、鼓窦及乳突气房）全部或部分结构的炎性病变，好发于儿童。

病因有感冒、哮喘、麻疹、白喉、细菌感染等。抵抗力差的幼儿在出生时被羊水感染而患异物性中耳炎。鼻炎患者也易患中耳炎，因为擤鼻涕时鼻中的细菌可通过咽鼓管进入中耳而发病。

二、症状

中耳炎分为急性和慢性两种。

急性中耳炎多因急性传染病或鼻病、咽喉病引起。主要表现为耳朵内部疼痛，耳鸣，听力下降，发热，头痛，食欲不振等。病情进一步发展，出现鼓膜红肿，然后破溃流脓，之后疼痛消失。若并发急性乳突炎则病情凶险。

慢性中耳炎多由急性病症转化而来。

化脓性中耳炎患者，鼓膜穿孔部位不断流出脓液。

三、治疗

急性中耳炎患者，选取翳风、完骨、养老，每穴各灸 5 壮，持续施灸。

慢性中耳炎患者，选取足三里、曲池、肺俞、膏肓、肾俞、中脘、气海、关元，每穴各灸 5 壮，坚持施灸 2 年以上。

不管何种类型的中耳炎患者，一般持续施灸 2 个月左右，即可停止流脓，但这并不代表已经根治了，需要坚持施灸以巩固疗效。

感冒发烧或过度劳累可引发中耳炎反复发作，因此需要长期做灸疗。

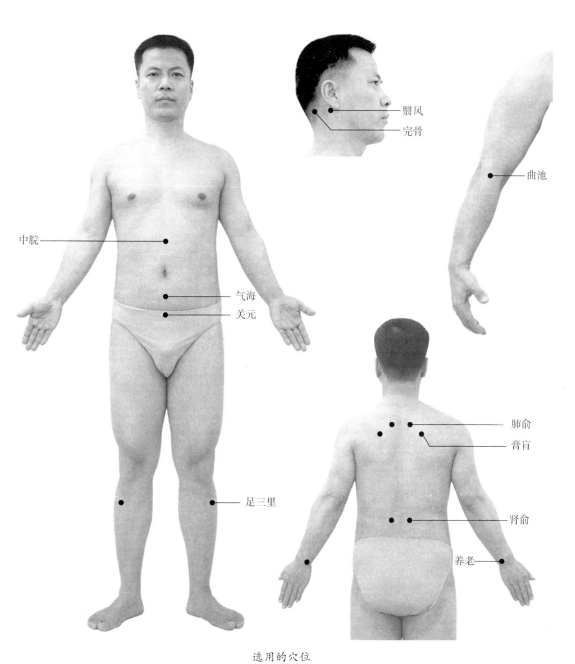

选用的穴位

翳风
完骨
曲池
中脘
气海
关元
足三里
肺俞
膏肓
肾俞
养老

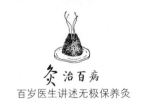
第三节　耳痛

一、原因

耳痛多因耳部疾病引起，也可因外伤引起。此外，咽喉发炎也可引起耳痛。

二、症状

感到耳朵非常疼痛，甚至不能张嘴，有时伴有发热、发抖等症。耳部剧痛可能为急性化脓性中耳炎。

三、治疗

选取翳风和完骨进行 20～30 壮的多壮灸，化脓之前治疗多可一次治愈。

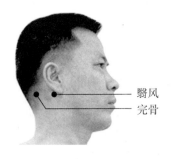

翳风
完骨

选用的穴位

第四节　耳管闭塞

一、原因

耳管闭塞指连接鼻咽腔和中耳腔的耳管被堵。

患中耳炎后导致扁桃体肥大，以及咽喉炎、鼻炎等疾病，均可引发本症。

二、症状

主要表现为耳部闭塞感、听力下降、耳鸣等症。

三、治疗

选取囟会、风门、完骨、翳风、曲池，每穴各灸 5 壮。

发病初期只灸完骨和翳风，也可取得很好的疗效。

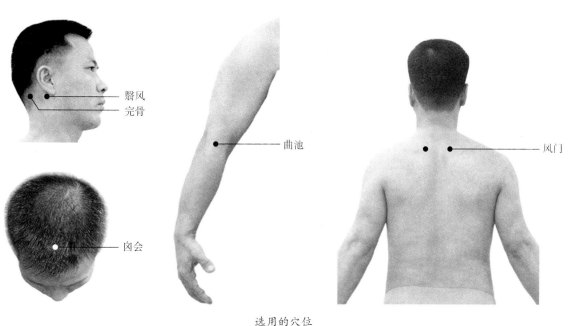

选用的穴位

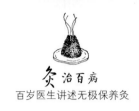

第五节　耳鸣

一、原因

发病原因有耳屎或异物引起的外耳道疾病、渗出性中耳炎等耳部疾病、梅尼埃病、链霉素中毒、噪音性听力下降等。

另外，动脉硬化、心脏病、肾病、胃肠病、神经症、更年期综合征等也可成为病因。

二、症状

大多数耳鸣患者听到的是金属的响声，有的患者听到的是蝉鸣声、流水声等。

三、治疗

选取足三里、曲池、百会、完骨、听宫、翳风、肾俞、中脘、关元，每穴各灸3壮，10天后改为每穴各灸5壮，坚持治疗，耳鸣症状逐渐消失。

体虚者易发生耳鸣，因此保持健康的身体最重要。

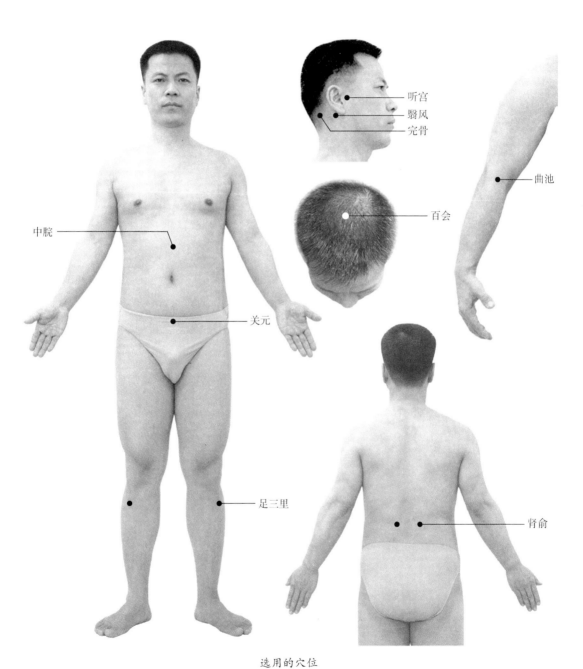

听宫
翳风
完骨
曲池
百会
中脘
关元
足三里
肾俞

选用的穴位

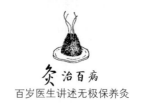

第六节　听力低下

一、原因及症状

听力低下分为传音性听力低下和感音性听力低下两种。

引起传音性听力低下的原因有外耳道异物、耳屎、中耳炎等。

引起感音性听力低下的原因有梅尼埃病、链霉素中毒、突发性听力低下、听神经瘤、老年性听力低下等。

听力低下和语言发育延迟有着密切的关系。完全听不到声音或听不清声音的儿童，语言发育延迟，甚至成为哑巴。

二、治疗

选取听宫和足窍阴，坚持施灸。加灸耳门、风池、侠溪、翳风、听会，可提高疗效。

从古至今，听力低下一直都是难治病。以平常心的心态长期坚持施灸，才能见到疗效。

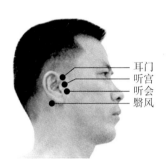

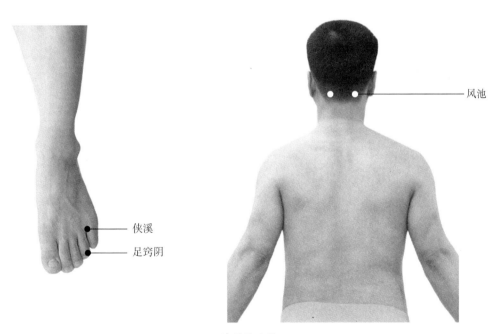

选用的穴位

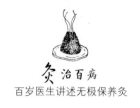
第七节　急性鼻炎

一、原因

发病原因有感冒、麻疹、鼻腔外伤、咽喉炎等。

二、症状

打喷嚏，全身乏力，鼻塞，流清鼻涕，闻不到味道，鼻子和咽喉干燥，有异物感，前额重，轻微发热，有鼻音。

三、治疗

初期可选取肺俞和上星，每穴各灸 7 壮，即可见效。

若无效，选取足三里、曲池、肺俞、膏肓、肾俞、中脘，每穴各灸 5 壮，坚持施灸。

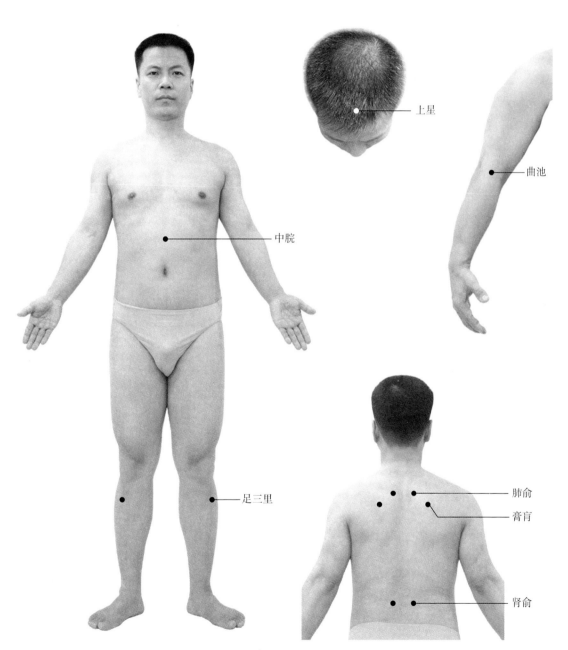

上星

曲池

中脘

足三里

肺俞

膏肓

肾俞

选用的穴位

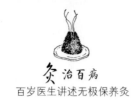
第八节　慢性鼻炎

一、原因

多由急性鼻炎转化而来。主要有慢性肥厚性鼻炎和慢性萎缩性鼻炎两类。

二、症状

鼻子常年堵塞，黏稠性鼻涕增多，或出现鼻涕往咽喉里流，类似副鼻窦炎的症状。

三、治疗

治疗方法参照急性鼻炎，需要长期坚持施灸。

选取身柱、肺俞、肾俞、上星，持续施灸。有时单灸上星穴也可立即见效。

另外，鼻子是肺的窗户，因此单灸肺俞穴也有很好的疗效。

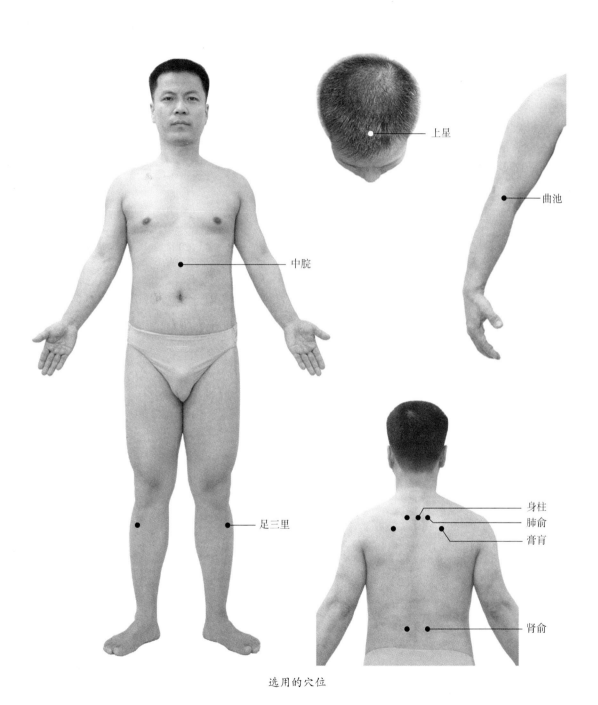

上星

曲池

中脘

足三里

身柱
肺俞
膏肓

肾俞

选用的穴位

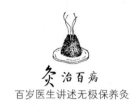

第九节　慢性鼻窦炎

一、原因

多因感冒引起。急性鼻窦炎未能及时合理治疗或反复发作，可导致本病发生。此外，遗传因素、细菌侵入，也可引发本病。

二、症状

最常见的症状是副鼻腔黏膜增厚，黏稠鼻涕增多，鼻塞，闻不到味道，头重，记忆力、思考力减退。有时增厚的黏膜形成肿块，进而堵塞鼻腔。通常情况下，两侧鼻子均有不适。

若因细菌感染（如蛀牙）而致上颌窦炎，则只有一侧鼻子出现症状。

三、治疗

小儿患病，选取肺俞、肾俞、上星、中脘，每穴各灸5壮，坚持施灸，不仅可以治疗鼻窦炎，今后还不易患感冒。

成人患病，选取足三里、曲池、肺俞、膏肓、肾俞、上星、中脘、关元、风池，每穴各灸5壮，坚持施灸6个月以上。

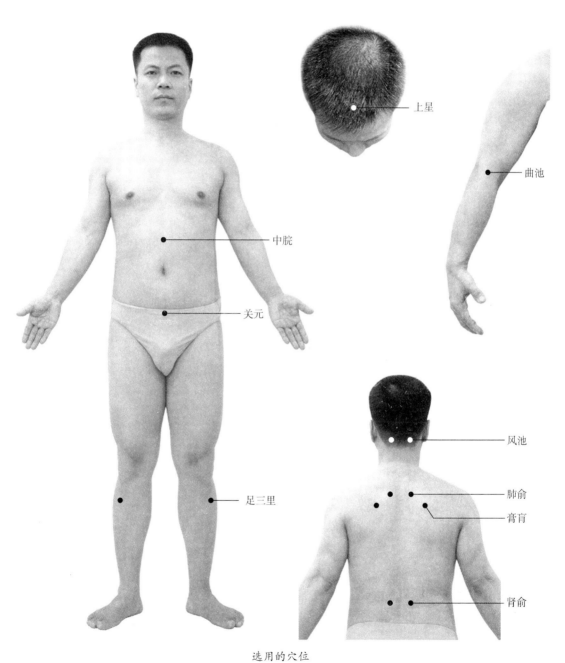

上星

曲池

中脘

关元

风池

肺俞

膏肓

肾俞

足三里

选用的穴位

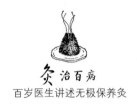
第十节 衄血（鼻出血）

一、原因

发病原因有鼻梁受伤、鼻黏膜炎、头部瘀血、结核初期、闭经、白血病、血友病、紫斑、败血症、左心肥大、麻疹、动脉硬化等。此外，鼻息肉、代偿性月经等也会引发本症。贫血患者也易患本症。

二、症状

突然出现鼻部流血不止，这时用冷毛巾冷敷鼻子或后脑一般可止血。如果无效，则需要到医院就诊。

此类患者的共同点是脚冷、头热。

三、治疗

选取大椎，灸5壮，若不能止血，加灸上星、肺俞、天柱、孔最，每穴各灸5壮。

出血速度快时，针刺郄门穴并留针，多可止血。同时灸大椎和孔最穴，可加强疗效。

对于身体虚弱的鼻出血者，先用纱布按压出血处，然后采用灸疗止血，效果良好。

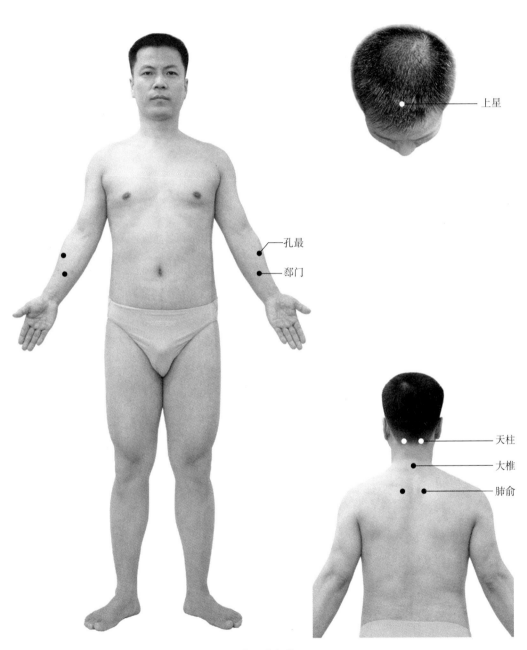

上星

孔最

郄门

天柱

大椎

肺俞

选用的穴位

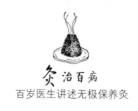

第十一节　嗅觉减退、无嗅觉

一、原因及症状

因急性或慢性鼻炎、副鼻窦炎、萎缩性鼻炎等疾病引起鼻腔黏膜肿大，味道不能接触到对应的神经，导致嗅觉减退或无嗅觉。

此外，嗅觉相关神经障碍者，也会突然失去嗅觉。

二、治疗

病位在鼻腔黏膜时，选取上星和天柱，每穴各灸 5 壮，见效较快。

对于好几年无嗅觉但无神经损伤者，选取足三里、曲池、上星、囟会、天柱、肺俞、脾俞、中脘，每穴各灸 5 壮，坚持施灸 2 个月以上，效果良好。

如果嗅觉神经已被破坏，以上方法可能无效。

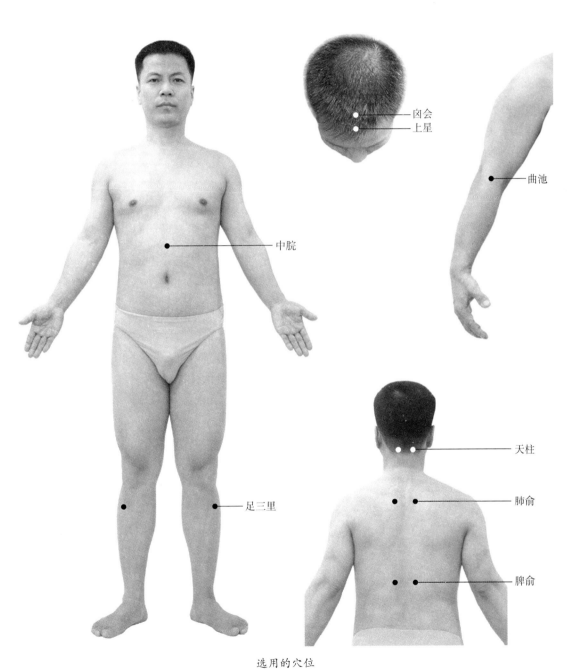

囟会
上星
曲池
中脘
足三里
天柱
肺俞
脾俞

选用的穴位

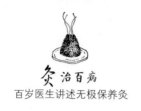
第十二节　扁桃体肥大

一、原因

多因细菌和病毒感染所致，其中细菌感染更为多见。病原菌多为溶血性链球菌、葡萄球菌、肺炎球菌。多见于淋巴体质的儿童。

二、症状

肥大的扁桃体堵塞鼻子后部而致鼻塞，引起呼吸障碍，说话时有鼻音或用嘴呼吸，甚至表情痴呆。此外，还可引发打呼噜或中耳炎；若导致胸部发育不良可形成漏斗胸；牙齿排列不均，下巴喝斜，可引起副鼻窦炎，注意力不集中。

三、治疗

选取足三里、曲池、百会、肺俞、膏肓、中脘、翳风，每穴各灸 3 壮，10 天后逐渐增至 5 壮，坚持施灸。

此外，平时坚持进行无极保养灸，可强身健体，延年益寿。

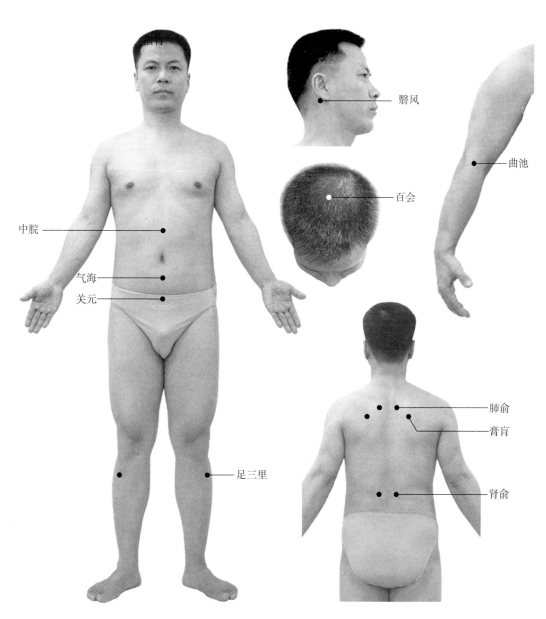

选用的穴位

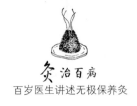

第十三节　急性咽喉炎

一、原因

咽喉炎是咽喉黏膜的炎症，急性咽喉炎多由感冒而致病毒或细菌感染引发。此外，过多使用咽喉（如长时间谈话、唱歌等），或者某些心因性疾病，吸烟或吸入刺激性气体，也可引发本病。

二、症状

喉头部位灼热、疼痛或瘙痒，声音沙哑，咽喉有刺激感或异物感，唾液有被卡住的感觉，咽下及谈话困难，咳嗽有痰，咽喉黏膜红肿，伴有恶寒、发热、头痛，甚至失去味觉，扁桃体及颔下腺可出现肿胀。感冒根治后这些不适症状会减轻。

三、治疗

选取足三里、曲池、少商、太溪、风府、风门、天突、中脘，每穴各灸3壮。

若无效果，选取风门和风府进行20壮左右的多壮灸，加灸天突和翳风，每穴各灸5壮。

伴有咽喉疼痛者，往后拉拉耳朵有时也可见效。

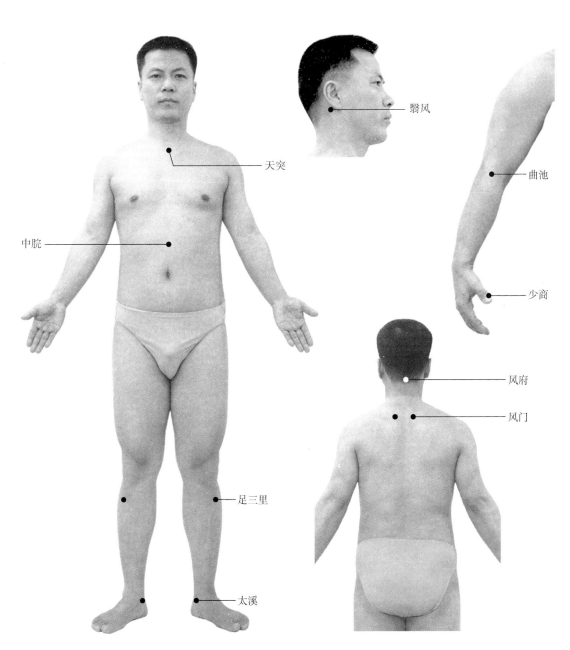

选用的穴位

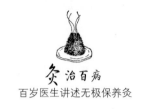

第十四节　慢性咽喉炎

一、原因

多由急性咽喉炎转化而来。此外，过度使用咽喉，吸烟或吸入刺激性气体，心肺淤血，结核等因素，均可引发本病。

二、症状

稍微使用喉咙便出现声音沙哑，连续沙哑好几个月，喉头部感到疼痛或有不快感，咽喉黏膜肿胀。

三、治疗

选取足三里、曲池、翳风、肩井、肺俞、肝俞、脾俞、中脘，每穴各灸 3～5 壮。此外，采用半米粒大小的艾炷，在廉泉穴处灸 3 壮，可立即见效。

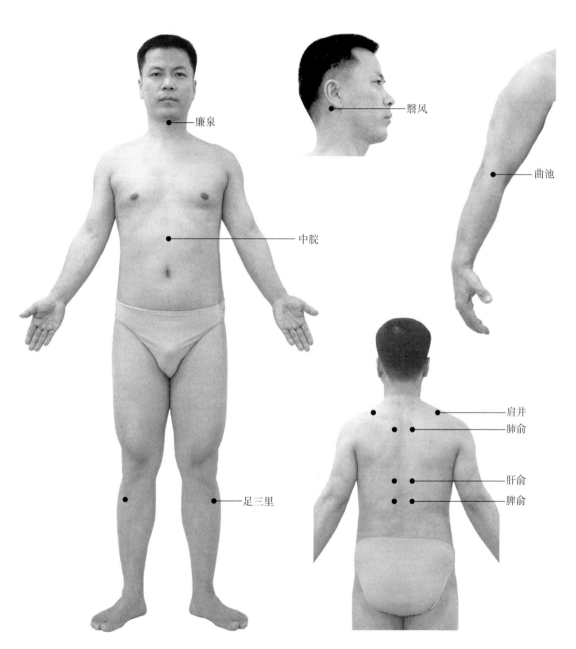

廉泉

翳风

曲池

中脘

肩井
肺俞

肝俞
脾俞

足三里

选用的穴位

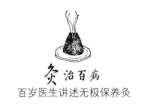

第十五节　咽扁桃体增生症

一、原因

发病原因有麻疹、流行性感冒、百日咳、上呼吸道疾病、灰尘刺激、细菌感染等，多见于少儿。

二、症状

本症可使连接耳朵和鼻子的耳管变窄，易引起听力低下或中耳炎。因患者长期处于鼻塞状态，需要用嘴呼吸，由于嘴巴长期处于张开状态，导致整个脸部肌肉收缩，鼻下人中处不明显，表情看上去比较呆滞，成为所谓的"咽扁桃体增生症性脸"。而且说话带有鼻音，睡觉打呼噜。此外，牙齿排列不齐，可引起副鼻窦炎，注意力不集中。

三、治疗

灸翳风穴 5 壮，坚持施灸 3～6 个月，多可治愈。

病情严重者，加灸百会、肩外俞、身柱、肾俞、中脘、复溜，每穴各灸 3～5 壮，坚持施灸 2 年以上，方可根治。

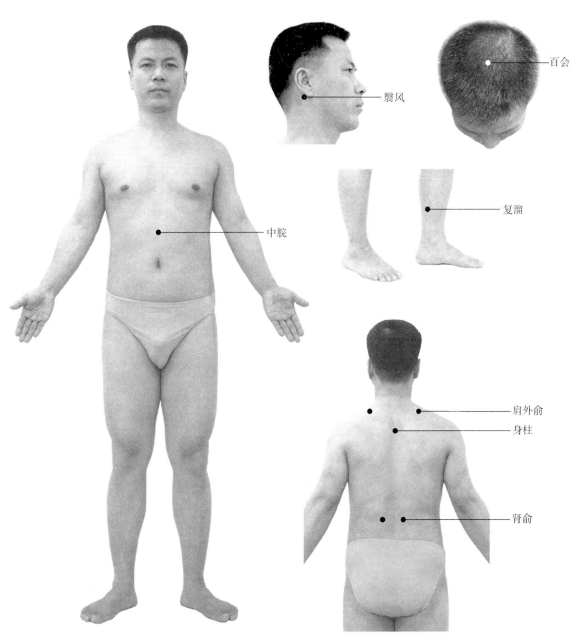

百会

翳风

复溜

中脘

肩外俞

身柱

肾俞

选用的穴位

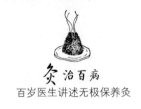
第十六节　扁桃体炎

一、原因

病原体通过飞沫、直接接触等途径传入，平时隐藏在扁桃体小窝内，当人体因劳累、受凉或其他原因而致抵抗力减弱时，病原体迅速繁殖而引起发病。

二、症状

轻微发热，喉咙有异物感，咽食物时有卡在喉咙的感觉。干咳增多，有呼吸障碍。慢性扁桃体炎患者若患上感冒，病情则更为严重，易患中耳炎，喉咙处淋巴腺会肿起。

扁桃体炎经久不愈，可累及心脏、肾脏等器官，引起心肌炎、肾炎、风湿病等。

三、治疗

选取照海和风门进行多壮灸，同时灸翳风 5 壮。

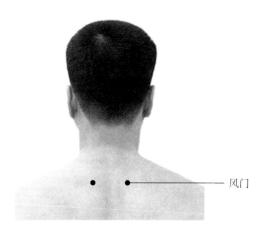

风门

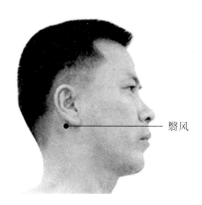

翳风

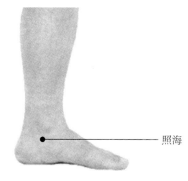

照海

选用的穴位

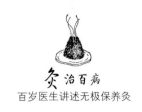

第十九章　牙科病症的治疗

第一节　牙痛

一、原因

一般认为，牙齿及周围组织患病（如蛀牙、牙周炎）可引起原发性牙痛。风湿病、热性病、月经期、怀孕、贫血、心脏病、癔症、神经衰弱等也可引发牙痛。此外，中耳炎、三叉神经痛也会引发牙痛。

二、症状

嘴里含冷水会引发牙痛，牙齿对热反应敏感，可伴有恶心、发热等全身症状，严重者可引发骨炎或骨髓炎，需要多加注意。

三、治疗

上牙痛时，灸足三里、解溪、翳风。

下牙痛时，灸合谷、曲池、翳风。

另外，加灸肺俞、至阳、中脘，可加强疗效。疼痛剧烈时，可选取手部或足部的穴位进行 20～30 壮的多壮灸。

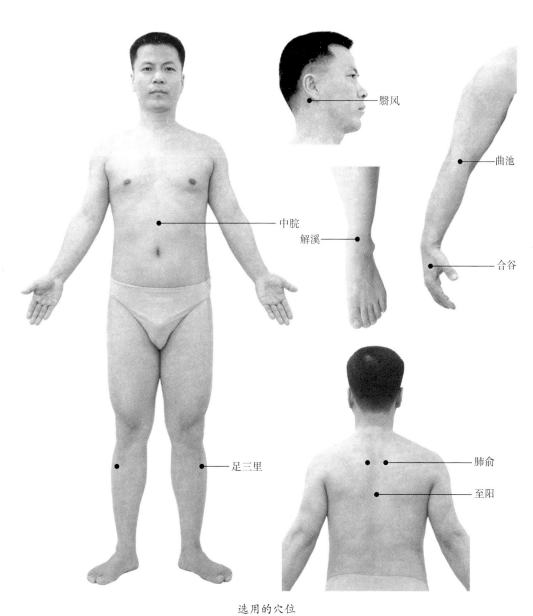

翳风

曲池

中脘

解溪

合谷

足三里

肺俞

至阳

选用的穴位

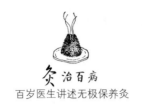

第二节　牙周炎

一、原因

多因附在牙齿上的齿垢或牙石引起。齿垢是牙齿表面软而脏的物质，牙石是齿垢上沉淀的钙质等，因细菌和食物残渣混在一起而生成。细菌排出的毒素、酶或饮食残留物的分解产物刺激牙龈而引起发炎，此时破坏了牙龈和牙齿表面的接触，引起严重的病理性牙龈囊肿，导致牙石和齿垢堆积，炎症加重，形成恶性循环。

另外，牙龈干燥、用嘴呼吸、牙齿之间留有饮食残留物等都可成为本病的发病原因。糖尿病、维生素缺乏、内分泌紊乱、自律神经失调、传染性疾病等也可引发本病。

二、症状

初期症状表现为牙龈中间部位红肿，易出血，牙龈囊肿。

严重者出现牙龈红肿，受到轻微刺激时易出血，嘴里黏稠，口臭加重，牙龈反复化脓，每次化脓时牙齿松动。牙龈下榻，齿根部位外露，水或风进入嘴里则感觉不舒，若不予以治疗，牙齿松动会更加严重，甚至不能咬食物，最终牙齿掉落。

三、治疗

局部发炎时可在牙科治疗。采用灸法进行全身治疗，疗效显著。

选取足三里、曲池、肺俞、膏肓、至阳、肝俞、肾俞、中脘、关元、百会、翳风，每穴各灸 5 壮，坚持每天施灸。

每个生命体都需要摄入食物，这样才可以生存。牙科医学的发展让人们摄入食物的能力增强，而坚持进行无极保养灸，则增强了脾胃功能，加强了食物的吸收能力，人类因此而更加长寿。

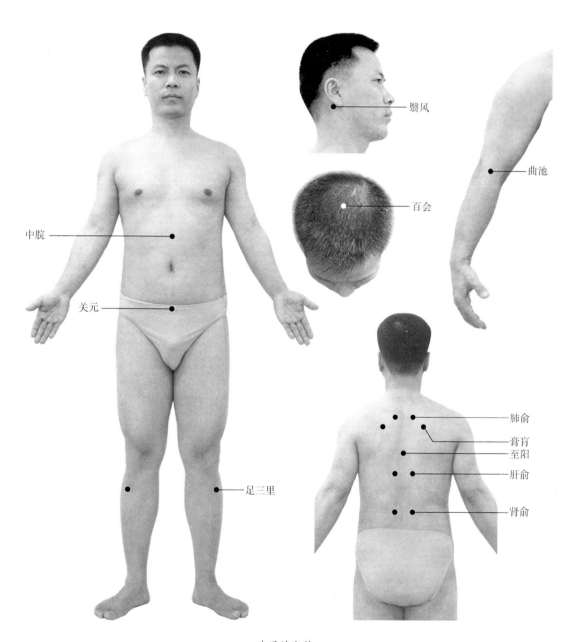

选用的穴位

中脘

关元

足三里

翳风

百会

曲池

肺俞

膏肓

至阳

肝俞

肾俞